叶玉妹临证经验集

主编　叶玉妹

上海科学技术出版社

图书在版编目（CIP）数据

叶玉妹临证经验集 / 叶玉妹主编. -- 上海 : 上海科学技术出版社, 2025. 3. -- ISBN 978-7-5478-7027-3

Ⅰ. R25；R271.1

中国国家版本馆CIP数据核字第2025D36J23号

本书出版受浦东新区中医名家工作室（叶玉妹）（PDZY－2021－1005)项目支持。

叶玉妹临证经验集

主编　叶玉妹

上海世纪出版(集团)有限公司
上海科学技术出版社 出版、发行

（上海市闵行区号景路 159 弄 A 座 9F－10F）
邮政编码 201101　　www. sstp. cn
常熟市华顺印刷有限公司印刷
开本 889×1194　1/32　印张 10.5
字数：250 千字
2025 年 3 月第 1 版　2025 年 3 月第 1 次印刷
ISBN 978－7－5478－7027－3/R·3195
定价：68.00 元

内容提要

　　本书通过总结上海市浦东新区名中医叶玉妹主任医师的诊疗思路、临证经验、用药特色等，介绍叶氏在中医内科和中医妇科方面的中医临证思路和丰富的临证诊疗经验、专病专方。本书结合叶氏多年临床经验，阐述其对中医经典著作相关理论的理解，并通过具体病案详细说明叶氏辨证论治的思路和经验。本书亦阐述了叶氏及其工作室成员对叶氏临证经验的总结和应用。希望这些丰富的诊疗经验和用药特色能为中医临床医师提供借鉴与参考。

　　本书可供中医和中西医结合临床医师、中医院校师生及广大中医爱好者参考阅读。

编委会名单

主　编

叶玉妹

副主编

杨　慰　张晓丹

编　委

（以姓氏笔画为序）

王　琦　印敏勇　朱春兰　乔丽杰

刘军平　杨小芳　李家英　张　丹

张　罡　张慧君　陈　杰　范春香

夏家宾　倪晓容　徐海霞　郭志平

郭张华　凌晓瑜　陶　莹　黄晓瑾

董　哲　蒋晓梅　鲁婵婵　蔡　艳

我的中医成长之路
（代　序）

　　我从事中医临床工作 40 余年，为上海中医药大学硕士研究生导师，上海市中医专家社区师带徒项目指导老师，上海市浦东新区名中医继承人项目导师；曾担任中华中医药学会肾病分会委员，中华中医药学会全科医学分会委员，上海中医药学会内科分会委员、妇科分会常委，上海中医药学会脑病分会副主任委员，上海市中医药学会肾病分会委员，上海市女医师协会浦东新区分会常务理事，上海市浦东新区医学会中医专业委员会主任，上海市浦东新区中医药协会中西医结合妇科专业委员会名誉主任委员，上海市中医肾病优势专科项目负责人，国家中医药管理局"十二五"肾病重点专科项目负责人，叶景华全国名老中医药专家传承工作室负责人。至今我仍在临床一线，从事中医内科和中医妇科的诊疗工作，带教年轻医师，为中医人才培养尽一份绵薄之力。回忆我在中医工作中的成长以及医、教、研工作，对于理解本书的内容会有一定的帮助。

一、立志中医

　　我于 1961 年 2 月出生于上海浦东洋泾镇（今上海浦东新区洋泾街道），祖籍江苏兴化。我走向中医之路，是因从小经常听父辈讲外公、外婆的故事。外公、外婆死于战乱，我幼时虽从未见过外公、外婆,但经常听父母讲外公、外婆行医之道,深受影响,潜移默化。我的外公周文瀚出生于书香门第,一生致力于儒学儒医,为了文脉传承,教育兴家旺村,他总是不遗余力上门劝说家长让孩子读书识字,他的文脉和教风一直在高里庄传承与发扬光大。

我的外公一生信佛。他虽不像僧人将慈悲为怀挂在嘴上,但他的德行善举、治病救人使老百姓感到了温暖。他精通医术,能给百姓治常见病,更精通针灸,能给百姓治特殊病。不能走动的患者,他就上门诊疗;生活困难的患者,他就免费治疗。高里庄人不会忘记那年发生了一场瘟疫,周家门前停满了用门板抬来的患者。外公日夜施救。家中的药用完了,外婆周汤氏支持外公自掏银元进药。那时人命关天,救人为大,在外公、外婆心中,早已认为钱财乃身外之物。外婆常到龙泉庵敬香拜佛,看到龙泉庵有个 8 岁弃儿小刘,生了怜悯之心,和外公商量,同意收养弃儿,并视为亲生儿抚养教育。外婆有着大慈大悲之心,名声从此大起,传遍乡里。

因我从小听着外公、外婆的这些故事长大,我虽然没见过外公、外婆,但热爱中医的种子早已在心中生根发芽。1978 年恢复高考,报考大学时,因当时受"文革"影响,大家对中医都不怎么了解,我却填上非常冷门的中医专业,第一志愿填写的就是上海中医学院(今上海中医药大学)医疗专业,立志要做一位像外公一样既能教书育人又会治病救人的好中医。

二、拜师学习

我 1983 年毕业于上海中医学院,获学士学位。我从求学开始就醉心于中医学,兢兢业业、勤学钻研,工作中一直没有放松理论学习和业务进修。1995 年我在上海中医药大学附属曙光医院(以下简称"曙光医院")妇科进修半年,又跟随曙光医院妇科孙卓君主任抄方一年半。进修结束后在上海市第七人民医院开创中医妇科门诊。由于功底扎实,临床经验丰富,2004 年 3 月我被遴选入国家中医药管理局"优秀中医临床人才研修项目",3 年中跟师朱南孙、叶景华、蔡小荪、张云鹏、夏翔等前辈学习。我每周跟随朱南孙国医大师门诊抄方学习;到南通拜访朱良春大师,亲耳聆听大师讲学传授经验;到路志正大师家中求学取经。在跟师学习中,我虚心学习各家所长,博采众方,对老师们的学术思想进行深入探讨总结。如总结名中医张云鹏对肝病"毒损肝络,倡立解毒"之说;名中医夏翔善用黄芪治疗杂病;名中医叶景华治疗肾病从瘀、湿、毒、风、虚论治,建立益肾清利、活血祛风法;名中医朱良春立益肾蠲痹法治疗痹证;名中医朱南孙"从、合、守、变"治疗中医妇科各类疾病;名中医蔡小荪以"经来宜疏宜导、经净宜补宜通、经前宜温宜补"法调理月经病等。集各家名师,学有所长,为己所用,使惠于患者。2007 年我学有所成,获"全国优秀中医临床人才"荣誉。

三、一专多能

我从事中医内科、妇科临床和科研 40 余年,一直工作在临床第一线。在上海市第七人民医院中医科老主任的耳濡目染影响下,形成了"一专多能"的行医理念。在中医药防治妇女月经失调、不孕症、失眠、肾病及冠心病、高血压、糖尿病等老年常见病方面积累了丰富临床经验。我善治妇女围绝经期综合征、不孕症、盆腔炎等,对其病因病机及治法有独到见解,根据多年的临床经验凝练了专方治疗,有理、有法、有药,形成了自己独特的治疗特色,并申请了发明专利。对围绝经期综合征注重"从心、肝、肾论治",以肾虚为本,心肝火旺为标,采用益肾养心柔肝法,采用协定方宁神方随证加减治疗;对不孕症患者提倡"周期法调经,种子先调经",采用分阶段治疗、分周期调经,以阳中求阴、阴中求阳指导用药,采用自拟"促卵方""排卵方""促黄体方""行经方"进行周期调经助孕;对于慢性盆腔炎,从"痰瘀"立论,以清热利湿、化瘀软坚为治则,同时结合下腹部外敷痛炎止痛包,消炎活血止痛治疗;对于老年病,尤其老年衰弱者,五脏功能俱损为基本,同时因共病存在,痰、瘀、湿、寒、热等夹杂,治疗总以扶正为主,急则治其标,在疾病急性期根据邪实情况以祛邪为主,症情平稳后需注重平时调护,重视远期疗效。在临床上,我博采众方,注重调理脏腑气血、平衡阴阳,加强心理疏导等,形成了专病专方和辨证论治相结合的学术思想,提倡内治、外治相结合的一体化综合治疗。先后承担、参与上海市区级科研课题 30 余项,获上海市浦东新区科学技术奖二等奖 1 项,发明专利 1 项,发表论文 45 篇,主编专著 1 本,参与编写专著 5 部。

四、授业带教

对待中医学,我始终秉持严谨的治学态度和方法,经过多年的学习和临床,所获颇丰,成为有一定影响的新名医,于 2008 年获得了上海市"浦东新区名中医"的称号,成立了"叶玉妹名中医工作室"。2021 年获上海市浦东新区"国家中医药发展综合改革试验区建设"之"叶玉妹浦东中医名家工作室"项目。我十分注重在人才方面培养,愿做人梯,为了年轻医师得到及时进修培养,作为科主任,在人员紧张的情况下,自己坚守在临床第一线,共输送了国家级、市级及区级名中医继承人、中青年骨干人才培养共计 10 人次;同时以名中医工作室为后盾,带教培养继承人及中医人才、西学中人才 50 余人次,辐射上海市浦东新区及医联体区域。从浅显易懂的养生,到对中医生理病理的解说、病因病机的阐释;从临床实践实际操作、成功与失败的病例分享,到专方验方的传授,我对中医的传承与发扬竭尽心力。尤其培养的 10 余名社区中医医师,已成为各自单位的中医骨干,对基层中医发展壮大发光出力。

五、科普宣传

我长期致力于科普，传播医学知识和中医文化，尤其关爱女性健康。数十年如一日地参加各类义诊及讲座，撰写科普书 1 本，长期在"X 诊所""老好的生活"等电视节目中主讲科普知识。新媒体崛起后，我亦在众多视频号如微信视频号、抖音、小红书等 APP 中亮相，通过科普"弘扬祖国中医文化，提高人民健康水平"，这是我一生的追求。

六、团队建设

上海市第七人民医院传统医学科（中医科）在我的领导下取得了优秀成绩，被授予 2007 年上海市卫生局"叶景华名中医工作室"、2008 年上海市浦东新区"叶玉妹名中医工作室"、2008 年上海市卫生局"十一五"计划重点项目"上海市优势肾病专科""浦东新区肾病特色专科"、2011 年叶景华全国名老中医药专家传承工作室、2012 年国家中医药管理局"十二五"肾病重点专科等。科室先后获得上海市卫生系统先进集体、浦东新区文明集体、工人先锋号等荣誉。特别是在 2012 年上海市第七人民医院转型为中西医结合医院和升级为三级甲等中西医结合医院中起到了不可或缺的作用。

本书作为我工作实践中的一点体会，供同道参考，望同道指正。

叶玉妹
2024 年 8 月

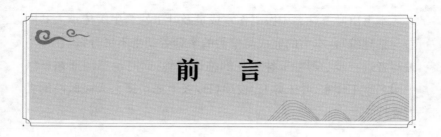

前　　言

　　中医药学作为中华民族的文化瑰宝,历经千年传承与发展,积累了无数名医的临床经验和学术智慧。这些宝贵的经验不仅是中医药学不断进步的基石,也是指导现代中医临床实践的重要依据。

　　上海市浦东新区名中医叶玉妹行医 40 余载,长期从事中医妇科、中医内科的医疗、教学和科研工作。她精研古籍,深谙医理,勤于临床,博采众长,医术精湛,对中医经典著作有着深厚的造诣,更善于从复杂病情中抓住关键,辨证施治,疗效显著。

　　本书作为叶玉妹临证经验的总结,涉及其对于中医理论与临床应用的独到见解,临证诊治经验的总结,有效药对和专方、膏方的诊治经验,并通过丰富的医案选编,展现了叶玉妹在临床实践中如何运用中医理论进行辨证施治的过程。最后通过对院内制剂宁神合剂的临床和实验研究,拓展了中医的传承和发展。叶玉妹希望通过本书,将自己的临证心得和宝贵经验传授给更多中医从业者,为中医事业的发展贡献自己的力量。

　　本书内容详实,不仅有助于中医从业者提高临床技能,也有助于他们深入理解中医药学的精髓和内涵,也是中医从业者有价值的参考资料。同时希望本书的出版可为年轻的中医医师在中医临床学习中提供借鉴和启迪,促进中医学的传承和发展,造福于更多病患。

本书由叶玉妹名中医工作室成员及叶玉妹名中医传承人共同参与整理编写,本书的完成与他们的辛勤劳动密不可分,也让参与编写者进一步学习叶玉妹主任的临证经验;同时也感谢浦东新区中医名家工作室(叶玉妹)建设项目以及上海市第七人民医院的大力支持。

编者
2024 年 8 月

目　录

第一章
中医理论与临床应用

　　叶玉妹牢记先人医训:发皇古义,融会新知;博极医源,精勤不倦自;自强不息,止于至善。平素熟读中医经典著作,中医基础理论坚实,立足实践倡特色,重视继承和创新。叶氏认为《黄帝内经》是"至道之宗,奉生之始",作为医学之宗的崇高地位,也是任何一部著作都不能替代的。以下介绍叶氏研读经典理论后在中医治未病和临床上的应用。

学《黄帝内经》谈中医养生

　　中医学对养生保健的研究由来已久。从两千多年前的《黄帝内经》开始,历代众多的医家、道家、佛家对养生之道都作过详细而深刻的发掘和论述,逐步形成了一套系统的养生理论。《黄帝内经》荟萃先秦诸子百家养生之道,从医学角度探讨养生与长寿,建立了养生理论和方法。

(一)重视整体观念

　　中医养生学非常重视人体本身的统一性、完整性及其与自然界的关系。中医学认为人体是一个有机的整体,构成人体的各个组成部分之间,在结构上是不可分割的,在功能上是相互协调、相互为用的,在病理上是相互影响的。同时也认识到人类生活在自然界中,人体的生理功能和病理变化不断受到自然界的影响。人类在能动地改造和适应自然的过程中,维持着机体的正常生命活动。人是由若干脏器组织和器官所组成的。各个脏器、组织和器官都有着各自不同的功能,而这些各自不同的功能又都是整体活动的一个组成部分,从而决定了人体各脏器和组织、器官在生理上是相互联系的,在病理则是相互影响的。

　　人类生活在自然界,自然界存在着人类赖以生存的必要条件。同时自然界的运动变化又常常直接或间接地影响着人体,而人体受自然界的影响也必然相应地发生生理或病理变化。比如"六气"是指自然界中的风、寒、暑、湿、燥、火六种气候。这六种气候是一年四季气候消长进退变化中产生出来的。它们各有特点,又相互调节。因为有了这六种正常的气候变化,才有一年温、热、凉、寒和生、长、收、藏的阴阳变化,所以自然界的气候可以互相调节,以利万物的生长发育,并使整个自然界气候形成一个有机的整体。这正如《黄帝内经》里所说的:"人与天地相参也,与日月相应也。"这里的日、月是指日、月的运行,也就是天体的运动、气候的变化。古人所说的"天、地"是指整个自然界而言。"天地一体"即指自然界是一个统一的整体。同时,自然界阴阳五行的运动与人体五脏六腑之气的运动是相通的,这就是"天人一理""人身一小天地",以及"天人相应"和"人与天地相参"的"天人一体"观。

　　《素问·阴阳应象大论》指出:"天地者,万物之上下也。"这就是说,天地万物不是独立存在的,它们之间是相互影响、相互作用、相互联系、相互依存的。天地之间有四时五行的变化,产生各种不同的气候。在不同的气候下,一切生物有发生、发展、消亡的过程,人体五脏也有不同的变化。中医养生学说之所以长盛不衰,行之有效,是因为它是在中医理论的指导下形成的。它重视人与自然界的和谐统一,强调整体性,善于调动人的主观能动性。《素问·宝命全形论》云:"人以天地之气生,四时之法成。"《素问·六节脏象论》云:"天食人以五气,地食人以五味。"《素问·生气通天论》曰:"苍天之气,清净则志意治,顺之则阳气固,虽有贼邪,弗能害也。此因时之序。"自然界是人类生命的源泉,自然界的千变万化必然会直接影响人体的生命活动。人与大自然是一个有机的整体,每时每刻都与自然界有着物质、能量、信息等方面的交换。这一整体是在不断运动变化的,是有规律的。遵循和利用这个规律,维持阴阳动态平衡,对人类有益,破坏这个平衡,则会"灾害至矣"。

(二)强调阴阳平衡

一阴一阳之谓道。不能只有阴没有阳,或者只有阳没有阴,这是古代的两点论。

人们在养生中也应本着阴阳平衡的规律,使机体保持"阴平阳秘"。按照《素问·至真要大论》所说"谨察阴阳之所在而调之,以平为期",阴阳所在不可出现偏颇。事实上,中国传统养生理论正是在阴阳学说的直接指导下解释生命活动现象,建构祛病延年的理论与实践方法的。

首先,中医理论认为阴阳是人体生命活动的根本属性。《素问·生气通天论》曰:"生之本,本于阴阳。"所谓"本于阴阳"一方面是指人体生命活动从本质上可以归结为"阴精"和"阳气"的矛盾运动。另一方面则是指人体作为一个有机整体,它的一切组织结构均可划分为既相互联系又相互对立的阴阳两部分。

其次,中医理论认为阴阳平衡是人体健康的基本标志。《黄帝内经》提出了相应的人体健康标志:"阴阳匀平,以充其形,九候若一,命曰平人。"又云:"平人者不病,不病者,脉口人迎应四时也,上下相应而俱往来也,六经之脉不结动也,本末之寒温之相守司也。

形肉血气必相称也,是谓平人。"既然机体阴阳平衡标志着健康,那么平衡的破坏自然也就意味着疾病的发生。

再次,中医理论以协调阴阳为最基本的指导原则。《素问·生气通天论》中谈到:"凡阴阳之要,阳密乃固。两者不和,若春无秋,若冬无夏。因而和之,是谓圣度。"所谓"圣度",实质上就是把协调阴阳当作养生长寿的最高准则。

正是在上述原则的指导下,祖国养生实践逐步形成了一整套协调阴阳的具体方法。

1. 阴阳匀平,调养精神　这就是《黄帝内经》所说的:"阴平阳秘,精神乃治。"

2. 谨和五味,平衡阴阳　在古代养生家看来,各种食物与中药一样,具有寒、热、温、凉四性之异和酸、苦、甘、辛、咸五味之分。如果食物的性味配合得当,则有助于保持人体的阴阳平衡状态,对健康有益;反之,若性味配合失宜,则会打破机体的平衡状态,从而损害健康。

3. 顺应自然,护养阴阳　《素问·四气调神大论》中提到:"阴阳四时者,万物之终始也,死生之本也。逆之则灾害生,从之则苛疾不起……从阴阳则生,逆之则死。"这就肯定了从逆阴阳对人体强弱寿夭产生的直接影响。尤为可贵的是,中医养生理论中的平衡并非是绝对静止的,而是一种充满矛盾的特殊运动形式。《素问·六微旨大论》中就提出了"升降出入,无器不有"的观点。意思是说,世间万物包括健康的"平人"在内,它的平衡都是运动过程中的一种相对静止状态。

(三)善于调节情志

所谓情志是指喜、怒、忧、思、悲、恐、惊这七种精神情感活动,是人们对周围事物所做出的反应,又称为七情。中医认为,每一种情感活动都与内脏相关联。如《素问·阴阳应象大论》曰："人有五脏化五气,以生喜、怒、悲、忧、恐。"心之志为喜,肝之志为怒,脾之志为思,肺之志为忧,肾之志为恐。一般情况下,喜、怒、悲、忧、恐属正常的精神活动。只有长期的精神刺激或突然受到超极限的剧烈精神创伤,使气血不和,阴阳失调,脏腑经络功能紊乱,才会发生病变,从而导致早衰。

情志所伤主要表现为气机紊乱,升降失调。所谓"百病皆生于气",即是指气机紊乱后可导致多种病变。即"怒则气上,喜则气缓,悲则气消,恐则气下,惊则气乱,思则气结"。心为五脏六腑之大主,七情虽各有脏腑所属,各有偏伤,然统归于心。所以情志之病,调心、宁心十分重要。《东医宝鉴》云:"欲治其疾,先治其心,必正其心,乃资于道。使病者尽去心中疑虑思想,一切妄念、一切不平、一切人我,悔悟平生所为过恶。便当放下身心,以我之天而合所事之天,久之遂凝于神,则自然心君泰宁,性地和平,知世间万事皆是空虚,终日营为皆是妄想,知我身皆是虚幻,祸祸皆是无有,生死皆是一梦。慨然领悟,顿然解释,则心地自然清净,疾病自然安痊。"情志得调,气机流畅,人定能长寿。

我们知道,人是一个极其复杂的有机体,七情六欲属于正常的精神活动,有益于身心健康。但异常的情志活动,可使情绪失控而导致神经系统功能失调,引起人体内阴阳紊乱。从而出现百病丛生、早衰、甚至短寿的后果。故善养生者,宜注意情志调摄。过激的情志可使体内功能失调,而累及五脏。

1. 情志伤肝　怒是较为常见的一种情绪。怒则气上,伤及肝而出现闷闷不乐、烦躁易怒、头昏目眩等,亦是诱发高血压、冠心病、胃溃疡的重要原因。

2. 情志伤心　喜可使气血流通,肌肉放松,益于恢复机体疲劳。但欢喜太过,则损伤心气,出现心悸、失眠、健忘、老年痴呆等症。如《淮南子·原道训》曰"大喜坠慢"。《儒林外史》中描写范进年老中举,忽发狂疾即是典型喜伤心的病例。

3. 情志伤脾胃 中医认为,"思则气结"。大脑由于思虑过度,使神经系统功能失调,消化液分泌减少,从而出现食欲不振、纳呆食少、形容憔悴、气短、神疲乏力、郁闷不舒等症。

4. 情志伤肺 忧和悲是与肺有密切关联的情志。人在强烈悲哀时,可伤及肺,出现干咳、气短、咳血、音哑及呼吸频率改变、消化功能严重受损之症。《红楼梦》中多愁善感、悲忧伤身的林黛玉就是很好的例证。

5. 情志伤肾 惊恐可干扰神经系统,出现耳鸣、耳聋、头眩、阳痿等症,甚可致人死亡。在生活中,通过惊恐的语言暗示而把人吓死的报道屡见不鲜。可见,恐则气下的危险性。

《黄帝内经》中提出了养生的基本要求。对外环境要"虚邪贼风,避之有时",避免外邪侵袭;对人体本身要"恬淡虚无""精神内守",避免情志的过激和精气妄耗,这样才能保持真气充盛,疾病无从发生。诚如高世栻所说:"外知所避,内得其守,病安从来。"

综上所言,情志活动与内脏关系十分密切。随着脏腑功能的减退和调节适应能力的渐弱,过激的情志变化极易引起疾病。如陈直说:"虚者风烛,百疾易攻。"说明过激的情志是产生疾病的重要因素。避免过激情志的较好方法是遇事要镇定自如、冷静。事情过后,不要把它放在心上。培养乐观的人生态度,提高心理上的抗逆能力,胸怀要宽广,情绪宜乐观。要淡泊宁静,万事只求安心,保持精神内守,人则长寿。另外,平日应增加各种有益心身健康的活动,寻找精神寄托。这样对预防情志过度,保证脏腑安泰能起到积极的作用。

(四) 保养精、气、神

中医学把人身最重要的物质与功能活动概括为精、气、神。中医认为,它们是生命之根本,是维持人体整个生命活动的三大要素。

精泛指人体一切营养物质,有先天与后天之分。先天之精禀受于父母,后天之精来源于饮食。"人始生,先成精"。精不仅是构成人体的基本要素,而且主宰人体的整个生长、发育、生殖、衰老过程。

气是维护人体生命活动所必需的精微物质,是推动人体脏腑组织功能活动的动力。既是物质的代称,也是功能的表现。气在人体有推陈出新、温煦脏腑、防御外邪、固摄精血、转化营养等重要职能。"人之有生,全赖此气"。气能周流不息,人体则健康无病。现代实验研究亦表明,"气"可能是免疫力形成的物质基础。故气不可耗,不可滞,滞耗则多病。

神是指人体的一系列精神意识、思维活动,为心(相当于西医学的大脑)所主。心为人体的最高司令官,神则居其首要地位。心健则神气充足,神气充足则身强,神气涣散则身弱,故《灵枢·邪客》曰:"心者,五脏六腑之大主也,精神之所舍也……心伤则神去,神去则死矣。"因此,清心寡欲以养神,人体就能保持健康、益寿延年。白居易诗云:"忧极心劳血气衰,未年三十生白发。"这是神耗而早衰的真实写照。

精充、气足、神全是健康的保证。精亏、气虚、神耗是衰老的原因。精、气、神虽各具其特性,但三者是不可分割的一个整体。张景岳说:"善养生者,必宝其精,精盈则气盛,气盛则神全,神全则身健,身健则病少。"明代陈继儒在《养生肤语》中指出:"精能生气,气能生神,则精气又生神之本也,保精以储气,储气以养神,此长生之要耳。"有医家认为,精、气、神为"内三宝",耳、目、口为"外三宝",要养生保健、长寿延年,必须"常使内三宝不逐物而流,外三宝不诱中而扰"。所以保养精、气、神,关键在于修身养性,清心寡欲。

　　气功中的静养功法是通过自我调节,控制心身,以保养人体精、气、神的较好手段。它要求思想高度集中,静心宁神,摒除杂念,放松全身,使大脑皮层处于一种保护性抑制状态。久久行之,能收到保养精、气、神的功效。精足、气旺、神全则精神焕发,行动矫健。老年人能鹤发童颜,延年益寿;青年人可长葆青春,延缓衰老。此外,太极拳、八段锦、五禽戏等也是调摄精、气、神的好方法。

(五) 顺应四时阴阳

　　根据"人与天地相应"的观点,《素问·四气调神大论》提出"四气调神"。"四气"指春夏秋冬四时的气候,即春温、夏热、秋凉、冬寒。调,调摄。神,指精神情志。"四气调神"就是顺应四时的变化规律来调摄精神情志活动,做到春养生、夏养长、秋养收、冬养藏。

　　"四气调神"的养生原则要求做到"春夏养阳,秋冬养阴",即春夏顺应生长之气以养阳,秋冬顺应收藏之气以养阴。春夏二季自然界阳气由渐而旺,人体的阳气亦盛于外而虚于内,故应保养体内阳气,不使宣泄太过。秋冬二季自然界阴气转旺,人体的阴气亦外盛而内虚,故应保养体内阴气,以应来春的生气宣发。《类经》曰:"圣人春夏则养阳,以为秋冬之地,秋冬则养阴,以为春夏之地,皆所以从其根也。今人有春夏不能养阳者,每因风凉生冷伤此阳气,以致秋冬多患疟泄,此阴胜之为病也。有秋冬不能养阴者,每因纵欲过热,伤此阴气,以致春夏多患火证,此阳胜之为病也。善养生者,宜切佩之。"

　　总之,春夏秋冬四季的阴阳变化是促使万物生、长、化、收、藏的根本动力。阴阳互根,人体亦应顺从阴阳的变化以调之,养阳以助生长之能,养阴以益收藏之本。反之则灾害生矣。

　　顺时养生,正如《灵枢·本神》所说:"智者之养生也,必顺四时而适寒暑……如是,则僻邪不至,长生久视。""视"是活的意思;"长生久视"是延长生命、不易衰老的意思。"僻邪"指不正之气;"僻邪不至"是说病邪不能侵袭。病邪不能侵袭的关键在于"顺四时而适寒暑",这是中医养生学里的一条极其重要的原则,也可以说是长寿的法宝。《素问·宝命全形论》说:"人以天地之气生,四时之法成。"

《素问·六节脏象论》说:"天食人以五气,地食人以五味。"这是说人体要依靠天地之气提供的物质条件而生存,要适应四时阴阳的变化规律发育成长。这正如明代大医学家张景岳所说:"春应肝而养生,夏应心而养长,长夏应脾而变化,秋应肺而养收,冬应肾而养藏。"也就是说,人体五脏的生理活动只有适应四时阴阳的变化,才能与外界环境保持协调平衡。这与西医学的看法是基本一致的。人类需要摄取饮食、呼吸空气,与大自然进行物质交换,从而维持正常的新陈代谢活动。

四个季节的气候各有特点。春温春生,夏热夏长,秋凉秋收,冬寒冬藏。但是它们又是一个不可分割的整体,是一个连续变化的过程。没有生长,就无所谓收藏,也就没有第二年的再生长。正因为有了寒热温凉、生长收藏的消长进退变化,才有了生命的正常发育和成长。《素问·四气调神大论》曰:"四时阴阳者,万物之根本。"所谓"四时阴阳"指一年四时寒热温凉的变化是由于一年中阴阳消长所形成的。例如,冬至一阳生,由春至夏是阳长阴消的过程,所以有春之温,夏之热;夏至一阴生,由秋至冬是阴长阳消的过程,所以有秋之凉,冬之寒。由于四时阴阳消长的变化,所以有春生、夏长、秋收、冬藏的生物发展生长规律,因而四时阴阳是万物的根本。根本,即指万物生和死的本源。

中医认为"人与天地相应"。人是自然界的一员,就必须顺应自然界的规律,这样才会健康长寿。那么,如何顺应四时阴阳的变化,《黄帝内经》主张,在春夏之季、气候凉转温、阴消阳长、万象更新之时,必须相应地朝气勃勃,多做些户外活动,使阳气更加充足。秋冬之季,气候由温转凉,阳消阴长,肃杀寒冷,人体必须注意防寒保暖,避之有时,使阳气不要妄泄。"阳气者,若天与日,失其所,则折寿而不彰"。阳气得以保养,疾病就不易产生,人体就会健康长寿。

(六)讲求动静结合

中医养生亦重视健身运动。因为长期坚持运动锻炼是人体维持健康、增强体质、永葆青春的秘诀。《黄帝内经》中早就有了"导引术"的记载。我国1800多年前的著名外科学家华佗,就自创"五禽戏"作为健身运动,以致"年且百岁,犹有壮容"。华佗认为:"人体欲得劳动,但不当使极尔,动摇则谷气得消,血脉流通,病不得生,譬犹户枢不朽是也。"他的学生吴普如法锻炼,坚持不懈,活到90多岁,仍耳不聋、目不瞑、齿牙完坚。这说明长期的运动可以使人体的肌肉、骨骼得到锻炼,生理、心理得到调节,气血畅通,阴阳协调,从而延年益寿。中医养生在强调动的同时,并不忽视静的一面,而是主张动静结合。《一览延龄》曰:"动中思静,静中思动,皆人之情也……心情开旷,则谓之养生……最静之人,食后亦宜散步,以舒调气血。好动之人,亦宜静坐片时,以凝形神。"事实证明,许多职业运动员并不是长寿者。所以延寿不但需要动,也需要静。动静结合是科学、合理的健康长寿之道。

(七)讲究生活规律

《黄帝内经》记载,上古时候人的寿命是比较长的。"春秋皆度百岁,而动作不衰",后世则不然,"年至半百而动作皆衰者",其原因在于:"上古之人,其知道者,法于阴阳,和于术数,饮食有节,起居有常,不妄作劳,故能形与神俱,而尽终其天年,度百岁乃去。"后世之人则"以酒为浆,以妄为常,醉以入房,以欲竭其精,以耗散其真,不知持满,不时御神,务快其心,逆于生乐,起居无节,故半百而衰也"。也就是说,生活有规律,人就会延年益寿,生活没有规律,人就会早衰短寿。

1. **劳逸结合,起居有常**　我国人民自古就有"日出而作,日入而息"的生活习惯。这是保持人体精力充沛、健康长寿的重要条件。若劳逸失常、起居无节,则可影响健康,导致早衰。养生之术,无须远求,只需在起居、行住坐卧之间,时时留意调摄,便会受益无穷。凡过劳过逸,均对人体不利。

《素问·宣明五气》所言之"久视伤血,久立伤骨,久行伤筋",属于过劳,而"久卧伤气,久坐伤肉"则属于过逸。《保生要录》指出:"养生者,形要小劳,无至大疲……养生之人,欲血脉常行。坐不欲至倦,行不欲至劳。频行不已,然宜稍缓,即是小劳之术也。"

2. **性生活节制**　性是人的本能。性生活是人体的生理需求。性生活与健康长寿密切相关。有研究认为,结婚男女一般比独身男女寿命长。适当的有规律的性生活会给男女双方带来心理上的快感,从而提高抗病能力,延年益寿。《遵生八笺》曰:"阴阳和合,接御有度,可以延年。入房有术,对景能忘,可能延年。"反之,若恣情放纵,性生活过度,则肾精亏耗,肾气乃伤,促使早衰。所以养生学家有言:"善养生者,必保其精。"性生活中适度则养生,没有规律则耗精,故生活起居要有规律。

(八)提倡饮食节制

饮食要有规律。宜定时定量,不宜过饥过饱,不宜偏食。《灵枢·五味》云:"谷不入,半日则气衰,一日则气少矣。"摄食不足,不能满足人体正常生命活动的需要,气血生化之源不足,不能保障人体器官的能量供应,久之可致早衰。反之,"饮食自倍,肠胃乃伤"。饮食过量也是损害人体健康、导致衰老的一个重要因素。进食过多,超过了消化器官的承受能力,就会损伤脾胃,使消化吸收功能产生障碍。现代临床证实,饮食过饱,暴饮暴食,不仅影响消化器官的功能,还可使心、脑等器官供血不足,突发心脑血管病。长期的不节制饮食,尤其是中年以后不注意这一点,过剩的脂肪沉积可形成肥胖症、脂肪肝。血液流速减慢,血液黏稠度增高,心脑血管硬化均可使人提前衰老。

其次是少饮酒。酒为五谷之津液,米曲之华英,能避风寒、宣血脉、消邪气、引药势。适量饮酒,可促进消化,补充人体热量和营养,预防心血管病,促进血液循环和新陈代谢,还有催眠作用。若长期过量饮烈性酒,可引起慢性酒精中毒、慢性胃炎、消化性溃疡、脂肪肝和肝硬化。暴饮烈性酒可诱发急性心肌梗死。《本草纲目》指出:"(酒)少饮则和血行气,痛饮则伤神耗血。"

偏食也是致病之因、衰老之由。中医特别强调"五谷为养,五果为助,五畜为益,五菜为充"。五谷杂粮,兼收并蓄,才能使人体的营养趋于平衡。也就是"气味合而服之,以补精益气。"如果偏嗜,就会造成很多疾病。如《素问·五脏生成》云:"多食咸,则脉凝泣而变色;多食苦,则皮槁而毛拔;多食辛,则筋急而爪枯;多食酸,则肉胝皱而唇揭;多食甘,则骨痛而发落。"《灵枢·五味》亦云:"酸走筋,多食之,令人癃;咸走血,多食之,令人渴;辛走气,多食之,令人洞心;苦走骨,多食之,令人变呕;甘走肉,多食之,令人悗心。"事实证明,食盐过多,大量的钠离子进入血液,细胞中的水就脱离细胞使其稀释,作为防护手段而增加血容量;随着摄入大量的水,使血液体积-血容量持续增加,从而加重心脏负担。心脏加大压力,驱动大量血液进入血管,血管壁随之扩张逐渐失去柔性,从而增加了血流阻力,血压升高。体内盐分过多还会抑制碘活动,碘失去活力就会破坏胺质,降低激素分泌,使皮肤变黑,或出现褐斑、雀斑、皮肤干燥。所以每日进盐量应控制在 10 g 以下。高血压患者每日摄盐量应限制在5g以下,以保持血压平稳。

怎样才算合理的饮食呢?《老老恒言》说得好:"勿极饥而食,食不过饱;勿极渴而饮,饮不过多……凡食总以少为有益,脾易磨运,乃化精液。否则极补之物,多食反至受伤,故曰:少食以安脾也。"如果做到这一点,饮食就恰到好处了。

学《黄帝内经》,谈"魄门亦为五脏使"
指导临床治疗体会

《素问·五脏别论》云:"魄门亦为五脏使。"魄,通"粕",魄门即指肛门,因其能排出糟粕而得名。使,使役、使用之意。为五脏使,指魄门受五脏支配而启闭;二是肛门能正常排出糟粕与浊气,有利于五脏气机的升降出入。肛门启闭功能,赖五脏之气的控制调节,需要心神的主宰,肝气的条达,脾气的提升,肺气的宣降,肾气的固摄,才能完成水谷糟粕的正常排泄,临床上肛门启闭失常之便秘、泄泻病证多与五脏功能失调有关,如肝气郁结,肝失疏泄,横逆乘脾,脾失运化,而为泄泻,此乃魄门闭合失司,治疗当以痛泻要方抑肝扶脾;肝气郁结,又可导致气机郁滞,不能宣达,致通降失常而出现便秘,此乃魄门开启失司,治疗可用六磨汤顺气行滞。不仅大便秘结或泄泻要根据辨证的结论而分别治疗不同的脏腑,而且某些脏腑的病变也可通过调节肛门启闭收到疗效。可见,魄门的生理病理与五脏是密切相关的。反之,魄门的启闭正常与否,又影响着脏腑气机的升降,张介宾《类经·藏象类》云:"大肠与肺为表里,肺藏魄而主气,肛门失守则气陷而神去,故曰魄门。不独是也,虽诸腑糟粕固由其泻,而脏气升降亦赖以调,故亦为五脏使。"

（一）医案举例

案 1　血卟啉病

患者，女，35 岁。

【主诉】间歇性腹痛 1 年伴四肢萎软，便秘加剧 2 日。

【病史】患者过去有生育 6 胎史。发病于每次月经来临前，即出现腹痛、便秘、四肢抽搐，反复多次，四肢肌肉出现进行性萎缩，在上海某医院求治，通过验血、尿 BLD 阳性，血、尿 BIL 阳性，尿卟啉阳性，在某医院神经科诊为血卟啉病。本次以出现腹痛、便秘，加剧 2 日入院。查体：神志清醒，精神萎软，推入病房，对答切题，言语低微，体温正常，瞳孔等大、对光存在，巩膜稍微黄软，颈软，气管居中，甲状腺不肿大，胸部对称，肋间隙不增宽。叩为清音，二肺呼吸音清，未闻及干湿啰音，心率 109 次/min，律齐，腹平软，中上腹压痛，无肿块，不呈板样腹，四肢肌张力低，双上肢肌力 1 级，双下肢肌力 2 级，双侧巴宾斯基征阴性，舌苔黄腻，舌质淡，脉细数。西医诊断：血卟啉病。

【处方】药用生大黄、芒硝冲服，再用大黄粉加温开水灌肠治疗。使患者大便通畅，随之腹痛缓解。后用香砂六君子汤和小承气汤组方，并在 10% 葡萄糖液 500 mL 中加入黄芪 30 mL 以补气养血生肌。配合中医针灸治疗以及理疗等法。缓解期嘱进五谷粗粮，保持大便通畅，情绪开朗，后病情好转，四肢肌力增强，生活能自理。

按　血卟啉病系由血红素生物合成途径中特异酶缺乏所致的一种卟啉代谢紊乱代谢病，可分为先天性和后天性两类。其主要病理生理为卟啉及卟啉前体的产生和排泄增多，并在体内积聚。血卟啉病是临床少见病，西医没有特效药，分析本病特点，每次发病出现顽固性便秘，遵循古人之言，"魄门亦为五脏使也"，又按张从正治病观点,认为人体之所以发病,乃是由于邪气侵犯的结果,指出:"病之一物,非人身素有之,或自外而入,或由内而生,皆邪气也。"这是其论病首重邪气的著名观点,所以其治疗力主祛邪,指出"吐、汗、下三法"。本患者在祛邪通大便,使脏腑的病变通过调节肛门启闭后收到疗效。邪祛正虚。缓解期再扶正气治疗后,疗效满意。

案2　慢性肾功能衰竭,尿毒症

患者,男,78 岁。

【主诉】小便如洗肉水样,头晕耳鸣,神疲乏力,胸闷纳呆泛恶加剧 1 周。

【病史】患者患慢性肾炎 20 余年,入院前 1 个月恶寒发热,咽痛,热退后小便如洗肉水样,头晕耳鸣,神疲乏力,胸闷、纳呆泛恶,面色萎黄。舌质淡红,苔薄,脉弦细。BP150/90 mmHg。实验室检查:血常规中红细胞 $2.5×10^{12}$/L,尿检蛋白(+++),红细胞>100 个/HP,血尿素氮 18.1 mol/L,肌酐 524 μmol/L。辨证分析:虚实夹杂,以温浊邪毒壅滞为主,浊气不降,清气不升,则头晕耳鸣。神乏无力,胃气上逆,则纳呆泛恶,湿热损伤脉络则尿血,舌质淡红,苔薄,脉弦细。西医诊断:慢性肾功能衰竭,尿毒症。中医诊断:尿血,虚劳。证属气血两虚,兼有湿浊之象。治拟祛邪为主,佐以扶正泄浊解毒。

【处方】生大黄 10g,黄连 3g,半夏 6g,枳实 12g,紫苏 12g,白茅根 30g,陈皮 6g,7 剂。生大黄保留灌肠,丹参静脉滴注,扶正用人参煎汤代茶饮。

二诊　住院 2 个月,一般情况好转,症状基本消除,唯觉头晕、乏力、腰酸,血压正常。复查血尿素氮 12 mmol/L,肌酐 364 μmol/L,尿蛋白及红细胞明显减少,舌质淡红,苔薄,脉细,湿浊邪毒渐化,正虚现象明显。改用扶正为主,佐以清化余邪,即重点治本兼顾治标。治以益肾健脾,补气养血,佐以清利化瘀祛风。长期服药调理,病情稳定。

按 慢性肾功能衰竭的中医病理主要是脾肾亏虚,血瘀阻滞。西医学研究证实慢性肾功能衰竭血液黏稠度增高,甲皱微循环异常,此为湿浊邪毒壅滞证的一个表现,即使湿浊邪毒壅滞证不明显,亦当防患于未然,以"疏其气血,令其条达"。因此,治疗慢性肾功能衰竭时,泄浊解毒必须贯穿于慢性肾功能衰竭治疗全过程。

案3 血管神经性头痛

患者,女,50岁。

【主诉】近2年来反复头痛且胀,伴大便秘结7日一行。

【病史】原有头颅外伤史,有头皮撕伤重植皮史。近2年来反复头痛且胀,伴大便秘结,7日一行,多次求治用药,效果不显。追问病史,有尿频、夜尿偏多,心烦不安,寐差,纳可,神乏肢倦,苔白腻质淡暗,脉细濡。浊气不降,清气不升则头痛胀,肾阳不足,气化失司则夜尿频多、舌质淡暗,痰浊扰心则心烦不眠。西医诊断:血管神经性头痛。中医诊断:头痛。证属浊气不降,肾阳不足。治拟化痰清窍,温肾固摄,交通心肾,润肠通便。

【处方】石菖蒲10g,炙远志6g,熟附块6g,大生地15g,制大黄5g,柏子仁10g,五味子5g,酸枣仁10g,全瓜蒌30g,枳实10g,川连3g,夜交藤30g,莲子心6g,天麻6g,青皮6g,陈皮6g,7剂。

二诊 药后大便通畅,2日一行,头痛头胀明显好转,苔腻渐化,舌质淡暗,脉细濡,治拟宗原法上方加莪术、白术各15g,7剂。

按 本病症情复杂,虚实夹杂,寒热交错,腑实内结,既有心烦不眠的痰热,又有肾虚不固的小便频数和严重便秘,患者自诉不能用下药,大黄用后会引起剧烈腹泻,故在治疗中采用温下润下之法,使大便通而不伤正气,达到浊气降而清气升之效。

案4 慢性肠炎

患者,男,85岁。

【主诉】因反复大便稀薄10年,加剧1周,伴心悸、纳差入院。

【病史】患者有慢性肠炎、前列腺增生病史,曾多次住院治疗,一度病情稳定。1周前在无明显诱因情况下出现大便稀薄加剧,日行3~4次,每次量不多,伴心悸、纳差、神疲乏力,每日进食量不满100 g,无发热、呕吐、赤白黏冻便、里急后重、腹痛等情况,为进一步诊治,拟慢性肠炎、冠心病收入病房。体格检查:T 36.5 ℃,P 78次/min,R 20次/min,BP 130/80 mmHg。神志清,舌质淡,有瘀斑,苔白腻,脉细涩。二肺呼吸音低。未闻及干湿啰音,心界无扩大,心率78次/min,律齐,各瓣膜区未闻及杂音,腹软稍膨,无压痛及反跳痛。肝脾肋下未及,移动性浊音(一),肠鸣音无亢进,双下肢无水肿。中医分析:患者大便时溏时泻,水谷不化,本次大便稀薄加剧,日行次数增加,面色萎黄,肢倦乏力。舌淡,苔白腻,脉弦滑。西医诊断:慢性肠炎。中医诊断:泄泻。证属脾胃亏虚,寒湿中阻。因"泄泻之病,多见小水不利,水谷分则泻自止",故设健脾和胃、温阳利湿为法施治。

【处方】藿香10 g,佩兰10 g,白术10 g,茯苓10 g,陈皮10 g,厚朴10 g,半夏10 g,党参15 g,砂仁5 g,蔻仁5 g,黄连3 g,甘草5 g,14剂。

二诊 患者纳增湿祛,精神渐增,但大便仍有漏下,考虑老年气脱不固,故再用中药治拟益气健脾和胃,予补中益气汤方出入。

【处方】党参15 g,黄芪30 g,白术15 g,茯苓15 g,升麻6 g,五味子6 g,甘草6 g,煨诃子10 g,炮姜6 g,砂仁5 g,蔻仁5 g,陈皮

10g,柴胡10g,当归10g,焦山楂15g,熟薏苡仁30g。服药4日后患者症状好转,大便成形,日行1次,出院。

按 患者为老年人,大便日行数次,肛门松弛不能约束,影响五脏功能,全身功能衰竭,在治疗中以健脾升提为法,便止而正气恢复。药用补中益气汤方出入,加诃子、炮姜等药收敛止泻。肛门功能的调节正常也使全身功能调整恢复。

(二)体会

本文中血卟啉病、慢性肾功能衰竭尿毒症、血管神经性头痛、慢性肠炎,都从治疗大便着手,或通便或健脾止泻而达到治疗疾病的目的。《素问·玉机真脏论》在论述"五虚死,五实死"时,也特别指出:"浆粥入胃,注泄止,则虚者活;身汗,得后利,则实者活。""魄门亦为五脏使"一句,说明肛门启闭正常,排出糟粕,不单是"腑"的功能,并且受五脏支配,而其排出糟粕正常与否,还直接影响五脏气机的升降出入。因此,肛门启闭是否正常,关系到五脏及全身的生理、病理状况。中医学是祖先几千年来所创造并留传下来的珍贵的传统医学,也是世界领域中的一个重要组成部分。它为中华民族的繁衍昌盛做出了巨大贡献。故临床工作者一定要学会洋为中用,古为今用,中西结合,提高临床治疗效果。既要掌握现代医学机制,又要善于应用古人经验和理论,根据临床实际,灵活运用,以解决各种疑难病症。

《黄帝内经》《金匮要略》妇科诊治和临床应用

成书于秦汉时期的《黄帝内经》是中国传统医学的渊源,是中医学的奠基之作,它整理先人们积累的丰富的医疗经验,升华为理性认识,形成系统的医学理论,并且进一步驾驭医疗实践,建立了中医学临床规范。它从功能、整体、变化的角度把握生命规律。数千年来它在防病治病、保健养生方面，为中华民族的繁衍昌盛做出了卓越的贡献。《金匮要略》为东汉张仲景所著，是我国现存最早的一部研究杂病的专书。《金匮要略》共 25 篇，其中有关治疗妇科疾病的内容有 3 篇，第 20 篇、21 篇、22 篇，包括了妊娠、产后、杂病等妇科疾病，并以此分篇分类，提出了妇科病的内治、外治多种治疗法，这些内容启示了后世以经、带、胎、产对妇科病的分类，对妇科学的发展产生了深远的影响。从《黄帝内经》已论述女性的解剖、生理、病理、诊断、病症、治疗方药等方面，结合《金匮要略》方的临床应用，以探讨其学术思想，与同道共飨之。

（一）《内经》论妇科诊治

1. 对女性解剖论述　女子胞的记载最早见于《素问·五脏别论》："脑、髓、骨、脉、胆、女子胞，此六者，地气之所生也，皆藏于阴而象于地，故藏而不写，名曰奇恒之府。"在《灵枢·五色》里称女子胞为"子处"。此外，《素问·评热病论》说："胞脉者，属心而络于胞中。"《素问·奇病论》说："胞络者系于肾。"说明胞宫还有经脉直接与脏腑相连。

女子胞归属为奇恒之府，又名胞宫、子宫，位于妇女小腹正中，有主月经、孕育胎儿的功能，其生理功能与心、肝、肾、脾以及冲脉、任脉和天癸都有密切关系。称女子胞为"奇恒之府"，说明了它的功能不同于一般的腑。脏是藏而不泻，腑是泻而不藏。而胞宫是亦泻亦藏，藏泻有时。它行经、蓄经、育胎、分娩，藏泻分明，各依其时，充分表现了胞宫功能的特殊性。胞宫所表现出来的功能，是人体生命活动的一部分，是脏腑、经络、气血作用的结果。

《类经》说："女子之胞，子宫是也，亦以出纳精气而成胎孕者为奇。"可见胞宫有排出月经和孕育胎儿的功能。胞宫是女性的重要内生殖器官,关于胞宫的功能,《素问·上古天真论》曰:"月事以时下,故有子。"

胡须、阴毛、乳房等是分辨男女不同的第二性征的标志。《灵枢·五音五味》:"黄帝曰:妇人无须者,无血气乎? 岐伯曰:冲脉、任脉皆起于胞中,上循背里,为经络之海。其浮而外者,循腹上行,会于咽喉,别而络唇口。血气盛则充肤热肉,血独盛则澹渗皮肤,生毫毛。今妇人之生,有余于气,不足于血,以其数脱血也。冲任之脉,不荣口唇,故须不生焉。"女子以血为本,有余于气,不足于血。血少气多,故不荣于唇口而无须髯。

2. 对女性生理论述 《易经》"天地氤氲,万物化醇,男女构精,万物化生。"关于人体受孕,《灵枢·决气》曰:"两精相搏,合而成形",胎孕乃成。论述了人类生命起源于父母之精,陈述人类受孕的机制,胎儿成长发育成熟的进程。《灵枢·天年》曰:"人始生,先成精,精成而脑髓生,骨为干,脉为营,筋为刚,肉为墙,皮肤坚而毛发长。黄帝问于岐伯曰:愿闻人之始生,何气筑为基,何立而为楯,何失而死,何得而生? 岐伯曰:以母为基,以父为楯。失神者死,得神者生也。黄帝曰:何者为神? 岐伯曰:血气已和,荣卫已通,五脏已成,神气舍心,魂魄毕具,乃成为人。"

《黄帝内经》以阴阳学说为指导,探索人类个体生成的机理与过程,提出"以母为基,以父为楯",人体胚胎发生,是以母之阴血为基础,以父精所化阳气为护卫,父母精气相结合,阴以为基,阳以为用,阴阳交感,精气相结合而成,生发出新生命的胚胎发生学说,是中医胎孕理论的基础之一。从胚胎发生与分娩,是胎儿发育的过程,其脏腑肢体相继成长,神气依次具备,全靠母体气血滋养,母体情况如何,都必然会影响胎儿发育,也是后代先天禀赋形成的基础。

其临床意义有二:①生命之来源既是父母之精,则父母之精的强弱及和谐与否,是形成后代个体先天禀赋的基础,如张介宾《类经·疾病类六十二》说:"夫禀赋为胎元之本,精气之受于父母者是也。""凡少年之子多有羸弱者,欲勤而精薄也;老年之子,反多强壮者,欲少而精全也。多饮者子多不育,盖以酒乱精。则精半非真而湿热胜也。"强调父母精血健全强壮对后代的重要性。又,《礼记》记载有"娶妻不娶同姓",从医学的角度说就是父母生殖精气阴阳和谐与失调之理,阐发了古代关于反对近亲结婚、提倡适龄婚育和寡欲优生的思想。②禀受于父母的先天之精与生殖之精皆藏于肾,因而肾在先天禀赋中占有重要地位。这就为后世从肾的保养与培补以强身防衰、治疗小儿先天发育不良,奠定了理论基础。

《素问·上古天真论》曰:"女子七岁,肾气盛,齿更发长。二七天癸至,任脉通,太冲脉盛,月事以时下,故有子。三七肾气平均,故真牙生而长极;四七筋骨坚,发长极,身体盛壮;五七阳明脉衰,面始焦,发始堕;六七三阳脉衰于上,面皆焦,发始白;七七任脉虚,太冲脉衰,天癸竭,地道不通,故形坏而无子也。"先天之精由父母遗传而来,藏于肾,精化为气,是为先天精气,即为肾气。先天之精生天癸,人之肾气发育充盛,则天癸成熟,女子月经来潮,并具有生育能力;肾气发育至极,便由盛转衰,生育能力也渐减弱,及至肾气衰至一定限度,天癸便趋衰竭,于是女子月经闭止,而丧失生育能力。同时,随着肾气盛衰,形体变化也展现出同步盛衰过程,主要表现在齿、发、筋、骨的生长衰老,面部的荣枯等方面。生育能力成熟,生理发育也见身体盛壮;生育能力衰退,身体衰老征象也明显呈现出来。这是因为人的生理盛衰发育亦本原于先天肾气,其机理有二:一是先天之精发育为人体脏腑经络组织器官,如《灵枢·天年》曰:"人始生,先成精,精成而脑髓生,骨为干,脉为营,筋为刚,肉为墙,皮肤坚而毛发长。"二是作为人体精气之本源受后天培育充养形体,如《灵枢·刺节真邪论》曰:"真气者,所受于天,与谷气并而充身者也。"如此，人之生理发育与生殖功能盛衰均受制于先天肾气，故经文述及男女二七、二八至七七、八八在生殖、生理发育由盛转衰后，以"肾者主水"作结，姚止庵注云："男女之壮也，并始于肾气之盛实；其后也，亦由于肾气之衰微。人之盛衰，皆本源于肾，此故总以肾结之。"

临床意义如下。①肾气对人体生长发育和生殖功能的重要作用：肾藏精，精化为气，谓肾气。人体的生命产生于男女两精相结合；即生之后，肾气渐盛而发育成长，至一定时期"天癸"成熟，女子有月经，男子溢精，开始具备生殖能力；肾气充盛则身体壮实，肾气虚衰则形体渐衰，"天癸"渐竭，女子停经，男子精少，失去生殖能力。这就为后世关于肾主生殖、肾主生长衰老，并称肾为先天之本的理论奠定了基础，也为中医学从肾气衰竭探讨衰老原理，从生殖功能状况判断衰老进度以及节欲保精防衰老的方法提供了重要依据。实验研究表明，补肾法及补肾药物对下丘脑-垂体-肾上腺皮质轴、性腺轴等均有一定作用。②天癸者，天之气也。月事者，言女子经水按月而至，其盈虚消长应于月象。经以应月者，阴之所生也。说明月经与肾气、天癸、冲任密切相关，其中与天癸关系更为直接。那么，天癸究竟是什么？古代医家经过反复探讨，认识才逐渐趋于统一。一般认为，天癸是肾中精气充盛到一定程度所产生的精微物质，具有促进人体生长发育和生殖功能成熟的作用。其禀受于先天，充养于后天，随肾中精气的盛衰而变化。张介宾认为，天癸是人身中的元阴元气，初生甚微，及其既盛，女子月事来潮，男子溢精。"天癸至"，就是这些物质成熟并发挥作用。③七为少阳之数，女本阴体而得阳数者，阴中有阳也。人之初生，先从肾始，女至七岁，肾气稍盛。肾主骨，齿者骨之余，故齿更；肾为精血之脏，发者血之余，故发长。本文强调了"七""八"作为男女两性生长发育的基数，来描述人体的生理过程。这是古人通过长期观察和实践总结出来的，它基本符合实际。尽管历代注家对此有不同的见解，但七、八之数只是大体的划分，因先天禀赋、后天营养、地区环境、气候变化及生活习惯等不同，人体生长发育的生理过程是有差异的，一般而言，女性比男性成熟稍早。④调理冲任与生殖功能的关系：任冲者，奇经之二也，任主胎胞，冲为血海，气盛脉通，故月事下而有子。原文谈到女子二七，天癸成熟，冲任二脉盛满通畅，于是月经按时来潮，具备了生育能力；至七七，天癸渐竭，冲任二脉随之而衰，于是月经闭止，丧失了生育能力。说明冲任二脉与月经、胎孕密切相关。后世临床治疗经、带、胎、产诸疾均从调理冲任着手。

3. 对女性病理论述

(1) 冲、任、督三脉的起始和妇科疾病。《素问·骨空论》曰："任脉为病，男子内结七疝，女子带下瘕聚""督脉为病……其女子不孕"。本段对冲、任、督三脉所起之处作了粗略描述，谓"任脉者，起于中极之下""冲脉者，起于气街""督脉者，起于少腹以下骨中央"。《灵枢·五音五味》明确指出"冲脉、任脉皆起于胞中"，结合张介宾注："中极，任脉穴名，在曲骨上一寸。中极之下，即胞宫之所。任、冲、督脉皆起于胞宫，而出于会阴之间。"可以认为，冲、任、督脉的起始部位均在胞宫，因而王冰有"一源而三歧"之说。

女子带下瘕聚：带下，指妇女月经病。丹波元简注："赤白带下，昉出于《病源》。而古所谓带下，乃腰带以下之义。疾系于月经者，总称带下。《史记》扁鹊为带下医，《金匮》有带下三十六病之目，可以见也。"瘕聚，即癥瘕积聚。

(2) 对月经失调论述。《素问·评热病论》曰："月事不来者，胞脉闭也，胞脉者属心，而络于胞中。今气上迫肺，心气不得下通，故月事不来也。"胞即子宫，相火之所在也。心主血脉，君火之所居也。阳气上下交通，故胞脉属心而络于胞中，以通月事。今气上迫肺,则阴邪遏绝阳道,心气不得下行,故胞脉闭而月事断矣。临床常见七情等积郁经闭,胞脉不通,气上迫肺,心气不得下达,引起闭经。

论述肾病水肿导致闭经。《素问·评热病论》:"帝曰,有病肾风者,面胕痝然壅,害于言,可刺不? 岐伯曰,虚不当刺,不当刺而刺,后五日其气必至。帝曰:其至何如? 岐伯曰,至必少气时热,时热从胸背上至头,汗出手热,口干苦渴,小便黄,目下肿,腹中鸣,身重难以行,月事不来,烦而不能食,不能正偃,正偃则咳,病名曰风水,论在《刺法》中。"肾主水,主生殖。肾病则水气壅积,阻滞气机,胞脉闭塞,以致月事不来。临床常见慢性疾病如内分泌、代谢、结缔组织、肾病等继发闭经。

积郁闭经。《素问·阴阳别论》曰:"二阳之病发心脾,有不得隐曲,女子不月。""二阳",阳明也,为胃与大肠二经。然大肠、小肠皆属于胃,故此节所言则独每重在胃耳。盖胃与心,母子也,人之情欲本以伤心,母伤则害及其子。胃与脾,表里也,人之劳倦本以伤脾,脏伤则及胃腑。阳明胃经,为水谷之海,故阳明发病则不能化精微,奉心生血,在妇女则有经闭之病。临床常见久思伤脾、心脾二虚而致月经失调者。

《素问·痿论》曰:"悲哀太甚则胞络绝,胞络绝则阳气内动,发则心下崩,数溲血也。"论述了过度悲哀而致经崩、经闭的病机。"胞络绝"谓心包之络脉阻绝不通,是指心气上下不通,心阳妄动,迫血下行而崩漏。

(3)对子喑的论述。《素问·奇病论》:"黄帝问曰,人有重身,九月而喑,此为何也? 岐伯对曰:胞之络脉绝也。帝曰,何以言之? 岐伯曰:胞络者,系于肾,少阴之脉,贯肾系、舌本,故不能言。帝曰:治之奈何? 岐伯曰,无治也,当十月复。"妇人怀孕,则身中有身,故曰重身。喑:声哑不能出声也。由于胎怀九月,儿体已长,能阻绝胞中之络脉。胞中之络，冲任之络也。胞络者，系于肾，而上会于咽喉，故胞中子络脉绝则不能言。十月子生而胞络复通，则能言矣，故不必治。本文论述了肾虚子喑的病因、症状及预后。指出分娩后肾气通，子喑即可不治而愈。在临床中经常有类似病例。

4. 测脉对妇女病的应用

（1）以脉测子。《素问·阴阳别论》曰："阴搏阳别，谓之有子"。张介宾注曰："阴，如前手少阴也，或兼足少阴而言亦可。盖心主血，肾主子宫，皆胎孕之所主也。搏，搏击于手也。阳别者，言阴脉搏手似乎阳邪，然其鼓动滑利本非邪脉，盖以阴中见阳而别有和调之象，是谓阴搏阳别也。"

《素问·腹中论》："帝曰：何以知怀子之且生也？岐伯曰：身有病而无邪脉也。"身有病，谓经断恶阻之类也。身病者脉亦当病，或断续不调，或弦涩细数，是皆邪脉，则真病也；若六脉和滑而身有不安者，其为胎气无疑矣。

妊娠脉象的记载，《素问·平人气象论》曰："妇人手少阴脉动甚者，妊子也。""手少阴"，心脉也。《素问·脉要精微论》曰："上附上……左外以候心。"故心脉当诊于左寸。动甚者，流利滑动也。心生血，血旺乃能胎，妇人心脉动甚者，血旺而然，故当妊子。

（2）以脉测病。《素问·阴阳别论》曰："阴虚阳搏谓之崩。"以脉测病，说明了崩漏的脉象和病机。

5. 对妇女病治疗原则的论述

（1）妊娠治疗原则。《素问·六元正纪大论》曰："妇人重身，毒之何如？岐伯曰：有故无殒，亦无殒也。帝曰：愿闻其故，何谓也？岐伯曰：大积大聚，其可犯也，衰其大半而止，过者死。"指出治疗妊娠合并其他疾病时，有病则病当之，病去胎自安，但用药不可太过，开拓了临床思路。

（2）月经衰少甚至闭经的血枯病之病因、病机、治则及方药的论述。《素问·腹中论》:"帝曰:有病胸胁支满者,妨于食,病至则先闻腥臊臭,出清液,先唾血,四肢清,目眩,时时前后血,病名为何? 何以得之? 岐伯曰:病名血枯,此得之年少时,有所大脱血;若醉入房中,气竭肝伤,故月事衰少不来也。帝曰:治之奈何? 复以何术? 岐伯曰:以四乌鲗骨,一藘茹二物并合之,丸以雀卵,大如小豆,以五丸为后饭,饮以鲍鱼汁,利肠中及人伤肝也。"此为用血肉有情之品通补兼施,治疗血枯闭经的理论依据。其中记载治疗血枯月事衰少不来的方剂四乌鲗骨一藘茹丸,目前临床上应用普遍,很有指导意义。

(3) 有关妇人肿瘤石瘕、肠覃的发病机理、临床表现、治疗原则论述。《灵枢·水胀》:"肠覃何如? 岐伯曰:寒气客于肠外,与卫气相搏,气不得荣,因有所系,癖而内著,恶气乃起,瘜肉乃生。其始生也,大如鸡卵,稍以益大,至其成,如怀子之状,久则离岁,按之则坚,推之则移,月事以时下,此其候也。石瘕何如? 岐伯曰:石瘕生于胞中,寒气客于子门,子门闭塞,气不得通,恶血当泻不泻,衃以留止,日以益大,状如怀子,月事不以时下。皆生于女子,可导而下。"本节所论之肠覃与石瘕,均系女子下腹部的肿瘤,属于妇科癥瘕病的范畴。故李中梓《内经知要·病能》曰:"此二证惟妇人有之,故曰皆生于女子也"。其中肠覃是因寒气与卫气相搏,病变是以气凝为主,病位在于肠外及子门之外的下腹部肿块。石瘕是寒气凝滞经血,使恶血不去,衃血留止,病变以血瘀为主,病变在胞中。肠覃与石瘕均有腹部胀大,按之坚硬的症状,但肠覃病变不在子宫内,不影响月经,故月事按时来潮;石瘕病变在子宫内,对月经有影响,故月事不以时下。这是二者的主要鉴别点。

(4) 肠覃与石瘕病的治疗,本篇指出"可导而下"的原则。杨上善谓此可"针刺导下之",张介宾《类经·疾病类》谓此指"导血之剂下之"。丹波元简《灵枢识·卷五》又谓:"导,谓坐导药,其病在胞中,故用坐药以导下之。"盖导者,消导之意也。导而下之,即以消导下之法治之。即《素问·至真要大论》谓"坚者削之""留者攻之"。对此寒凝气血、瘀滞积块的病症,法当消导与通下,或内服活血逐瘀消积之药,或外用坐药治之。临床常见典型疾病为子宫肌瘤、子宫内膜异位症等。

(二)《金匮要略》论妇科诊治和临床应用

1. 桂枝茯苓丸、红蓝花酒——化瘀消癥法　桂枝茯苓丸出于《金匮要略·妇人妊娠病脉证并治第二十》,原文:"妇人宿有癥病,经断未及三月,而得漏下不止,胎动在脐上者,为癥痼害。妊娠六月动者,前三月经水利时,胎也。下血者,后断三月,衃也。所以血不止者,其癥不去故也,当下其癥,桂枝茯苓丸主之。"

本方原治妇人宿有癥块,致妊娠漏下不止或胎动不安之证。胞宫素有血瘀癥块,复因妊娠,阻遏经脉,以致血溢脉外,故有妊娠初期,阴道不时少量流血,淋漓不断之胎漏;血液外流,加之瘀血不去,新血不生,则阴血亏损,血不养胎,又可致妊娠腹痛与阴道出血并见之胎动不安。

桂枝茯苓丸组成:桂枝、桃仁、茯苓、芍药、牡丹皮。桂枝茯苓丸方解:方中桂枝辛甘而性温,既能温通血脉,以使经血流畅,又能导引三焦,下通膀胱以利小便,本方用之通血脉而消瘀血,助气化而行津液,一药而两擅其功,故为君药。桃仁性味甘平,主瘀血、破癥瘕,为化瘀消癥之要药,且消癥瘕不伤正;茯苓甘淡性平,善"益脾除湿……下通膀胱以利水",并能利腰脐间血,有补脾益气之功。二药合用,活血祛瘀,利水渗湿,分别从瘀血与痰湿方面助君药消癥之力,为臣药。芍药味酸苦而性寒,除血痹,利小便,安胎止痛;牡丹皮味辛苦性微寒,善化凝血而破宿癥,并能生血、凉血,二药与君臣药物配伍,其活血之功使消癥之力益彰,有养血凉血之功,尚兼顾新血不生及瘀久化热之病理,为佐药。诸药相合,共奏活血化瘀、缓消癥块之效。本方配伍特点有三:一是活血药与祛湿药同用,对瘀血与痰湿兼顾,但以活血为主;二是活血之中寓有养血益气之功,消补并行,寓补于消;三是用量极轻,以蜜为丸,渐消缓散。本方为缓消癥块之剂,临床运用以妇人小腹宿有癥块,腹痛拒按,或下血色晦暗而挟瘀块,舌质紫暗,脉沉涩为证治要点。后世应用本方,已不限于妊娠,凡经、胎、产之疾,属癥块引起者,皆可用之。

据《素问·至真要大论》"坚者削之,客者除之"的治疗原则,治当消散癥块。然血瘀湿阻成癥,病程较长,多属虚实夹杂,不可猛攻,否则易耗伤正气及损伤胎元,故拟活血化瘀、缓消癥块之法。

现代药理研究证实:桂枝茯苓丸具有抑制血小板聚集,降低全血黏度,缓解子宫痉挛、镇痛等作用;能活血化瘀,缓消癥块,能改善微循环状态,增强机体免疫力,抑制慢性增生性炎症;具有扩张外周血管、降低血压、抗炎、利水等功效。现代医学临床广泛用于治疗妇科血瘀证,子宫肌瘤、慢性盆腔炎及其他包块、子宫内膜不规则剥脱之功能失调性子宫出血、子宫内膜异位症、卵巢囊肿、痛经等。近年来曾将桂枝茯苓丸改为冲剂,使用于子宫肌瘤、子宫内膜异位症及宫外孕患者,有效率达75%,特别是对子宫肌瘤有很好的止血作用。对于肿块,部分病例有所缩小或维持原状。在临床中,桂枝茯苓丸为活血化瘀之剂,除治癥病下血外,并可用于子宫肌瘤、子宫内膜异位症、瘀血痛经,或产后恶露停滞、胞衣不下,及子宫外孕,死胎不下等病证,均有一定的疗效。

《金匮要略·妇人杂病脉证并治第二十二》第十五条:"妇人六十二种风,及腹中血气刺痛,红蓝花酒主之。"述妇人腹中血气刺痛的证治。六十二种风,泛指一切风邪病毒而言。妇人经后和产后,风邪最易袭入腹中,与血气相搏,以致血滞不行,故腹中刺痛。治用红蓝花酒,以红蓝花活血止痛消癥。红蓝花就是红花,性味辛温,入心、肝经,具有活血通经、去瘀止痛之功。善治经闭、癥瘕、难产、死胎、产后恶露不行、瘀血作痛、痈肿、跌扑损伤等,是常用妇科要药。现代药理显示:红花具有兴奋子宫,激素样作用,抗血栓形成,兴奋心脏,增加冠脉血流量,改善血管和微循环,抗心肌缺血,抗肿瘤,抗缺血损伤及抗纤维化作用,降血脂,抗炎镇痛,免疫调节,保护神经细胞,保护脑组织,抗氧化及耐缺氧等药理作用。药理研究还发现,红花能降低冠脉阻力;保护和改善心肌缺血、对抗心律失常、降低血压、抑制血小板聚集;抗过敏,延缓衰老,镇静,改善肝脏功能,改善肺脏功能等药理作用。

案1　子宫肌瘤

徐某,女,40岁。

初诊　2005年9月2日。

【主诉】经行量多,有血块,经行下腹胀痛。

【病史】发现子宫肌瘤病史7年。肌瘤逐渐增大。B超示:子宫肌瘤35 mm×38 mm×30 mm,双侧卵巢无异常。平素经行量多,有血块,经行下腹胀痛。生育史:1-0-2-1,月经初潮14岁,周期尚准,经期5～7日,末次月经8月23日。脉细,苔薄腻,舌边尖红。病因病机分析:久劳肝郁引起脏腑功能失调、气血不和、冲任损伤、气滞血瘀,血结胞宫,积久而成肌瘤;胞脉瘀滞,血不归经,冲任失固则经行量多;失血过多,气虚血少,肝肾皆亏则腰酸、疲惫。西医诊断:子宫肌瘤。中医诊断:癥瘕。治拟化瘀消坚,益气养血。

【处方】桂枝茯苓丸法出入。桂枝3g,云茯苓12g,赤芍10g,牡丹皮10g,燀桃仁10g,皂角刺30g,鬼箭羽20g,水蛭6g,炒潞党参12g,炒白术10g。14剂。

二诊　末次月经9月24日,周期尚准,经量减少,余症如前,脉细苔薄腻,边尖红。病机:出血日久,气血耗伤,兼有宿瘀。治拟化瘀消坚,益气养血。

【处方】桂枝 3 g,云茯苓 12 g,赤芍 10 g,牡丹皮 10 g,燀桃仁 10 g,皂角刺 30 g,鬼箭羽 20 g,水蛭 6 g,炒潞党参 12 g,炒白术 10 g。14 剂。

三诊 经期将近,略感腹痛,脉细苔薄腻,边尖红。证属血结胞宫,气血两虚,冲任失固,气机不畅。治拟益气养血,调理冲任。

【处方】炒潞党参 10 g,炒白术 10 g,炒当归 10 g,大生地 10 g,川芎 6 g,白芍 10 g,杜仲 12 g,川断 12 g,覆盆子 10 g,制香附 10 g,延胡索 12 g,生蒲黄 30 g,血竭 3 g。14 剂。

四诊 末次月经 11 月 26 日,经量减少,脉细,苔薄腻,舌边尖红。气血耗伤,兼有宿瘀。治拟益气养血,化瘀调摄。

【处方】云茯苓 12 g,桂枝 3 g,赤芍 10 g,白芍 10 g,牡丹皮 10 g,燀桃仁 10 g,皂角刺 30 g,穿山甲片 10 g,海藻 12 g,鬼箭羽 20 g,水蛭 6 g,潞党参 12 g,炒白术 10 g,川石斛 10 g。14 剂。

按 本患者经治经血量正常,肌瘤无明显增大。在临床上治疗子宫肌瘤一般是随月经周期变化调治患者,在经间期(月经干净后),一般采用桂枝茯苓法,专以活血化瘀消坚;海藻咸以软坚、消癥破积;皂角刺辛温锐利,直达病所,溃肿散结;穿山甲片散血通络,消肿排脓,助诸药以破积消癥;鬼箭羽破瘀行血,消癥结;水蛭活血化瘀,消坚化癥。随症加减:本患者病久气耗力津亏,加潞党参、炒白术、川石斛。在月经前期和月经期采用化瘀调经,补气养血用炒潞党、炒白术、炒当归、大生地、川芎、白芍;补益肝肾用杜仲、川续断、覆盆子、制香附、延胡索;经行腹痛用血竭。子宫肌瘤是临床常见的沉疴、难疗之疾,而临床应用桂枝茯苓法治疗,也需随月经周期不同和辨证施治随证加减,效果令人满意。

案 2　子宫内膜异位症，卵巢囊肿

张某，女，42 岁。

初诊　2005 年 4 月 27 日。

【主诉】经行腹痛。

【病史】患者发现子宫内膜异位症病史 2 年，妇科检查示：子宫内膜异位症；B 超示：宫颈纳氏囊肿多发性，双侧卵巢内膜囊肿，子宫腺肌病。月经初潮 16 岁，周期 28 日，经期 5 日，1-0-3-1，末次月经 4 月 8 日。平素经行腹痛，肛门坠胀，大便干闭，脉弦细，苔薄边尖红。西医诊断：子宫内膜异位症，卵巢囊肿。中医诊断：癥瘕。证属瘀血阻络，结而成块。治拟化瘀散结，清热通络。

【处方】桂枝茯苓丸出入。云茯苓 12g，桂枝 6g，赤芍 10g，牡丹皮 10g，燀桃仁 10g，败酱草 20g，炒怀牛膝 10g，制香附 10g，延胡索 12g，青皮 5g，陈皮 5g，乌药 10g。14 剂。

二诊　2005 年 5 月 16 日。末次月经 5 月 14 日，药后经行腹痛减轻，肛门坠胀，大便干闭，脉弦细，苔薄边尖红。症属瘀血阻络，结而成块。治拟化瘀散结，搜剔通络。

【处方】云茯苓 12g，桂枝 6g，赤芍 10g，牡丹皮 10g，燀桃仁 10g，炒杜仲 10g，川续断 12g，狗脊 12g，夏枯草 20g，石见穿 20g，水蛭 6g。14 剂。

按　本患者求治 2 年余，腹痛减轻，双侧卵巢内膜囊肿，未增大。对子宫内膜异位症的治疗，主要依据历代医家治疗"血瘕""癥结"的经验，以理气通滞、活血化瘀为大法，并注意到整体辨证，结合病因治疗，以调理脏腑、气血、阴阳的生理功能。经行腹痛，药用炒当归、丹参、川牛膝、制香附、川芎、赤芍、制没药、延胡索、生蒲黄、五灵脂、血竭。经行量多，用当归、生地、丹参、白芍、香附、生蒲黄、花蕊石、熟大黄炭、三七末。经净用桂枝茯苓丸方。子宫内膜

异位症之治在经行期间须控制症状,经净以后须消除病灶。

2. 胶艾汤——养血止血法　胶艾汤出于《金匮要略·妇人妊娠病脉证并治第二十》:"妇人有漏下者,有半产后因续下血都不绝者,有妊娠下血者,假令妊娠腹中痛,为胞阻,胶艾汤主之。"本方是仲景为治疗妇人冲任虚损,阴血不能内守所致多种出血证而设,为治疗崩漏及安胎的要方。

胶艾汤即四物汤加阿胶、艾叶、甘草。四物汤有调理冲任之功,同时又有养血之效,加之阿胶养血止血,艾叶温经安胎,一阴一阳,同奏养血安胎之功,二药为治崩漏的要药,合用则调经止血、养血安胎之功益著,共为君药;川芎、芍药、当归、地黄即为后世之四物汤,既可补肝肾、益精血,又可调气机、行血滞,使营血流行,则疼痛可愈,均为臣药;甘草和中缓急,调和诸药,是为佐使之药。合而用之,则可以和血止血,亦可以暖宫调经,更加以治腹痛、安胎,所以本方为妇科中常用有效方剂。

妇人下血的病机变化,不外脏腑功能失常,气血失调,冲任虚损,而三者是互相联系、互相影响的。肝藏血而主疏泄,肾藏精而主生殖。冲任二脉起于胞中,冲为血海,任主胞胎。若肝肾不足、冲任虚损,统摄封藏失职,阴血不能内守则崩漏下血、月经过多、产后或流产后下血不绝,正如尤怡所言:"妇人经血淋漓,及胎产前后下血不止者,皆冲任脉虚,而阴气不能守也。"因本方具有补血、行血、止血之功,为历代医家推为治失血证之圣药。

药理研究表明,本方具有增强造血细胞功能、调节子宫功能、抗缺氧、调节免疫等作用。常用本方加减治疗人工流产后阴道出血不止、输卵管结扎后阴道出血不止、功能失调性子宫出血、产后恶露不绝等疾患属于冲任虚损、血虚有寒者,如月经过多、崩中漏下因血热妄行及瘀阻胞宫所致者忌用。

案 1　经间期出血

尉某,女,17 岁。

初诊　1996 年 7 月 25 日。

【主诉】经间期出血 2 年余。

【病史】15 岁初潮,此后月经过频,每月两行,末次月经 1996 年 7 月 2 日,前次月经 1996 年 6 月 22 日,平时伴口干欲饮,手心烦热,耳鸣,神疲乏力,纳可寐安,二便调和。舌尖红苔薄,脉细。实验室检查:血常规 WBC 6.1×10^{9}/L,RBC 3.9×10^{12}/L,HGB 6.2 g/L,PLT 172×10^{9}/L。中医诊断:经间期出血。证属肾阴亏损,冲任不固。治拟滋肾清热,养阴调冲。

【处方】胶艾汤加减。当归 10 g,生地 10 g,白芍 10 g,川芎 6 g,地骨皮 10 g,玄参 4 g,麦冬 9 g,女贞子 9 g,何首乌 12 g,菟丝子 10 g,墨旱莲 15 g,阿胶 6 g,艾叶 6 g,炙甘草 5 g,14 剂。

二诊　1996 年 8 月 6 日。药后无不适,口干减,余症如前,末次月经 7 月 26 日,经量中。现月经未净,口干,舌苔薄质红,脉细,证属肾阴亏损,冲任不固。治拟滋肾清热,养阴调冲。

【处方】当归 10 g,生地 10 g,白芍 10 g,川芎 6 g,地骨皮 10 g,麦冬 9 g,阿胶 6 g,艾叶 6 g,墨旱莲 15 g,仙鹤草 15 g,花蕊石 12 g,茜草 12 g,甘草 5 g,7 剂。

三诊　1996 年 8 月 13 日。末次月经 7 月 26 日—8 月 1 日,服药后手心热减,口干减,苔薄黄,舌尖红,脉细滑,证属阴虚内热,治拟滋肾调冲。

【处方】当归 10 g,生地 10 g,白芍 10 g,川芎 6 g,阿胶 6 g,艾叶 6 g,女贞子 15 g,地骨皮 10 g,麦冬 9 g,墨旱莲 15 g,甘草 5 g,7 剂。

四诊　1996 年 8 月 20 日。服本方后,本次经间期无出血,口干好转,苔薄,舌淡红,脉细。证属阴虚内热,治拟滋肾调冲。治宗原法上方,7剂续服。患者求治2个月而病愈。

按 患者经间期出血,表现是在两次月经之间,即氤氲之时,有周期性出血者。在氤氲之时,阳气内动,损伤阴络,冲任不固,因而出血。阴虚血少,烦热内扰,则口干欲饮、手心烦热;肾阴不足则耳鸣,神疲乏力。肾阴不足、心火上扰则舌尖红、苔薄、脉细。因两次月经之间,肾阴亏损,为由虚至盛之转折,阴精充实,功能加强,阳气内动而出现细缊动情之期,若肾阴不足,受此阳气冲击而动血,加地骨皮滋阴清热;女贞子、墨旱莲滋阴凉血止血。选经方胶艾汤调经水,水既足而火自消矣。本患者求治2个月而病愈。

案2 青春期功能失调性子宫出血

黄某,女,16岁。

初诊 1996年4月17日。

【主诉】患者月经淋漓不净20日。

【病史】初潮15岁,月经周期紊乱,经期延长,曾在外院服用中西药治疗,疗效不佳。末次月经3月27日,行经20余日不净,伴头昏、面色不华、神乏无力,纳食尚可,二便调和。舌质淡,苔薄,脉细濡。西医诊断:青春期功能失调性子宫出血。中医诊断:崩漏。证属肾阴亏虚,阴虚血热,冲任失守。治拟滋肾清热固经。

【处方】当归10g,生地10g,白芍10g,川芎6g,阿胶6g,艾叶6g,墨旱莲15g,仙鹤草15g,花蕊石12g,陈棕炭12g,甘草5g,14剂。

二诊 1996年5月8日。患者连服14剂中药,于后7剂中加黄芪15g、红花6g,阴道流血于4月30日净,舌质淡,苔薄,脉细濡。证属肾阴亏虚,阴虚血热,冲任失守。治拟滋肾清热固经。

【处方】当归10g,生地10g,白芍10g,川芎6g,阿胶6g,艾叶

6g,女贞子9g,墨旱莲15g,玄参9g,白芍10g,甘草5g,7剂。

三诊　1996年5月22日。患者前次月经3月27日,末次月经5月21日,昨日经行,经量如常,初起腹痛,刻下腹痛已除,苔薄脉细,证属肾阴亏虚,阴虚血热,冲任失守。治拟滋肾清热固经。

【处方】当归10g,生地10g,白芍10g,川芎6g,阿胶6g,艾叶6g,玄参10g,墨旱莲15g,花蕊石12g,茜草12g,仙鹤草15g,黑芥穗12g,制香附12g,甘草5g,7剂。

四诊　1996年6月12日。患者末次月经5月21日~5月27日,经行未出现淋漓,7日则净,其服中药未停,现经期渐近,无明显不适。苔薄脉细,证属肾阴亏虚,阴虚血热,冲任失守。治拟滋肾清热固经。

【处方】当归10g,生地10g,白芍10g,川芎6g,阿胶6g,艾叶6g,黄精9g,女贞子9g,墨旱莲15g,甘草5g,7剂。

五诊　1996年10月9日。患者从服中药后,7月2日经转,7日净;8月19日经转,7日净;末次月经9月21日至9月27日,现无明显不适。苔薄脉细,证属脾肾皆亏,气血不足。治拟健脾补肾养血。

【处方】当归10g,生地10g,白芍10g,川芎6g,阿胶6g,艾叶6g,黄精9g,山茱萸9g,菟丝子12g,枸杞子9g,茯苓12g,红花9g,茺蔚子15g,肉苁蓉12g,甘草5g,7剂。

经过近半年的治疗,患者经期、周期均得以调整。

按　青春期功能失调性子宫出血,属中医崩漏。此证乃肾阴亏虚,阴虚血热,冲任失守而致月经淋漓,失血过多则面色不华,脾肾二虚,气血不足则舌淡,苔薄,脉细濡。治崩漏三法不能截然分开,塞流需澄源,澄源需固本。血属阴,静则循经荣内,动则错经妄行。治法初用止血,以塞其流;中用清热凉血,以澄其源;末用补血,复其旧,若只塞其流,不澄其源,则滔天之势不能遏。从本患者近半年的治疗中体现了这一精神。平时以选经方胶艾汤固本,补气血,调经血。经期以荆芥炭、花蕊石、茜草止血以塞流。患者经期、周期均得以调整。

3. 温经汤——温经化瘀法　《金匮要略·妇人杂病脉证并治》第二十二篇第九条:"妇人年五十,所病下利,数十日不止,暮即发热,少腹里急,腹满,手掌烦热,唇口干燥,何也? 师曰:此病属带下。何以故? 曾经半产,瘀血在少腹不去。何以知之? 其证唇口干燥,故知之,当以温经汤。"本条论述妇人冲任虚寒兼有瘀血而引起崩漏的证治。妇人年已五十许,冲任皆虚,月经应该停止,今复下血数十日不止,这是属于带下崩漏之病。由于患者冲任虚寒,曾经半产,少腹有残余的瘀血停留,故腹满里急。又因瘀血而引起崩漏达数十日不止,则阴血耗损益甚。阴虚生内热,故现暮发热、手掌烦热等征象。瘀血不去,则新血不生,津液失于上濡,故唇干燥。

由于本病为冲任虚寒兼有瘀血所引起,故非单纯祛瘀的方法所能治。其证虽有手心烦热、唇干燥等症,但舌、脉均无热象,故当用温经的方法,使瘀血得温而行。治以温经汤温养血脉为主。方中吴茱萸、生姜、桂枝温经散寒暖血,阿胶、当归、川芎、芍药、牡丹皮养血和营去瘀,麦冬、半夏润燥降逆,甘草、人参补益中气,诸药合用可收温补冲任、养血去瘀、扶正祛邪之效,故亦主妇人少腹寒,久不受孕或月经不调等证。本方配伍特点有二:一是方中温清补消并用,但以温经化瘀为主。二是大队温补药与少量寒凉药配伍,能使全方温而不燥,刚柔相济,以成温通、温养之剂。

本方为妇科调经之祖方。所治漏下不止、月经不调、经行腹痛、闭经、不孕之病症,皆由冲任虚寒、瘀血阻滞引起。冲为血海,任主胞胎,二经起于女子胞中。《素问·上古天真论》曰:"女子七岁,肾气盛,齿更发长。二七天癸至,任脉通,太冲脉盛,月事以时下,故有子。"可见妇女月经的行止及孕育与冲任二脉息息相关。今冲任虚寒,固摄无力,加之瘀血阻滞,血不循经,故致漏下不止或逾期不止。冲任为奇经八脉,八脉系于肝肾。所谓冲任虚寒,其本质乃肝肾虚寒。肝肾阳气衰惫,可使疏泄封藏失司,又遇瘀血阻于胞宫,冲任流通不畅,则易呈胞宫溢蓄失调,经候反常之病变,其月经每表现为或提前,或延后,或一月两行等不调之证。寒凝血瘀气滞,胞脉不通,则经行少腹冷痛胀痛,或经停不至。冲任虚寒,胞宫失养,瘀血阻滞,胞脉不畅,不能摄精成孕,故见久不受孕。下血日久,阴血必耗;肝肾虚寒,阴血乏源;瘀血不去,新血不生,三者均可致阴血不足。"血主濡之"(《难经·二十二难》),血亏而不能外荣,则口唇干燥,至于傍晚发热,手足心热,乃血虚生热及瘀血化热之征。舌质暗红,脉细涩,是寒凝血瘀之佐证。此证机制可用虚、寒、瘀、热四字赅之。

本方现常用于闭经、痛经、不孕、子宫肌瘤、围绝经期月经不调、子宫内膜异位症、功能失调性子宫出血。

案　闭经

钱某,女,33岁。

初诊　2022年11月3日。

【主诉】经水逾期不行8月。

【病史】患者2022年3月因着风寒后长时间未愈,后因故居家无法出门就医,8个月来月经未行,自测尿妊娠试验阴性。15岁初潮,每25日一行,每次持续5日,LMP 2022年2月20日,5日净。畏寒怕冷,四末不温,少腹时有冷痛,纳可,小便调,大便时有稀溏,夜寐安。舌淡暗,苔薄白,脉沉涩。西医诊断:闭经。证属寒凝血瘀。治拟暖宫温阳,活血通经。

【处方】金匮温经汤加减。桂枝10g,吴茱萸6g,川芎10g,当归12g,牡丹皮10g,干姜10g,麦冬10g,赤芍10g,甘草10g,半夏10g,石菖蒲12g,人参10g,益母草30g,川牛膝10g,泽兰10g,生蒲黄(包)10g,桃仁10g,红花10g,艾叶10g,7剂。

二诊 2022年11月10日。药后畏寒怕冷、四末不温、少腹冷痛较前好转,月经仍未行,舌淡暗,苔薄白,脉沉涩。上方加景天三七15g、制黄精10g,7剂。

三诊 2022年11月17日。月经来潮,LMP 2022年11月15日,未净,量少,无血块,无痛经。舌淡暗,苔薄白,脉沉涩。上方去桃仁、红花,加女贞子10g、墨旱莲10g,7剂。

按此治疗1个月后,患者于2022年12月25日来了第2次月经,2023年1月31日来了第3次月经,四肢不温症状也较前逐渐好转。

按 寒客冲任,与血相搏,寒凝血瘀,瘀阻冲任,以经闭不行、小腹冷痛、得热痛减、四肢欠温、大便不实、苔白、脉沉紧为常见症的闭经证候。本型闭经之机制为寒邪客于冲任,与血博结,血为寒凝致瘀,瘀阻冲任,气血不通,血海不能满溢,故经闭不行。本案采用的温经汤方中吴茱萸功擅散寒止痛,桂枝长于温通经脉,共为君药。当归、川芎活血化瘀,养血调经;牡丹皮既助诸药活血散瘀,又能清血分虚热,共为臣药。白芍酸苦微寒,养血敛阴,柔肝止痛;麦冬甘苦微寒,养阴清热。诸药合用,养血调肝,滋阴润燥,且清虚热,并制吴茱萸、桂枝之温燥。人参、甘草益气健脾,以资生化之源,阳生阴长,气旺血充;半夏、干姜辛开散结,通降胃气,以助祛瘀调经,其中干姜又温胃气以助生化,且吴茱萸、桂枝以温经散寒,以上均为佐药。甘草尚能调和诸药,兼为使药。诸药合用,共奏温经散寒、活血调经之功效。

4. 土瓜根散，大黄甘遂汤，抵当汤——活血逐瘀法　张仲景在《金匮要略·妇人杂病脉证并治》讨论经水不利的条文共有三条（10 条，13 条，14 条）均属瘀血引起，但程度有别，具体如下。

（1）土瓜根散。第十条："带下经水不利，少腹满痛，经一月再见者，土瓜根散主之。"本条论述因瘀血而致月经不调的证治。经水不利或一月再见，多有留瘀，故致少腹满痛。此证尚可见少腹按之有硬块，经血色紫有块，舌质紫黯，脉涩等。其阻滞之势较轻，故以桂枝、芍药调营，䗪虫、土瓜根活血通经为主。

（2）大黄甘遂汤。第十三条："妇人少腹满如敦状，小便微难而不渴，生后者，此为水与血俱结在血室也，大黄甘遂汤主之。"本条论述妇人水与血俱结在血室的证治。除有瘀血的一面，如少腹满痛拒按，或经血紫暗有块，舌边紫有瘀斑外，还应有小便不利而不渴的另一面，治用大黄甘遂破血逐水双管齐下。方中大黄、甘遂攻逐水与血之结，配阿胶养血扶正，使邪去而不伤正。

（3）抵当汤。第十四条："妇人经水不利下，抵当汤主之。"本条论述经水不利属于瘀结实证，为瘀阻经闭的重证，其经欲行而不得下，伴少腹硬满急痛，大便色黑易解，小便自利，脉沉涩等症，故用此活血逐瘀之峻剂。

抵当汤配伍特点有二：一是遣药较猛，药力尤著，意在峻猛；二是火中寓下，因势利导，邪去有路。本方用药力峻猛之水蛭、虻虫为主要药物下其血，水蛭咸苦性平，有毒，入肝经，"主逐恶血，瘀血"（《神农本草经》卷三），具有破瘀血而不伤新血，专入血分而不伤气分的特点，正如《医学衷中参西录》上册所著："凡破血之药，多伤气分，惟水蛭味咸专入血分，于气分丝毫无损，且服后腹不觉疼，并不觉开破，而瘀血默消于无形，真良药也。"虻虫微苦微寒，亦入肝经，而"专破瘀血"；《本草从新》卷六谓之"攻血遍行经络，坠胎只在须臾"，其逐瘀之力较水蛭为甚。二药一飞一潜，相须为用，则破血逐瘀的作用更为峻猛。瘀热互结较深,得擅长荡涤肠胃的大黄,既可使内蓄瘀血从下窍而泄,又可通过"釜底抽薪"使热邪从下窍而去,体现了"其下者,引而竭之"(《素问·阴阳应象大论》)的因势利导,邪有去路。

5. 枳实芍药散,当归生姜羊肉汤,下瘀血汤,大承气汤——治产后腹痛 此四方均治产后腹痛,但四者所治之证有虚实寒热之不同。临床应用,必须审辨。

(1)枳实芍药散——气血郁滞型。枳实芍药散治疗因气血郁滞所致的腹痛,烦满不得卧。仲景鉴别为气滞者则烦满不得卧的腹痛,而临床上以气滞者较为多见。仲景以枳实芍药散治之,颇有见地,治宜破气散结,宣通气血。方中仅枳实、芍药两味,药理实验认为:枳实有收缩平滑肌的作用;芍药对平滑肌有解痉止痛作用。两药相伍,一唱一和,甚为合拍。对不少产后子宫收缩不良以此方为主随症加味,取效甚佳。

(2)当归生姜羊肉汤——血虚里寒型。《金匮要略·妇人杂病脉证并治》第二十一篇第三条:"产后腹中疞痛,当归生姜羊肉汤主之,并治腹中寒疝,虚劳不足。"当归生姜羊肉汤治疗因血虚寒结所致的产后腹痛,喜热喜按。治宜温中散寒,养血补虚。方中当归养血止痛,生姜温中散寒,羊肉补虚温中止痛。本方除治产后血虚内寒的腹痛外,并可主治寒疝、虚劳腹痛。

(3)下瘀血汤——瘀血内停型。《金匮要略·妇人杂病脉证并治》第二十一篇第五条:"产后腹痛,法当枳实芍药散,假令不愈者,此为腹中有干血著脐下,宜下瘀血汤主之。"本条指出产后瘀血腹痛的证治。产后腹痛,其证见少腹疼痛如刺,痛而不胀,拒按,按之有硬块,肌肤甲错,脉迟紧沉结或涩,舌质紫或有瘀斑。枳实芍药散已不能胜任,当以攻逐瘀血为主,故用下瘀血汤破血逐瘀。方中大黄荡逐瘀血,桃仁润燥活血化瘀,䗪虫逐瘀破结,三味相合,破血之力颇猛。以蜜为丸,是缓其药性而不使骤发,酒煎是取其引入血分。因本方是攻逐瘀血之剂,故也可用于由瘀血停积而致的经水不利证。

（4）大承气汤——瘀血燥结并见型。大承气汤治疗产后瘀血内阻兼阳明里实证,症现少腹坚痛,不大便,再倍发热,日晡时烦躁者,不食,食则谵语。用大承气汤泻热通便,往往大便一通,瘀血亦下,可收一举两得之效。

6. 当归芍药散——养肝扶脾法 《金匮要略·妇人杂病脉证并治》第二十二篇第十七条:"妇人腹中诸疾痛,当归芍药散主之。"《金匮要略·妇人杂病脉证并治》第二十篇第五条:"妇人怀妊,腹中疠痛,当归芍药散主之"。腹中疠痛指腹中绵绵作痛。治疗妇女腹痛或妊娠腹痛,均用当归芍药散。方中当归、芍药以养肝;白术、茯苓以扶脾,佐以川芎以理血中之气,伍泽泻以助茯苓之功。此方配伍得当,疗效明显,以该方加减用以治疗经中腹痛患者,每见功效。肝郁可导致气滞,气滞则可耗伤肝阴;肝郁又可克脾,脾则遂之而虚。在治疗上肝宜养,脾宜扶。少腹乃肝经循行所过之处,若肝郁气滞,少腹疼痛时,则应以养肝扶脾。仲景所拟之当归芍药散,恐即为此思路。当归芍药散证为血瘀湿阻,故治以理血除湿。

7. 白术散,当归散——柔肝健脾养胎法 《金匮要略·妇人杂病脉证并治》第二十篇第十条:"妊娠养胎,白术散主之。"后世医家对养胎多予补肾,而仲景则主张健脾兼以养血益阴,白术散就是在白术健脾的基础上,佐以川芎之养血,牡蛎之益阴。这种治法是中医学对养胎的最早认识。

《金匮要略·妇人杂病脉证并治》第二十篇第九条:"妇人妊娠,宜常服当归散。"妇人妊娠最重肝、脾二经,以肝主藏血,血以养胎;脾主健运,化水谷而输精微。假如妊娠之后,因耗血多而血虚,血虚易生热;脾不健运,则饮食不化精微而为湿留,从而血虚兼湿热内阻,以致影响胎儿。当归散养血健脾,清化湿热,以安胎气。方中当归、芍药补肝养血,合川芎能舒气血之滞,白术健脾除湿,黄芩坚阴清热,合而用之,使血复湿热去,以奏安胎之效。

8. 当归贝母苦参丸,葵子茯苓散——淡渗利湿法 仲景对妊娠小便不利的治疗用两个处方,即当归贝母苦参丸,葵子茯苓散。前者适用于小便难,饮食如故;后者适用于有水肿,小便不利,同时合并有头目眩晕,如《金匮要略·妇人杂病脉证并治》第二十篇第七条:"妊娠,小便难,饮食如故,当归贝母苦参主之。"二十篇第八条:"妊娠有水气,身重,小便不利,洒淅恶寒,起即头眩,葵子茯苓散主之。"当归贝母苦参丸系用于怀孕后,血虚有热,气郁化燥,膀胱津液不足所致之小便难,以当归养血润燥,贝母宣肺通达,佐以苦参苦寒清热,以达利湿目的;而葵子茯苓散乃以葵子之通利,茯苓之淡渗利湿,通渗结合,以求通利小便之效。使人深思的是,此证有起即头眩,看来与现代医学所说之妊娠水肿合并有高血压症极为相似。仲景之书确系理论与临床结合的经验总结。凡遇此证候时,遵仲景淡渗利湿法治疗妊娠水肿,亦取得了满意的效果。

《金匮要略方论本义》曰:"妊娠小便难,饮食如故者,血虚生热,津液伤而气化斯不利也。主之以当归贝母苦参丸,当归生血,贝母清气化之源,苦参降血热之火,又为虚热之妊娠家立一法也。"小便的通畅,有赖于三焦气化的正常,而三焦的气化主要又依靠肺、脾、肾三脏来维持。所以本病除与肾有密切关系外,还常常和肺、脾、三焦有关。肺主肃降,通调水道。由于肺气的肃降,使上焦的水液不断地下输于膀胱,从而保持小便的通利。若肺失肃降,不能通调水道,下输膀胱,就可导致小便不利。脾主运化,脾在运化水谷精微的同时,还把人体所需要的水液运送到周身各处。若脾失转输,不能升清降浊,也可导致小便不利。肾主水液而司二便,与膀胱相表里。肾主水液，是指它在调节体内水液平衡方面起着极其重要的作用，体内水液的分布与排泄，主要靠肾的气化作用，肾的气化正常，则开阖有度。在生理情况下，水液通过胃的受纳，脾的转输，肺的肃降而下达于肾，再经过肾的气化功能，使清者上归于肺而布散周身，浊者下输膀胱，而排出体外，从而维持人体正常的水液运化。若肾的气化功能失常，则关门开阖不利，而导致小便不利。此外，肝气郁滞、血瘀阻塞均可影响三焦的气化，而导致小便不利。

9. 干姜人参半夏丸，竹皮大丸——安中降逆法　仲景在《金匮要略·妇人杂病脉证并治》第二十二篇第六条中指出："妊娠呕吐不止，干姜人参半夏丸主之。"又在《金匮要略·妇人杂病脉证并治》第二十一篇第十条中指出："妇人乳中虚，烦乱呕逆……竹皮大丸主之。"干姜人参半夏丸方中重用半夏以降逆止呕，干姜温中散寒，去脏腑沉寒痼冷，并用生姜汁糊为丸以增强止呕之功效；人参补中益气，健脾生津以扶正，全方药简而力专，配伍得当。半夏辛温有毒，得生姜之佐制使其毒性缓解，功于下气止呕，消痞散结，伍人参补消既济，一补一顺，使中阳得顺，寒饮蠲化，胃气顺降，则呕逆自制。竹皮大丸由竹茹、石膏、桂枝、甘草、白薇组成，方中竹茹味甘微寒，清虚热，止呕逆；石膏辛甘寒，清热除烦；白薇苦咸寒，善清阴分虚热；桂枝虽辛温，但用量极轻，少佐之以防清热药伤阳，与甘药合用辛甘化阳，更能助竹茹降逆止呕；甘草、大枣安中，补益脾胃之气，使脾气旺则津血生。此两方前者为温中降逆法，后者为清中降逆法。

妊娠后出现恶心呕吐，头晕厌食或食入即吐者，称为"恶阻"，也称"子病""病儿""阻病"等。恶阻本是妊娠应有的反应，一般多不需治疗，多自然缓解；仅有极少数恶阻，始需治疗。如本条"妊娠呕吐不止"，即阐明恶阻比较严重，而且缠绵时间较长，以药测证，其病机为胃虚寒饮盛而上逆,故有呕吐不止之证,并多吐清稀涎沫,口干不渴,或渴喜热饮等。故治拟干姜半夏人参丸,以温胃散寒,蠲饮止呕。但孕妇素体既弱,又有半产史,用之宜慎。

10. 肾气丸——温肾通利 《金匮要略》中用肾气丸者有五处:一是治脚气上入,少腹不仁,如"崔氏八味丸:治脚气上入,少腹不仁";二是治虚劳腰痛,少腹拘急,小便不利,如"虚劳腰痛,少腹拘急,小便不利者,八味肾气丸主之";三是肾阳不足,病痰饮者,如"夫短气有微饮,当从小便去之,苓桂术甘汤主之,肾气丸亦主之";四是治肾阳虚所致的下消证,如"男子消渴,小便反多,以饮一斗,小便一斗,肾气丸主之";五是肾气虚弱,膀胱气化不行所致的妇人转胞之证,如:"问曰:妇人病,饮食如故,烦热不得卧,而反倚息者,何也? 师曰:此名转胞,不得溺也。以胞系了戾,故致此病,但利小便则愈,宜肾气丸主之。"论述妇人转胞的证治。本条所论转胞是由肾气虚弱,膀胱气化不行所致。其主证为脐下急痛,小便不利。由于病不在胃,故饮食如故。病在于膀胱,故不得溺。水气不化,阳浮于上,故烦热。水气不得下行,饮邪上逆,故倚息不得卧。用肾气丸振奋肾气,使气化复常,小便通利,则其病自愈。肾气丸由干地黄、山茱萸、怀山药、泽泻、茯苓、牡丹皮、桂枝、附子组成,有温肾助阳之功效。条文所述脚气、虚劳、痰饮、消渴及妇人转胞等病,症见腰痛肢冷、少腹拘急、小便不利或小便频数、遗尿、浮肿、消渴、咳喘等,均属肾气不足,故皆可以肾气丸补肾阳治之,这充分体现了中医学异病同治的治则。

11. 狼牙汤,矾石丸,蛇床子散——收涩除湿法外治 狼牙汤、矾石丸、蛇床子散均可治妇人前阴白带,但狼牙汤与矾石丸为清热燥湿之剂,主治下焦湿热之证,而蛇床子散为苦温燥湿之剂,主治下焦寒湿之证;外用均有杀虫和止痒作用,但狼牙汤证有疮痛,故用洗剂,而矾石丸、蛇床子散证无疮痛,故用坐药,此外,蛇床子散证还有阴冷,这是三者异同之处。

12. 半夏厚朴汤——散结化痰降气 《金匮要略·妇人杂病脉证并治》第二十二篇第六条:"妇人咽中如有炙脔,半夏厚朴汤主之。"本条论述妇人咽中痰凝气滞的证治。本病的发生,多由于七情郁结,痰凝气滞,上逆于咽喉之间;在证候表现上,自觉咽中梗阻,有异物感,咯之不出,吞之不下,但饮食无碍,后人称为"梅核气"。治用半夏厚朴汤开结化痰以降逆气。方中半夏、厚朴、生姜辛以散结,苦以降逆;配以茯苓,利饮化痰;苏叶芳香,宣气解郁,合用使气顺痰消,则咽中炙脔之感可除。梅核气证亦常见于男子,不独为妇人之病。如吴谦明确指出:"此证男子亦有,不独妇人也。"明清以后,梅核气被列入郁证的范畴,本方随之成为治疗郁证的常用方,对后世有很大影响。现代临床用于以痰气互结为主的神经精神系统疾病,如咽异感症、慢性咽炎、慢性支气管炎、支气管哮喘和慢性胃炎等疾病的治疗。朱丹溪曰:"痰结核在咽喉中,燥不能出入,用化痰药加咸药软坚之味,瓜蒌仁、杏仁、海石、桔梗,少佐芒硝,以姜汁蜜和丸,噙服之。"

13. 甘麦大枣汤——养心安神法 《金匮要略·妇人杂病脉证并治》第二十二篇七条:"妇人脏躁,喜悲伤欲哭,象如神灵所作,数欠喜伸,甘麦大枣汤主之"。由于情志抑郁或思虑过度,肝郁化火伤阴,致内脏阴液不足而发为脏躁。其证见悲伤欲哭,精神失常,周身疲惫,数欠喜伸等心脾受损症状。《素问·脏气法时论》云:"肝苦急,急食甘以缓之。"故用甘麦大枣汤,以小麦养心液安心神,甘草、大枣甘润补中缓急。脏躁类似现在的癔病,多由情志刺激所引起,临床表现除上述见症外,常伴有心烦失眠、坐卧不安以及便秘等。本方在运用时,可酌加当归、白芍、茯神、酸枣仁、柏子仁、龙齿、牡蛎等。遵《素问·脏气法时论》:"肝苦急,急食甘以缓之",及《灵枢·五味》:"心病者,宜食麦"之旨,治宜甘润平补之品以调其肝、养其心为法。小麦,味甘性凉,归心、肝经,《名医别录》卷二谓其"养肝气",《本草再新》言其能"养心,益肾,和血,健脾",故本方重用,养心补肝,安神除烦,为君药。甘草甘平性缓,"补益五脏"。《药性论》曰其"安魂定魄,补五劳七伤,一切虚损,惊悸,烦闷,健忘。通九窍,利百脉,益精养急",《日华子本草》本为用之,功可补养心气,和中缓急,资助化源;大枣甘平质润而性缓,补脾益气,补血调营,养心安神,既可协助甘草缓急柔肝,调和阴阳,又助甘草补中益气,益生化之源,共为臣药。全方药仅三味,甘润平补,养心缓肝,和中安神。心主血,肝藏血,脾生血,心肝脾之血充,则五脏之阴亦旺,脏躁之证可愈。

浅论"百病生于气也"

"百病生于气也"出自《素问·举痛论》,原文曰:"百病皆生于气也,怒则气上,喜则气缓,悲则气消,恐则气下,寒则气收,炅则气泄,惊则气乱,劳则气耗,思则气结。"气者,为岐黄之学中重要理论之一也。它是指人体脏腑、经络、气血诸功能,通常简称为"气"。诚如张介宾在《类经·疾病类》中所云:"气之在人,和则为正气,不和则为邪气。凡表里虚实,逆顺缓急,无不因气而至,故百病皆生于气。"气之升降出入正常,即是生理,称为"正气";气之活动异常,即是病理,称为"邪气"。《素问·六微旨大论》曰:"出入废,则神机化灭;升降息,则气立孤矣。故非出入,则无以生长壮老已;非升降,则无以生长化收藏。是以升降出入,无器不有。"大凡外感六淫、内伤情志、劳倦过度等因,都可致气之活动异常,继而引起脏腑功能紊乱,变生种种病证,出现气之升降出入异常,表现气上(气逆)、气下(气陷)、气收(气闭)、气结(气滞)、气耗、气泄(气脱)等病理变化。"百病生于气"即强调气机失调、气机逆乱是百病产生之根源。《素问·调经论》提出"人之所有者，血与气耳。"《丹溪心法·六郁》曰："气血冲和，万病不生。"因升降出入"总不外乎一气"，所以病之发生，气血首当其冲，故"百病生于气也"。

（一）情志致病最易伤气，心系为要

情志活动在人正气旺盛、气血和平、脏腑协调、对外刺激反应正常之时，属生理范围；而当外界刺激过于强烈或持久，甚于人体生理和心理之适应调节限度，引起脏腑气血功能紊乱，此时之情志活动便会导致疾病发生，而产生"怒则气上，恐则气下，喜则气缓，悲则气消，惊则气乱，思则气结"诸多病变。

情志太过，最易伤气。在九气为病中，情志致病占了六种，可见情志致病之重要也。《素问·阴阳应象大论》云："人有五脏化五气，以生喜怒悲忧恐。"说明了情志分属于五脏，情志刺激必然要影响五脏之气。《素问·疏五过论》道："离绝菀结，忧恐喜怒，五脏空虚，血气离守。"生离死别、情怀郁结、忧愁恐惧喜怒等，这些都能使五脏空虚，血气离散。《素问·阴阳应象大论》云："怒伤肝，喜伤心，思伤脾，忧伤肺，恐伤肾。"五志伤五脏，而都为心之主，正如《素问·六节脏象论》曰："心者，生之本，神之变也。"《素问·灵兰秘典论》曰："心者，君主之官也，神明出焉。"《灵枢·本神》曰："心主脉，脉藏神。"从上所述"神"之意，既指人之精神、意识、思维活动。故《灵枢·本神》指出："所以任物者谓之心。"《灵枢·邪客》亦曰："心者，五脏六腑之大主也，精神之所舍也。"张介宾在《类经·疾病类》释曰："心为五脏六腑之大主，而总统魂魄，兼该志意，故忧动于心则肺应，思动于心则脾应，怒动于心则肝应，恐动于心则肾应，此所以五志惟心所使也。"盖心主宰统帅着人之精神情志活动也，故当情志活动失常导致人体发病，则首先会累及心，产生各种精神情志病证。如《灵枢·口问》云："悲哀愁忧则心动,心动则五脏六腑皆摇。"张介宾《类经·疾病类》亦曰："情志之伤,虽五脏各有所属,然求其所由,则无不从心而发。"故情志致病,心为要也。

(二)劳倦过度易伤五脏,脾肾为要

"劳则气耗","劳"有形劳、神劳和房劳。在此所谓之"劳"主要指形劳和房劳。疲劳过度,能使阳气外张,因此肺气不降而喘息,卫气不固而汗出,如长期过度疲劳,就会引起正气亏损,消耗精气。即《类经·疾病类》言："疲劳过度,则阳气动于阴分,故上奔于肺而为喘,外达于表而为汗。阳动则散,故内外皆越而气耗矣。"《素问·调经论》曰："有所劳倦,形气衰少。"《内外伤辨惑论·辨劳役受病表虚不作表实治之》曰："若是劳役所伤……必短气气促。上气高喘,懒语,其声困弱而无力,至易见也。"此都进一步强调了"劳则气耗"。劳倦过度伤五脏在《素问·宣明五气》篇提之"五劳所伤",即久视、久卧、久坐、久立、久行,劳逸不均,而损伤形体伤精耗气。《医家四要》谓："曲运神机则劳心,尽心谋虑则劳肝,意外过思则劳脾,预事而忧则劳肺,色欲过度则劳肾。"过度形劳、房劳伤及五脏之气,可致脏腑亏损,神气过耗。故临床既有神疲乏力,头昏自汗,声低息微,饮食减少,容易感冒,舌淡脉虚等为主要表现。故《难经·十四难》提出了五脏虚损之治拟："损其肺者,益其气;损其心者,调其荣卫;损其脾者,调其饮食,适其寒温;损其肝者,缓其中;损其肾者,益其精。"上文阐释了劳倦过度易伤五脏,在治疗中实脾肾更为重要。因脾胃为后天之本,气机升降枢纽,是气血营卫生化之源;肾藏精,肾为先天之本,调补脾肾为本病之关键也。故《金匮要略·血痹虚劳病脉证并治》指出虚劳之脉,不论大或极虚,系于肾也。金元四大家李东垣《脾胃论》强调了脾胃内伤论。按《素问·至真要大论》曰："劳者温之,损者益之"之则,李东垣立甘温补中益气汤方;《金匮要略》对过劳气耗而致诸形不足,立黄芪建中汤、薯蓣丸和八味肾气丸治之,健脾益肾为主,此亦注重脾肾也。故吾辈在日常,既要注重先天之本,又要保后天之本,且要劳逸适度。

(三)外邪入侵首伤营卫,气血为要

外邪入侵,首伤卫营,气血为要。因《灵枢·营卫生会》曰:"人受气于谷,谷入于胃,以传于肺,五脏六腑,皆以受气,其清者为营,浊者为卫,营在脉中,卫在脉外,营周不休,五十而复大会,阴阳相贯,如环无端。"《素问·痹论》谓之:"荣者,水谷之精气也,和调于五脏,洒陈于六腑,乃能入于脉也,故循脉上下,贯五脏,络六腑也。卫者,水谷之悍气也,其气慓疾滑利,不能入于脉也,故循皮肤之中,分肉之间,熏于肓膜,散于胸腹,逆其气则病,从其气则愈。"营为血为阴,卫为气为阳;从营卫的循行和分布上来说,营行脉中,卫行脉外,营中有卫,卫中有营,外内相贯,如环无端,营卫相随,气血合和,共同完成人体的营养、防卫等功能。外邪入侵,卫气奋起而抗邪,首伤营卫,实伤气血,导致气血失调,气机逆乱也。孙一奎在《医旨绪余·宗气营气卫气》中所道:"卫气者,为言护卫周身……不使外邪侵犯也。"所以外邪入侵,首犯营卫,气血为要也。如吾辈能注重增强正气,气血合和,外邪岂能入侵乎?

(四)结论

"百病生于气也",为《黄帝内经》著名观点,在中医学病机学上,亦为之重要,对后世有深远影响。故不论是外感六淫、内伤情志、劳倦过度等之因,而致气之升降失司,气机失调,发生病变之时,必先掌握情志致病最易伤气,心系为要;劳倦过度伤五脏,脾肾为要;外邪入侵首伤营卫,气血为要。使吾辈在对疾病之发生、发展、病机和治疗进行探究之时,均有很大指导意义。从而达到"谨

守病机,各司其属,有者求之,无者求之;盛者责之,虚者责之。必先五胜,疏其血气,令其调达,而致和平"(《素问·至真要大论》)。

麻黄汤脉证并治和现代药用探析

《伤寒论·辨太阳病脉证并治》麻黄汤脉证并治:"太阳之为病,脉浮,头项强痛而恶寒。"为太阳经提纲。太阳包括手太阳小肠和足太阳膀胱。手太阳小肠经,起于手小指外侧,循臂至肩,下行络心属小肠。足太阳膀胱经,起于目内眦,上额,交巅络脑,下项,挟脊抵腰,络肾属膀胱。小肠主受盛化物,泌别清浊;膀胱主藏津液,化气行水。太阳为六经之首,统摄营卫,主一身之表,故为诸经之藩篱。风寒之邪侵袭人体,太阳首当其冲,所表现出来的证候,就称为太阳病。

麻黄汤原文:"太阳病,头痛,发热,身疼腰痛,骨节疼痛,恶风,无汗而喘者,麻黄汤主之。"麻黄汤组成:麻黄 6 g,桂枝 4 g,杏仁 9 g,炙甘草 3 g。用法:上药四味,用水 900 mL,先煮麻黄,去上沫,再入余药,煮取 300 mL,去渣,温服 150 mL,覆取微似汗。功用:发汗解表,宣肺平喘。主治:外感风寒,恶寒发热,头痛身痛,无汗而喘,舌苔薄白,脉浮紧。

麻黄汤为治太阳伤寒的主方,具有发汗解表、宣肺平喘之功效。本方为辛温解表代表方剂。寒邪束表,营卫凝涩不利,腠理闭塞,肺气不宣,证见恶寒、发热、无汗而喘、头痛、身疼、腰痛、骨节疼痛、呕逆、脉浮紧等证。麻黄味苦辛性温,为肺经专药,开腠理,散风寒,解表发汗,性轻清上浮,专疏肺郁,能发越人体阳气,有发汗解表、宣肺平喘的作用,为方中君药,并作为方名;由于营涩卫郁,所以又用温经散寒、透达营卫的桂枝为臣,解肌祛风,助麻黄发汗。麻、桂并行,加强发汗解表而散风寒,除身痛;配降肺气、散风寒的杏仁为佐药,同麻黄一宣一降,增强解郁平喘之功。炙甘草既能调和宣降之麻、杏,又能缓和麻、桂相合的峻烈之性,使汗出不至过猛而伤耗正气,是使药而兼佐药之义。然此方药量的比例,以麻黄、桂枝、炙甘草为 3:2:1 为宜,掌握这一点,即能发挥解表发汗的最佳疗效。

综合近年来的文献报道,麻黄汤主要用于以下等病证的治疗:①感冒或流感伤寒表实证;②支气管哮喘寒邪郁闭肺卫;③急性肾小球肾炎属风寒束表,肺失宣降,水道不通,水泛肌肤;④产后发热见伤寒表实证;⑤荨麻疹;⑥鼻炎;⑦慢性支气管炎;⑧粒细胞缺乏症;⑨慢性心律失常;⑩周围神经病;⑪肥胖等。

麻黄汤药理作用:麻黄的主要成分中含有生物碱和挥发油,生物碱中主要成分是左旋麻黄碱,占总生物碱的 $80\% \sim 85\%$,其次为伪麻黄碱。实验证明,麻黄的挥发油有发汗作用。一般情况下,麻黄碱虽不能诱发人体出汗,但当人体处于温热环境中,用麻黄碱 $50 \sim 60$ mg,经半小时后,汗腺分泌确实比未用麻黄碱者更多更快。麻黄碱平喘利尿。桂枝有扩张血管、促进发汗、解热、镇痛、抗菌等作用。杏仁中含有苦杏仁苷,在体内分解后产生微量氢氰酸,对呼吸中枢有轻微抑制作用,使呼吸远动趋于安静而有镇咳平喘的效果。

读《格致余论》谈"阳有余阴不足"
指导临床体会

《格致余论》为朱丹溪的代表书,成书于元至正七年(公元 1347 年)。"阳有余阴不足""相火论"是其主要学术特点,对临床具有很大的指导意义。"阳常有余,阴常不足"及"相火为病"的观点,主要是强调保护阴精的必要,这也是其倡导养阴学说的坚实基础。《格致余论》的其他各篇,围绕着"保养阴津"及"气血痰郁"等观点,深入阐发其"阳有余阴不足""相火论"的学术主张。

"阳有余阴不足"论从"天人相应"的角度,论述了人身"气常有余,血常不足",指出"人身之阴气,其消长视月之盈缺"。同时指出,在人生命的生长壮老已过程,阴气难成易亏,四十岁以后,"阴气过半"。而人之情欲无涯,又往往受诸多外界因素的影响,种种物欲的刺激,人心往往难以克制而妄动,"心动则相火亦动,动则精自走,相火翕然而起,虽不交会,亦暗流而疏泄行矣"。所以,"阳有余阴不足"是生理之必然,病理之转归,治疗大法当滋阴降火以养护阴精。

《格致余论》还反映了情志、气血、痰瘀致病的学术观点。如"乳硬论"的"忧怒抑郁,朝夕积累,脾气消阻,肝气横逆,遂成隐核"论述,短短数语,将情志对发病的影响放到了突出的位置。丹溪治病的特点是保护人体正气,慎用攻法,即"阴易乏,阳易亢,攻击宜详审,正气须保护""病邪虽实,胃气伤者勿使攻击论"。

结合临床如围绝经期综合征,是女性在围绝经期和绝经期,因卵巢功能衰退至消失而产生神经、精神状态的失常,生殖泌尿、免疫功能、心血管系统功能异常等一系列临床症候群,中医称为绝经前后诸症。症状是潮热,出汗,烦躁易怒,心悸失眠,胸闷头痛,情志异常,记忆力减退等。根据人体的性腺轴,西医为下丘脑-垂体-卵巢-子宫轴;中医为脑-肾-冲任-胞宫轴,分析低雌激素血症与绝经期症状,由于卵巢功能下降,而致雌激素水平不足,对下丘脑产生影响,去甲肾上腺素上升,影响体温调节中枢,出现潮热;内肽素下降,出现焦虑等;5-羟色胺下降,出现抑郁;细胞免疫功能下降,白介素-2降低。

《素问·上古天真论》云:"女子七岁,肾气盛,齿更发长;二七而天癸至,任脉通,太冲脉盛,月事以时下,故有子……七七任脉虚,太冲脉衰少,天癸绝,地道不通,故无子。"故认为是肾气渐衰,天癸将竭,阴阳失衡而致。所以其本在肾阴不足,其标在心肝火旺。以朱丹溪的"阳常有余,阴常不足"及"相火为病"的观点,及在人生命的生、长、壮、老、已过程中,阴气难成易亏,四十岁以后,"阴气过半"的观点,指导治疗围绝经期综合征,所以采用滋阴补肾柔肝的宁神合剂治疗阴虚内热型围绝经期综合征。在宁神合剂中,女贞子、桑椹有滋补肝肾的作用,现代医学研究认为,二药具有提高女性激素、提高机体免疫的功能;夜交藤有滋补肝肾安神的功效。

《格致余论》还反映了情志、气血、痰瘀致病的学术观点,同样在指导对围绝经期综合征的治疗过程中,有很好的指导作用。女性患者的情绪波动以及气血、痰瘀是整个致病过程中的重要发病机理,在治疗中对情志疏导及调气血、化痰祛瘀等重要作用不能忽视。

案　围绝经期综合征

李某,女,51岁。

初诊　2005年3月22日。

【主诉】患者绝经1年,生育1胎。

【病史】近1年来潮热出汗,心烦失眠,口干欲饮,大便干结,舌红苔少,脉细弦。B超示子宫附件正常,血 E_2 24 pg/mL(正常50 pg/mL),FSH 59.5 mIU/mL(高于正常),LH 28.28 mIU/mL(高于正常)。西医诊断:围绝经期综合征。中医诊断:不寐。证属肝肾阴虚,虚火上扰。治拟滋肾柔肝养神。

【处方】药用宁神合剂。

经治疗3个月症情好转。

按　本患者是典型的围绝经期综合征,在治疗中按朱丹溪的观点,即认为在人生、长、壮、老、已的过程中,阴气难成易亏,40岁以后,"阴气过半""阳常有余,阴常不足",故以保护阴精为要,采用滋肾柔肝养神,药用宁神合剂,效如桴鼓。

学《妇人大全良方》一谈

《妇人大全良方》是我国第一部妇产科系统之作,这部著述总结了宋以前妇产科的学术成就,并在前人基础上有所发挥和提高,对后世的妇产科学发展产生着重大的影响,是宋代陈自明原著。全书共有 24 卷。书中有调经、求嗣、胎教、妊娠、坐月、产难、产后、众疾、拾遗等篇章。

书中"原序"中谈到:"世之医者,于妇人一科,有《专治妇人方》,有《产宝方》。治以'专'言,何专攻也;方以'宝'言,爱重之也。盖医之术难,医妇人尤难,医产中数体则又险而难。"

沈谧在《校注妇人良方序》中谈到:"病一也,而妇人为难;医一也,而识病为难。夫病始于七情……况妇人女子之性,阴浊胜而阳明微,喜怒哀乐发而中节者寡,其为病常浮于男子什九,欲诊问以认所因,亦诚难矣。"

《调经门》中说:"凡医妇人,先须调经,故以为初。"故书中立为卷一。

《素问·上古天真论》曰:"女子七岁,肾气盛,齿更发长;二七,天癸至,任脉通,太冲脉盛,月事以时下。"天,谓天真之气降;癸,谓壬癸,水名,故云天癸也。然冲为血海,任主胞胎,肾气全盛,二脉流通,经血渐盈,应时而下。所以谓之月事者,平和之气,常以三旬一见,以象月盈则亏也。若遇经脉行时,最宜谨于将理。将理失宜,似产后一般受病,轻为宿疾,重可死矣。

薛按:血者,水谷之精气也。和调五脏,洒陈六腑,在男子则化为精,在妇人上为乳汁,下为血海。故虽心主血,肝藏血,亦皆统摄于脾,补脾和胃,血自生矣。凡经行之际,禁用苦寒辛散之药,饮食亦然。《诗(经)》云:妇人和平,则乐有子。和则阴阳不乖,平则气血不争。故《经》云:平和之气,三旬一见。可不慎哉。

体会:月经的形成与先天的天癸、后天的精血密切相关。七岁之前,肾气尚未充盛,天癸亦微;七岁以后,肾气逐渐充盛。十四岁左右,肾气足够强盛,在肾气的作用下,女子天癸充盈,开始分泌并注入冲、任二脉之中。冲、任二脉中本来就有来自后天水谷精微的阴血,此时在天癸的作用下,冲、任二脉更加充盛,通畅,最后血入胞宫形成月经并按时而下。月经从 14 岁左右开始来潮,到 49 岁左右则自行闭止,历时约 35 年左右。

在月经的过程中,冲脉的作用是举足轻重的。冲脉为妇女重要的经脉之一,它的生理作用常被以“冲为血海”加以概括,意思是说人体脏腑的阴血盈满以后,都会归聚到冲脉,冲脉中的阴血积聚到一定程度,就具备了形成月经的条件:“经本阴血也,何脏无之,惟脏腑之血皆归冲脉,而冲为五脏六腑之血海,故《经》言太冲脉盛则月事以时下,此可见冲脉为月经之本也。”(《景岳全书·妇人规》)

任脉在月经的形成过程中也起辅助作用。这是因为任脉为人体“阴血之海”的缘故。所谓“阴血之海”,是指人体的阴液(精、津、液血)皆归任脉所主。由于任脉与冲脉同起于胞宫,又在会阴穴、阴交穴相互交会,二脉中的阴血可以相互资助,故月经的来潮也离不开任脉的通畅:“肾气全盛,二脉流通,经血渐盈,应时而下。”(《妇人良方大全·调经门》)其实,任脉的主要生理功能在于“主胞胎”,即任承脏腑的阴血、津液以孕育胎儿,滋养胞胎,故王冰注曰:“冲为血海,任主胞胎,二者相资,故能有子”。

西医学认为,月经的形成与下丘脑-垂体-卵巢-子宫有关。首先是下丘脑释放激素,垂体随之分泌促性腺激素,卵巢中的卵泡在垂体激素的作用下发育成熟,排出卵子,并形成黄体。此时卵子若未与精子结合,则黄体衰退,增厚了的子宫内膜萎缩、脱落、出血,形成月经。

月经病的诊断和辨证是通过四诊了解月经经期、经量、经色、经质的变化,结合全身兼证,以及舌、脉、体质、年龄等情况,以辨明其性质及寒、热、虚、实。

一般而言,月经先期常伴见经量过多,甚或发展为崩漏;月经后期常伴见经量过少,也可转化成闭经。月经周期超前,量多者,多属血热或气虚;月经周期延后,量少者,多属血虚、血寒或气滞;月经或前或后者,量或多或少者,多属肝郁或肾虚。以经色经质而言,色深质稠或紫黑成块,多属热属实;色淡清稀者,多属寒属虚。

月经病的治疗重在调经,对于月经不调而后生诸病者,更当首先调经,经调则病自除。

小议交通心肾之"交泰丸"

《中华本草》中,肉桂条中有部分论述是关于交通心肾这一治法的。肉桂可"用于命门火衰,阳气无根,虚火上浮之戴阳,格阳,上热下寒证及心肾不交。肉桂入肺、脾、肾经,可补下焦之真火,引浮越之虚火潜藏于肾"。即心肾不交可由命门火衰,阳气无根,虚火上浮引起,因肉桂入肺、脾、肾经,可补下焦之真火,引浮越之虚火潜藏于肾,故可治心肾不交。"若心火偏亢,不能下交于肾,肾阳不足,不能上济于心,心肾不交,怔忡失眠,则肉桂与黄连配用,使阴从阳化,水火相济,心肾交通"。即心肾不交也可由心火偏亢,不能下交于肾,肾阳不足,不能上济于心引起,其表现为怔忡失眠,用肉桂与黄连配用,使阴从阳化,水火相济,心肾交通,故也可治心肾不交。肉桂与黄连配用治疗心肾不交,怔忡失眠,首见于明代《韩氏医通》。原书无方名，医界习称"交泰丸"。

《实用中医内科学》的载述：心肾不交的病机为心火上炎，肾精亏损（未指明肾阴虚还是肾阳虚）。治法为交通心肾。方药以交泰丸为主方（黄连，肉桂，引自《医方集解》），适用于心火偏旺者；若以心阴虚为主者，可用天王补心丹；以肾阴虚为主者，可用六味地黄丸加夜交藤、酸枣仁、合欢皮、茯神之类。

交通心肾一说，源于易学。《易·泰》："象曰，天地交，泰。"泰，六十四卦之一，乾下坤上。天本在上，地本在下。现在天降下，地上承，形成天地交汇。心肾之理同天地。心为火，肾为水，二者与乾坤相对。将《韩氏医通》治疗心肾不交、怔忡失眠方称为交泰丸，盖源于此。

但肾之为水，内有肾阴肾阳之别。交通心肾究竟是指治疗心火上炎，肾阴不足，还是指治疗心火偏亢，肾阳不足，还是两者均可？以上三种文献可说是各执一词。

在《韩氏医通》交泰丸之前，还有东垣《脾胃论》交泰丸和《太平惠民和剂局方》交泰丹。《脾胃论》交泰丸："升阳气，泻阴火，调荣气，进饮食，助精神，宽腹中，除怠惰嗜卧，四肢不收，沉困懒倦。干姜、巴豆霜、人参、肉桂、柴胡、小椒、白术、厚朴、酒煮苦楝、白茯苓、砂仁、川乌头、知母、吴茱萸、黄连、皂角、紫菀。"从其主治方药来看，其治法与《韩氏医通》交泰丸相近。

《太平惠民和剂局方》养正丹，又名交泰丹（见《普济本事方》），治"上盛下虚，头眩气短，心悸多梦，虚烦盗汗，腹痛腰痛，口干上喘，翻胃吐食，霍乱转筋，中风涎潮，不省人事，阳气欲脱，四肢厥冷，自汗唇青，脉沉……水银、硫磺、朱砂、黑锡各一两"，从其主治方药来看，其治法近于温肾摄纳。

从上述三种交泰丸丹来看，交通心肾似应指治疗心火偏亢，肾阳不足。

心火宜降,肾水宜升。从阴阳理论来看,肾阴不足,则无可上升;肾阳不足,则无力上升。交通心肾的概念,从内涵看,理应包括滋阴降火。然而黄连阿胶鸡子黄汤,早在汉代《伤寒论》中就已出现,故滋阴降火法自仲景以来就广泛运用,深入人心。而交通心肾的概念,在宋元以后才出现。此时已不可能再将滋阴降火法纳入其外延,因为人们不会放弃一种常用的术语,而去用一种陌生的术语。故在交通心肾的外延中只剩下交泰丸法。也可能正是这个原因,几种交泰丸丹均与温补肾阳有关。交通心肾这个概念,其内涵与外延的不一致,是中医临床实践的历史造成的。现在来梳理概念,不可单纯从理论上进行探讨,仍要以医疗实践为标准。

此外,《中华本草》将交通心肾放在肉桂条中,确有其理。《得配本草》云肉桂:"补命门之相火,通上下之阴结,升阳气以交中焦。"李时珍云:"肉桂下行,益火之原,此东垣所谓肾苦燥,急食辛以润之,开腠理,致津液,通其气也。"可见,交通心肾这一治法与肉桂的这种"交"与"通"的功能有关。《兰室秘藏》通关丸,"治热蕴膀胱,尿闭不通,小腹胀满,尿道涩痛方",于黄柏、知母清湿热剂中加肉桂藉以通阳化气利关窍,也可证明。

第二章
临证诊治经验

　　叶氏从事中医内科、妇科临床 40 余年,一直工作在临床第一线,崇尚的信念是:博采众方,立足实践。参与国家中医药管理局"优秀中医临床人才研修项目"后,师从多位中医名家,叶氏非常珍惜跟师前辈名医学习的机会,对前辈的学术思想深入学习,集各家名师经验,博采众长,为己所用,形成了具有自身特色的诊疗经验。

治不孕不育分阶段、重周期

　　不孕症是妇科常见病、多发病、难治病。根据现有的人口统计学及流行病学资料,在所调查的育龄人群中,8%～15%具有生殖愿望而未能受孕,且近年来其发病率有上升趋势。

　　凡同居 1 年未采用过避孕措施,有正常性生活,男方生殖功能正常,而不受孕。或曾有孕产史,继又间隔 1 年以上不避孕而未孕。

(一) 不孕的分类

　　1. 相对不孕　指因某种原因使不孕受阻,或使生育能力下降,导致暂时性不孕,如该因素得以纠正,仍有可能受孕者,有的属于生理性的,也有属于病理性的,临床常见原因如下。

（1）排卵功能障碍，主要表现为无排卵与黄体功能不全。

（2）输卵管和腹腔因素，如附件炎和子宫内膜异位症等。

（3）子宫因素，如子宫发育不良、子宫肌瘤等。

（4）宫颈，阴道，外阴因素。如严重的宫颈炎、阴道炎等。

（5）免疫因素约占不孕因素5%，主要为抗精子抗体。

（6）其他：环境污染，高强度辐射，长期忧郁，过度偏食等原因。

2. **绝对不孕**　指有先天或后天解剖生理方面的缺陷，无法纠正而不能受孕者，如先天性无子宫、无卵巢、先天性卵巢或子宫发育不完全、子宫实质性病变和输卵管彻底堵塞，等等。

中医治疗妇女不孕症优势是什么？本病病因复杂，我们采用西医辨病结合中医辨证，常以多种因素综合考虑进行治疗。如功能性不孕症需用补肾调周法，慢性炎症阻塞性不孕症需用补肾通络法，免疫性不孕应用滋阴清热、抑制抗体法才能达效，需针对具体情况进行治疗，中药离子导入、针灸疗法等中西医结合方法可提高疗效。

在临床中排卵功能障碍不孕症为多见：排卵功能障碍分为无排卵和黄体不健两种现象。无排卵：原因主要是下丘脑-垂体-卵巢轴功能失调。黄体不健：主要原因是黄体分泌孕酮不足或子宫内膜孕酮受体反应不良而致子宫内膜分泌不足，黄体过早萎缩。

（二）中医药治疗不孕症分两个阶段

1. **第一阶段**　采用健脾和胃，养血调经，药用党参、白术、茯苓、炙甘草、陈皮、姜半夏、广木香、砂仁、当归、赤芍、白芍。待脾胃调和，气血充足，月经通调，然后转入第二阶段为怀孕做准备：采用滋补肝肾，养血调经，药用制黄精、生熟地、赤白芍、丹参、北沙参、麦冬、脐带、巴戟天、甜苁蓉、山茱萸。上药服后，冲任得润，胞宫充盛,基础体温转为典型双相,然后进入第二段阶以补肾助孕法。

2. 第二阶段　按中药人工周期进行促孕。重点在月经周期第8～12日服用促卵助孕方。

(1) 注重补肾填精:治疗排卵功能障碍的不孕症一般采用补肾化痰、健脾养血等方法。不孕症患者临床以久婚不孕,月经推后量少,色淡,或见月经稀发甚则闭经为证候特点。常伴有面色晦暗,腰酸腿软,性欲淡漠,头晕眼花,舌淡苔薄,脉细。恙由先天禀赋不足,肾气不充,或后天房劳多产,久病伤肾,导致肾精亏乏不孕。证属肾阳衰弱者,治疗法取补肾填精为主加温肾药,以循"益火之源以消阴翳"。证属肾阴不足者,治疗法取补肾填精为主加补肾阴药,以循"壮水之主以制阳光"。滋补肾精当甘咸柔养,切忌单用厚味壅补,应配伍健脾助运、调达气机之品,以免滋腻碍胃;温补肾阳,宜甘辛温润,切忌辛燥刚烈,助阳伤阴;常用补肾填精之熟地、女贞子、桑椹、淫羊藿、肉苁蓉、菟丝子、巴戟天、枸杞子、蛇床子,健脾养血之党参、黄芪、当归,化痰活血开窍之石菖蒲、川芎、石楠叶等中药。

(2) 促孕不忘调肝:不孕症患者,往往结婚后数年甚则10余年不孕,不孕症的疗程长,难以在短期内取得显著的效果,漫漫求医之途,再加上各种社会和家庭因素,往往造成患者很大的心理压力,而出现肝气郁结、郁久化火的症状,如失眠、心烦、易怒、双侧乳胀等症状。而在治疗不孕症过程中,不仅需要患者有一个良好心态,积极地配合医师们的治疗方案,亦需夫妻感情的保证,注意双方情怀和谐,交之以时。根据中医"肝藏血,主疏泄,其性升发,喜条达",主疏泄是指肝具有调畅情志活动、精神状态及气机升降出入运动的作用。情志失调易伤肝,影响肝疏泄藏血功能,叶天士曾提出"女子以肝为先天"。肝疏泄失常,肝气郁结,可使不孕者更难受孕。用疏肝理气药物,如逍遥丸之类和香附、佛手、柴胡、广郁金、合欢皮、泽兰叶、红花等药,以促孕调肝。运用心理治疗,通过深入浅出,恰到好处的疏导,使患者解除抑郁的心情,树立信心,坚持治疗。

(3)整体治疗:中医非常重视人体本身的统一性、完整性及其与自然界的相互关系。《素问·上古天真论》曰:"肾者主水,受五脏六腑之精而藏之,故五脏盛乃能泻。"肾有藏精、主生殖、主水的功能,然而需要在五脏六腑的功能正常、精气充盛时,肾脏才能精气充盈而发挥作用。如五脏六腑功能失常,也会影响到肾的功能正常发挥,导致不孕。在临床治疗强调了五脏六腑功能和病理上相互影响和相互作用。告诫不孕症患者有病当先治病,病除经调则气血充沛,阴阳平衡。不孕症患者如输卵管造影诊断为阻塞,而有附件炎者,系湿蕴冲任,络道受阻,治当清热利湿,治病为主,药用蒲公英、红藤、路路通、血竭、蒲黄、五灵脂、三棱、莪术、石打穿。如病久热轻湿甚者,用辛温香之品,除湿通络,乃能受孕,药用石菖蒲、沉香、小茴香、婆罗子、皂角刺、王不留行。治疗宜辨证求因,审因论治,专方不能解决各种不同类型之不孕症,对有肾虚又有湿热内蕴的患者,需采用攻补兼施的方法。

(4)注意养生饮食调理:据《素问·四气调神论》"春夏养阳,秋冬养阴,以从其根,故与万物沉浮于生长之门"之理,嘱患者起居应适应四时阴阳变化,避寒热,御外邪,调情志,建议药食同用来补充精血生化之源,以达到事半功倍之效。三餐要正常摄取,不要一忙就忘了吃饭,并注意积极摄取一些有营养的食物,如鱼、蛋、肉、奶、蔬、果,尤其在每次生理期结束之后,最好能吃些调养身体的补品,如人参、黄芪。平时宜节欲贮精,精血充足,交之以时,胎孕乃成。

气血理论在妇科疾病诊治中的运用

女性在经、带、胎、产、乳、围绝经期各生理阶段中，各种问题不时困扰着广大的妇女同胞，妇科疾病一直以来都是女性健康的一大隐患，而中医学作为中国传统医学的一部分，已经积累了千百年的丰富经验，为妇女的健康提供了全面的保障。

《黄帝内经》云："人之所有者，血与气耳。"中医学认为，气与血是人体内的两大基本物质，在人体生命活动中占有很重要的地位。气属阳，无形而善动，主司温煦、推动等作用；血属阴，有形而多静，具有营养、滋润等功效，所谓"气主煦之，血主濡之""气为血帅"，血在脉中运行不息，周流全身，有赖于气的率领和推动，气的功能正常，对保证血的产生、运行和功能，都有着重要的意义，血随气为行止，气安则血安，气动则血动，故气旺则血充，气虚则血少，气行则血行，气滞则血瘀。"血为气母"，一切脏腑组织器官的功能活动，要靠血来滋养。《素问·五脏生成论》云："肝受血而能视，足受血而能步，掌受血而能握，指受血而能摄。"因此，血失则气脱，血瘀则气滞。两者依赖脏腑功能活动而产生，又是脏腑功能活动的物质基础。气血环周不息、运行不止的特点体现了生命最基本的特征。中医"气血理论"是中医基础理论的重要组成部分，气血是维持人体生命活动的基本物质与动力，而气血与女性生理病理有着密切的联系。

对于女性的气血特征，早在《黄帝内经》时期就有认识，《灵枢·五音五味》曰："今妇人之生，有余于气，不足于血，以其数脱血也。"揭示了女子以血为本的生理和容易发生气有余血不足的病因病机特点，明确了女子与血、气之间的关系。南宋时期，陈自明在《妇人大全良方》中运用气血理论分析，治疗妇科疾病，使气血学说在妇产科中得到全面运用,其引用宋代医家寇宗奭语:"夫人之生,以气血为本。人之病,未有不先伤其血气者。"并提出"大率治病,先论其所主。男子调其气,女子调其血。气血,人之神也,不可不谨调护。然妇人以血为基本,气血宜行,其神自清。"《景岳全书·妇人规》亦云:"女人以血为主,血旺则经调而子嗣,身体之盛衰无不肇端于此。故治妇人之病,当以经血为先。"

女子以血为本,经、孕、产、乳均是以血为物质基础。女性的经、孕、产、乳无不与气血的盛衰畅滞密切相关,月经为气血所化,妊娠需血以养胎,分娩赖气以推动,产后乳汁为气血所化,气血充盈通畅则脏腑协调,经络顺畅,经水调,孕产安,乳水足,健康无病。但是育龄期女子常处于血分不足、气偏有余的状态。而气血又是相互依存,相互滋生的。凡伤于血,必影响及气,伤于气,必影响及血。可见气血二者在生理病理上可以互为因果。所以气血失调是妇科疾病一类重要发病机制,不但是妇产科疾病的成因,有时也是妇产科疾病的结果。

(一)气血失调的病机

1. 情志变化常引起气分病变而涉及血分 如气逆,冲气随之而上,孕期可出现妊娠呕吐;气逆则血上,经期可出现经行衄血;气陷则血下,气虚则血脱,气虚下陷则冲任不固,血失统摄,可致经行先期,月经过多,崩漏,产后恶露不绝;冲任不固,不能载胎,则胎动不安;冲任不固,系胞无力,则子宫脱垂。气结、气滞则血瘀,冲任失畅,血行迟滞,胞络阻滞,可致经行后期、痛经、经闭,甚则血结成块而致癥瘕。

2. 寒、热、湿邪常引起血分病变 寒与血结,血为寒凝,冲任失畅,可致月经后期、月经过少、痛经、闭经、癥瘕、产后腹痛等。热与血搏,损伤冲任,迫血妄行,可致月经先期、月经过多、崩漏、经断复来、堕胎、小产、产后发热、恶露不绝等。湿伤于血,逢寒则化为寒湿,客于冲任,气机阻滞,血行失畅,不通则痛,可致痛经、闭经等。血虚气亦虚,血瘀气亦滞。

气之于血有温煦、推动、化生、统摄的作用。故气寒无以温煦,血必因之而凝滞;气衰无以推动,血必因之而瘀阻;气虚无以化生,血必因之而虚少;气陷而不能统摄,则血常因之而外溢。血之于气有濡养、运载等作用。故气失血之濡养,则燥热由之而生;血虚无以载气,则气亦随之而少;血脱则气无以所附亦可随之涣散。由于气血生理上相互依存,病机上也往往气血同病。每见气血两虚、气滞血瘀、气虚失血、气随血脱等气血同病的复杂证型。

(二)气血失调的治疗

凡言妇科者,必首重调气血,临证治疗妇科病,在治血的同时,常配以理气、健脾、补肾等治气的方法,从气与血两个方面进行调治,兹分述如下。

1. 理气 张景岳曰:"血主营,气不宜损也……损者多由于气,气伤则血无以存。"气血失调为妇科病的重要发病因素与结果,临床上,其病理变化有以气病为主或以血病为主之分。以气病为主者,有气虚、气滞、气逆等病机,治疗当以理气为主,佐以和血、活血或补血;以血病为主者,有血虚、血瘀、血热、血寒等病机,血虚常见少气,出血过多每见气脱,血瘀又易导致气机阻塞,治疗当以治血为主,佐以补气、理气或行气。

(1)以气病为主者

1)气虚,指五脏之气不足。气虚统摄无力,治以益气升阳为主,补气以摄血。如傅青主设固气汤(人参、白术、熟地、当归、白茯苓、甘草、杜仲、山茱萸、远志、五味子)治疗因"行房不慎之过"而致气虚的"少妇血崩"证,傅氏云:"治法自当以补气为主,而少佐以补血之品,斯为得之。""此方固气而兼补血……其最妙者,不去止血,而止血之味,含于补气之中也"。

2)气滞,指脏腑气机不畅,气之运行障碍而失去行血之用,血海不盈,冲任失调。气滞常与肝有密切关系,肝藏血,主疏泄,喜条达,因忧郁忿怒而肝气郁结,气病而及血。治以开郁行气为主。如以逍遥散(柴胡、白术、茯苓、当归、白芍、甘草、陈皮、薄荷、生姜)疏肝解郁为主,佐以和血。

3)气逆,指气不顺降而上逆。血随气行,气逆则血逆而上溢,治以降逆顺气为主。如以清经四物汤加减(当归、白芍、香附、黄芩、黄连、知母、黄柏、牡丹皮、生地、阿胶、艾叶、牛膝)治疗经行吐衄证,即是以解郁平肝清热为主,佐以凉血止血,使逆者平而溢者止,则吐衄得愈。

(2)以血病为主者

1)血虚,营养物质亏少,血海不充,冲任失养,治以补血养血为主。由于有形之血生于无形之气,故佐以补气,以益生血之源。如以人参养营汤(人参、黄芪、当归、白芍、熟地、桂心、陈皮、白术、茯苓、五味子、远志、甘草、生姜、大枣)治疗血虚之经行后期证,即是以补血为主,佐以益气。

2)血瘀,血行不畅,久而成瘀,治以活血化瘀为主。由于血凝往往气亦滞,故常佐以理气。如以过期饮(当归、白芍、熟地、川芎、红花、桃仁、莪术、香附、木通、肉桂、甘草)治疗血瘀月经过少证,即是以活血化瘀为主,佐以理气。

3)血热,迫血妄行,治以凉血清热为主,佐以疏气。如以丹栀逍遥散(逍遥散加牡丹皮、栀子)治疗肝郁化热的血热经行先期证,即是以凉血清热为主,佐以疏气。

4)血寒,血为寒凝,血行不畅,经脉受阻,治以温经散寒为主。由于寒邪在里,必伤于气,故佐以补气,使气旺则邪易去而血易行。

如以温经汤(当归、桂枝、川芎、莪术、牛膝、芍药、牡丹皮、甘草、人参)治疗血寒经行后期证,即是以温经散寒为主,佐人参以补气。

2. 健脾　脾主运化水谷,转送精微,上注于心肺,乃化为血,故脾为气血生化之源,又有统摄气血的作用。陈修园云:"虽曰心生血,肝藏血,冲任督三脉俱为血海,为月信之源,而其统主则惟脾胃,脾胃和则血自生,过少,谓血生于水谷之精气也。"治当健脾升阳为主。如以归脾汤(人参、黄芪、当归、白术、茯神、龙眼、远志、酸枣仁、木香、甘草)治疗由于劳倦过度或饮食失调,而致脾虚中气不足,不能摄血的经行先期证,即是健脾升阳之法。

3. 补肾　肾为先天之本,元气之根,是人体生长发育和生殖的根本。女子肾气旺盛,肾中的真阴开始成熟,由此而天癸至,任通冲盛,而月事来潮。若禀赋素弱,肾气不足,或纵欲无度,损伤冲任,以致肾气不守,闭藏失职,血海蓄溢失职,治当以补肾气,调冲任为主。如以固阴煎加味(人参、熟地、山药、山茱萸、菟丝子、远志、五味子、炙甘草、附子、肉桂、补骨脂)治疗肾气不足而致月经先后无定期证。

妇科痛证中医诊治

痛证是一种临床表现,是多种疾病的表现。痛证的病因,一般分为寒热两大类。寒则收引拘急,热则红肿壅滞,都可引起疼痛或胀痛,但以寒痛比较多见。而寒痛中又以寒凝气滞或气滞血瘀为多见。妇科痛症也是临床常见疾病,以盆腔炎、痛经、子宫腺肌病、子宫内膜异位症、经期综合征、产后腹痛及身痛等更常见。中医治疗则须辨证虚实论治,按之痛甚者,掣痛,绞痛,灼痛,刺痛,拒按者,经前或经行之初疼痛者多属实;按之痛减,隐痛,坠痛,空痛,喜揉喜按者多属虚。

（一）古代医家对妇科痛症的认识

战国至秦汉时期认为痛症多见寒证，如《素问·举痛论》云："经脉流行不止，环周不休。寒气入经而稽迟……客于脉中则气不通，故卒然而痛。"东汉时期认为痛症多见虚瘀之证，因虚积冷，《金匮要略·妇人杂病脉证并治》言："妇人之病……在中盘结，绕脐寒疝；或两胁疼痛，与脏相连；或结热中，痛在关元……在下未多，经候不匀，冷阴掣痛。"唐宋大多医家认为其可由劳伤气血，复感风冷，情志不畅而致，如《妇人大全良方》指出经行腹痛："有因于寒者，有气郁者，有血结者。"明清时期，《景岳全书·妇人规》曰："经行腹痛，证有虚实。"《傅青主女科》《医宗金鉴》进一步补充了妇科痛证"肝郁化火""寒湿""肝肾亏损"等病因病机。

（二）妇科痛证的病机

妇科痛证的病机与各科的痛证大致相同。所不同者，"妇人以血为主""以肝为先天"。肝藏血，喜条达，主疏泄气机。肝气郁结易滞，不通则痛；或因血瘀阻络，瘀阻胞宫、胞脉而作痛。妇科痛证的治疗，在妇女以血为主和以肝为先天的理论指导下，重在以养血柔肝、疏泄肝气、通利血脉的法则为主。现将妇科经、带、胎、产、杂病中的痛证其辨证论治特点分述如下。

1. 月经病的痛证

（1）经行腹痛：月经期来潮和行经前后出现下腹部疼痛为其主证，严重者可见腹部剧痛而致昏厥等症。临床观察，本病以虚中夹实者多见，如寒湿搏于冲任而作痛，或血虚气滞化热而作痛。

寒因痛证的特征是小腹冷痛，少腹抽痛，以及少腹坠痛，酸痛，舌质淡，脉迟缓，或弦细。

热因痛经的特征是小腹胀痛，腹内觉热，舌质红，脉弦或弦数。

如因感受寒湿者，治以温经散寒法，采用温经散寒汤，药用当归、川芎、赤芍、白术、紫石英、胡芦巴、五灵脂、川楝子、延胡索、制香附、小茴香、艾叶12味。紫石英性味甘温,入心、肝经以温暖子宫。《神农本草经》指出:"治女子风寒在子宫。"《本草纲目》曰:"紫石英主治肝血不足,及女子血海虚寒不孕者宜之。"胡芦巴性味苦大温,入肾补命门之火,有温肾阳、逐寒湿的功用,故与紫石英同用则直达子宫,而起到散寒镇痛功用。并可根据其受寒的轻重,疼痛的缓急,兼症的主次加减应用。如受寒重者,加吴茱萸、桂枝之类;血瘀重者,加桃仁、红花之类。

若属热因痛经,多因肝郁气滞,郁而化火化热,以致火郁血热,阻于冲任二脉而作痛。实证者,多见经前或经期少腹胀痛,伴有乳房胀痛,或乳头痛,苔薄,脉沉弦。治以和血疏肝,理气止痛法。采用逍遥散合川楝子散加败酱草。虚证者,多见经行腹痛绵绵,或经后腹痛不止,舌质暗红,脉弦细带数。治以养血疏肝,清热止痛法。采用红酱金灵四物汤。药用四物汤加红藤、败酱草、川楝子、五灵脂、乳香、没药等。上述二方之止痛特点在于败酱草,李时珍云:"败酱草治血气心腹痛,妇人科皆用之,乃易得之物,而后人不知用,盖未遇识者耳。"再配以红藤之清热消肿,五灵脂之散瘀止痛,用于治疗热因痛经有明显的疗效。

亦可使用叶氏痛经方,配合"月经调周法",结合辨证加减使用,以活血理气止痛。

(2)经行头痛:又称经临头痛。有经前经后头痛之别。其痛在头额或两太阳处,轻微的胀痛,或头顶痛,甚则头额角剧烈疼痛,连及脑后。

本病实证多属肝阳偏亢,化风上扰巅顶所致。《难经·四十七难》曰:"人头者,诸阳之会也。"惟风可到,必其肝阳气盛,则头脑为之疼痛。肝为藏血之脏,肝体阴而用阳。由于肝血以供养经血,以致肝阴见衰,则肝用(阳)必有所偏盛,于是化为风阳而上升,而致经行头痛。虚证多属阴阳两虚,水不涵木所致痛在脑后,脑后为督脉经所过,肝肾两亏,督脉经虚。督脉属肾、髓,上行入脑,正如《素问·骨空论》曰:"督脉者,起于少腹……上额交巅。"肝经风阳上亢;经后痛者,多属肝肾虚损,水不涵木。

经行头痛属于肝阳上亢,或伴血压偏高者,舌质红,苔薄黄,脉弦紧。应治以平肝潜阳,或清肝泻火法。采用天麻钩藤饮。药用天麻、钩藤、石决明、牛膝、桑寄生、杜仲、栀子、黄芩、益母草、朱茯神、夜交藤。肝火偏亢者,采用龙胆泻肝汤加苦丁茶,甚则加用羚羊粉,或重用水牛角。如属肝肾两亏,头痛连及脑后者,治以滋肾柔肝、熄风止痛法。方用杞菊地黄丸合石楠白芷苦丁茶汤。药用生熟地、山茱萸、山药、牡丹皮、泽泻、茯苓、石楠叶、白芷、苦丁茶。用石楠叶之苦辛入肝、肾二经,有祛风止痛之功,专治头风头痛。配以苦丁茶之甘苦性凉,有散风热、清头目的作用。两药合用,从而起到调理阴阳、平肝止痛之效。有于经前或经适来时头痛者,病因瘀血内阻,引起冲任二脉失调,血流不畅,络脉壅滞,上至清窍不清,多见偏头痛,痛如锥刺,经畅行则头痛减轻以致消失,舌边瘀斑,脉弦紧,治以活血化瘀,疏肝止痛法。方用桃红四物汤加生白芷、蔓荆子。

(3)经期乳房胀痛,乳头痛症:一般在经前,两侧乳房胀痛,甚则结块。兼有乳头痛,或乳头作痒,经后消失,周而复始。

乳房属胃,乳头属肝。如因血脉不和,或肝血不足,则肝气不得疏泄,下达冲任,而反上逆,故于经期前乳房胀痛和乳头痛。治以和胃通络,疏肝理气,则其痛自除,可用逍遥散为主方加减。如见乳房肿胀甚者,加全瓜蒌、蒲公英、薜荔果、路路通之品;乳头痛,或刺痛不能近衣者,加牡丹皮、王不留行、地龙;乳头作痒者,加服龙胆泻肝丸。其中薜荔果酸平,有温阳补精、活血消肿和通乳的作用,故有直通乳房、消散胀痛的特效。

（4）经行腰痛：症见经临环腰痛，经后消失，也有经停后带多，而继见腰痛。

病因为肝肾不足。腰为肾之府，肝气不得下达，带脉拘急。带脉系于腰脐之间，环腰一周，宜弛缓不宜拘急，急则腰痛，俯仰不便。治以补肾和肝，缓带脉之急。方用傅氏宽带汤：药用白术、巴戟天、补骨脂、人参、麦冬、杜仲、熟地、肉苁蓉、白芍、当归、五味子、莲子等。利腰脐之间气，重在补益肾阴肾阳。健脾缓肝，则带脉通利而腰痛亦平，为本方用药之特点。

（5）经行口舌碎痛：名曰经行口疮，有属心火、胃火之不同。心火旺者，治以养阴清心法，方用清心莲子饮加马勃；胃火炽者，治以滋阴清胃，方用玉女煎加大青叶。均可外用野蔷薇花、野菊花适量泡汤漱口，外抹锡类散或珠黄散。

（6）经行足跟痛者：多因肾亏骨弱，方用景岳大补元煎为主方。如属肾阴亏者，加龟甲、牛膝；肾阳亏者，加金狗脊、鹿角霜。经行肛门坠痛者，为肠中热胀，方用东垣润肠汤加红藤、七叶一枝花，以解肠中热结。

2. 带下病的痛证

（1）阴道炎：阴道分泌物增多，外阴瘙痒，性交痛，灼痛，白带分泌物异味，少量阴道出血等。多由肝经郁火，湿热下注所致，以清热、利湿、止带、滋阴补肾为主要原则，常用茯苓、赤芍、苍术、黄柏、陈皮等药物，亦可加用清热利湿药物坐浴治疗。

（2）宫颈炎：白带分泌物增多异常，阴道出血，外阴瘙痒，性交痛，腹部酸痛，尿频，尿急，排尿困难，发热等。多为湿热或湿火蕴聚，损伤带脉、任脉。急性发作时，治以清热解毒，化湿止带。药用马鞭草、蒲公英、紫花地丁、大青叶、黄柏、知母、海螵蛸等。

（3）盆腔炎：多见白带增多，下腹部疼痛，或剧痛拒按，以及月经失调。急性发作者，症见发热为主，带下色黄，或有臭味，或呈脓带。治以清热解毒,化瘀止痛。常用药物金银花、连翘、栀子以清热解毒;红藤、牡丹皮、赤芍、桃仁、薏苡仁以清营化瘀;败酱草、延胡索、川楝子以止痛。慢性者多由急性者迁延而成。本病常在经期前后,症见少腹一侧或两侧隐痛或胀痛,白带增多,兼有结为癥瘕之疾。治以活血化瘀,理气止痛,瘀化则带止。方用叶氏慢盆方败酱草、皂角刺、鬼箭羽、王不留行、菝葜以清热利湿,化瘀软坚;久病入络,则加用王清任少腹逐瘀汤,或膈下逐瘀汤。伴有癥瘕者,可用《金匮》桂枝茯苓丸。

3. 妊娠病的痛证　妊娠痛证,主要为妊娠腹痛。由于肾气不足,脾虚气滞。所谓腹乃脾之分野,脾肾阳虚,则温运失常,以致虚气内阻,胎气不安,故见妊娠腹痛,轻者一阵隐痛,重者腹中疼痛。舌质淡白,脉沉细,或细弦。治以补脾安胎,顺气止痛法。方用《金匮》当归芍药散。妊娠腹痛,如因内热而引起者,采用景岳泰山磐石散;因气郁者,加青皮以疏肝气。以上均为治疗妊娠腹痛之良方。同时,一切治疗均以安胎为重,用药以无犯胎儿为准则。

4. 产后病的痛证　产后腹痛,又称"儿枕痛",分娩后,由于子宫收缩而引起的下腹疼痛;或产时失血较多,气血运行不畅,胞宫失养所致。症见腹痛隐隐,其痛喜按,按之痛缓。治以养血止痛法。方用《千金》内补当归建中汤以温阳润燥。兼见瘀血者,加失笑散。若因恶露不下,少腹疼痛拒按者,用生化汤以祛瘀止痛。产后身痛,是指产后气血不足,或因感受风寒引起,症见周身肢节疼,屈伸不利,手足发冷,苔薄,脉濡细。治以益气养血,舒筋通络法。方用《良方》趁痛散,或黄芪桂枝五物汤,加鸡血藤、秦艽以濡润筋脉之气。

益肾养心柔肝法治疗围绝经期综合征

妇女围绝经期是指从中年向老年转变的一个阶段,一般女性在 40～60 岁,女性围绝经期是妇女性成熟至老年衰萎的过渡时期,以卵巢功能逐渐衰退至完全消失为标志。出现月经紊乱或绝止,潮热出汗,头晕耳鸣,心悸失眠,烦躁不安,焦虑抑郁,易怒易哭,记忆力下降,腰酸背痛,神疲乏力,皮肤蚁走感等一系列症状,称为围绝经期综合征,中医称"绝经前后诸证"。

围绝经期综合征是"六七""七七"之年女性最多见且症状最为复杂多变的疾病,证候往往轻重不一,持续时间或长或短,参差出现。《素问·上古天真论》云:"二七而天癸至,月事以时下……七七任脉虚,太冲脉衰少,天癸竭,地道不通。"《傅青主女科》又云:"经水出诸肾""经水早断,似乎肾水衰涸"。从历代医家的论述中,我们认识到肾气的盛衰直接决定了天癸的"至"与"竭",月经的"潮"与"止"。肾主生殖,肾气衰,天癸竭,月经断绝。这是围绝经期的主要生理特性,也是导致围绝经期综合征的生理病理因素。肾藏精,又为人体生长发育生殖之源,为生命活动之根,称为先天之本。肾水上济于心,心火下交于肾,水火既济则阴阳平衡,故有治心益肾之说。在经脉上,肾、心同为少阴经脉,以"足少阴脉……从肺出络心,注胸中""子宫的胞脉络上属于心,下系于肾",与子宫关联的冲、任、督三脉,属肾与少阴经支会"络脑""贯心"。子宫与心肾通过这些络脉联成一大系统,构成了相互关系,直接影响了妇女生殖生理组织。在功能上,肾藏精,心主神明,肾精充足,上滋于心,肾主骨髓而达脑,濡养神明。神明主宰脏腑,亦主宰肾精。心为君火,肾为相火,阴不足,火易旺,火旺则神不宁,神不宁则出现"火浮动"。心火亢动,又下及阴精,进一步耗损肾阴,而及其阳。因此,肾衰天癸竭为本病发病基础。处于绝经前后的女性易处于"阴长不足,阳长有余"的状态,加上"年四十而阴气自半",肾阴不足,癸水不充,出现肾之阴阳失调,继而影响心主神明,又涉及肝。肾阴亏虚,天癸渐竭,阴虚不能涵养心肝,特别是心神失养,心火上炎,不能下交于肾,水火不济,发为本病;或由肾阴不能涵养肝木,肝经郁火,肝阳上亢者,亦常有之。

治疗围绝经期综合征应主抓肾、心,同时兼顾肝、脾。病发较剧时,以治心为主,如清心、宁心之法;病情稳定后,以调肾为主,如滋肾、温肾。围绝经期综合征发作之时,大多由于心火上炎,影响心主神明及心主血脉之功,出现烦躁、失眠、抑郁、焦虑等病证,此时应清心安神,但一味清心虽能控制症状,但病之根本未除,容易反复发作。围绝经期综合征发病之根于肾,肾阴不足,癸水不充,心火偏亢,心肾失济,阴阳失衡;肾阳不足,火不暖土,出现脾肾阳虚,脾胃中土不足,气血不充,同时亦影响心肾水火之交合,心火居上焦,肾水居下焦,上下交合,常常需脾胃中焦枢纽的转输。故症状缓解之时,应侧重滋肾、温肾。

叶氏以"肾藏精,主生殖"为理论依据,按中医的"脑-肾-冲任-胞宫"和西医的"下丘脑-垂体-卵巢-子宫"两条相对应轴为原理,从本为肾,标为心肝之理,阐述肾水不足,不能上济于心而到心火独亢,肾水不足,水不涵木而致肝阳上亢的病理变化。采用益肾养心柔肝宁神法,立宁神合剂为基础方治疗围绝经期综合征。

宁神合剂由女贞子、桑椹、夜交藤、景天三七、丹参、香附、香橼7味药组成。方中君药为女贞子、桑椹,具有滋补肝肾作用,西医学研究提示其具有提高女性激素、提高机体免疫功能;臣药夜交藤具有滋补肝肾、安神功能;佐药景天三七、丹参具有益气活血、补血安神功效,"一味丹参功同四物";佐药香附具有行气解郁作用,有"气病之总司,妇科之主帅也"之云;使药香橼具有疏肝和胃作用。

加味法:烘热汗出明显,五心烦热,阴虚内热者,可加用知柏地黄汤,或加龟甲、鳖甲、五味子、浮小麦等,增加滋阴潜阳、收敛止汗之功;若月经量先期量多,加墨旱莲、茜草炭以增清热凉血止血之功;如失眠,脾气急躁,加钩藤、龙齿、莲子心清心平肝安神;如乳房胀痛明显,加橘叶、橘络以增疏肝理气止痛之效;如情绪低落,加合欢皮、郁金行气解郁。

绝经前后诸证是一个多脏器多功能失调的整体性病变,就中医学整体观念来说,虽本病前提在于肾衰天癸竭,但与个人心理因素及社会因素亦息息相关,在临证治疗之时,一方面心、肾、肝同治,平衡阴阳;另一方面配合身心治疗,注重心理疏导,调畅情志,保持乐观开朗的心情;生活规律,劳逸结合,动静结合,充分发挥中医优势,使每位女性顺利地度过围绝经期。

从气血论治原发性痛经

(一)病因病机

原发性痛经是指生殖器官无明显器质性病变,经期及其前后,出现小腹或腰部疼痛,甚至痛及腰骶,每随月经周期而发,可伴恶心呕吐,冷汗淋漓,手足厥冷,甚至剧痛晕厥者。

痛经病因多端,不外经期或经期前后外感内伤,如劳伤风冷、瘀血内阻、气滞血瘀、寒客胞中、肝肾不足、气血亏虚等原因,均可导致痛经的发生。正如《诸病源候论·妇人杂病诸候一》认为:“妇人月水来腹痛者,由劳伤血气,致令体虚,受风冷之气,客下胞络,损冲任之脉……风冷与血气相搏,故令痛也。”又如《景岳全书·妇人规》指出:“经行腹痛,证有虚实。实者或因寒滞,或因血滞,或因气滞,或因热滞;虚者热者有因血虚,有因气虚。”

总体来说,不外冲任所伤而致经脉不畅,瘀滞胞中,最终形成“不通则痛”的病变。古谓,女子以肝为先天,以血为至宝,肝体为阴,血亦属阴,阴性易于郁结;肝藏血,主疏泄,喜条达,其体为血,其用为气。肝气条达则疏泄有权,血行通畅,月经调畅;若肝气不疏,则血行不畅,"不通则痛"。原发性痛经除经行腹痛外,常伴少腹作胀,乳房胀痛,经血中夹有较多的血块,少腹、乳房均为足厥阴肝经所经之处,肝失疏泄,气滞血瘀,其痛随作,因此病理基础以"气滞血瘀"为多见,而"不通则痛"为此病的关键。

(二) 治疗

1. 经前,经期　遵从《黄帝内经》"通则不痛"的原则,以活血化瘀、理气止痛为主,立"痛经方"治疗中重度痛经。基本方:生蒲黄 10 g,五灵脂 10 g,柴胡 10 g,延胡索 10 g,炙乳没各 6 g,全蝎 3 g,徐长卿 30 g,制香附 6 g。方中失笑散(蒲黄,五灵脂)活血化瘀止痛,柴胡、延胡索、制香附疏肝理气止痛,乳香、没药活血定痛,全蝎、徐长卿通络止痛。蒲黄,《本草正义》云:"专入血分,以治香之气,兼行气分,故能导瘀结而治气血凝滞之病"。五灵脂,苦泄温通,"通利气脉",故《本草经疏》谓之"血滞经脉,气不得行,攻刺疼痛等证,在所必用"。柴胡,性苦,微寒,《医学启源》曰:"柴胡,少阳、厥阴引经药也"。延胡索行气活血,长于止痛,《本草纲目》曰:"延胡索,能行血中气滞,气中血滞,故专治一身上下诸痛,用之中的,妙不可言。"乳香、没药芳香行散,《医学衷中参西录》言:"乳香、没药,二药并用,为宣通脏腑、流通经络之要药,故凡心胃胁腹、肢体关节诸疼痛皆能治之。又善治女子行经腹痛,产后瘀血作痛,月事不以时下。"而徐长卿有行气止痛、祛风湿、止痹痛的功效,其性温而不燥,散中有补,补中有散,具有祛邪而不伤正,滋补而不碍邪的特性。全蝎,性味辛平,善于走窜,祛风定痉,通络止痛,具有开气血、祛凝滞作用,对于多种痛证,多能奏效。香附被李时珍称为"气病之总司,女科之主帅也",王好古则称为"妇人之仙药"。而现代药理研究表明,全蝎、徐长卿、柴胡、延胡索等均有不同程度的镇痛和镇静作用。以上诸药合用,共达活血、行气、止痛之功。

2. 经后期 原发性痛经好发于青春期女性,《圣济总录》云:"室女月水来腹痛者,以天癸乍至,荣卫未和,心神不宁,间为寒气所客,其血与气两不流利,致令月水结搏于脐腹间,疗刺疼痛。"其发病多因肾气初盛,冲任胞宫尚未完全成熟,对于经期及经行前后的急骤变化不能疏通条达,加之经期耗血伤精所致。因此平时治疗以补肾填精,调理冲任为主。自拟"调经方"(淫羊藿 15 g,肉苁蓉 15 g,鹿角霜 10 g,龟甲 10 g)合四物汤治疗。淫羊藿、鹿角霜、肉苁蓉填肾精温肾阳,龟甲为血肉有情之品,滋肾填精,四物汤养血活血调经,用之则"肾气全盛,冲任流通"(《妇人大全良方》)。

3. 随症加减 痛经较轻者,基本方去全蝎,乳香、没药减量;胸胁乳房胀痛者,加青皮 10 g,橘叶核各 10 g;小腹作胀者,加川楝子 10 g,台乌药 10 g,畏寒肢冷者,加肉桂 6 g,炮姜 6 g;少腹冷感明显者,加艾叶 6 g,小茴香 6 g;头痛,甚至呕吐者,加川芎 10 g,吴茱萸 6 g;腰酸者,加狗脊 15 g,续断 15 g;经量多者,加熟蒲黄 15 g,三七粉 2 g(吞);血块较多者,加当归 10 g,益母草 15 g;有膜样物脱落者,加三棱 10 g,莪术 10 g。

4. 生活调摄 治疗痛经,除药物治疗外,需重视患者的日常调摄。常嘱患者适寒温,少腹部注意保暖,经前及经期慎进寒凉、生冷食物,行经前后避免劳累或游泳涉水,舒畅情志,调整心态,以达未病先防之功。

（三）病案举例

案 原发性痛经

张某,女,20 岁。

初诊:2008 年 10 月 15 日。

【主诉】经行腹痛 3 年,加重 3 个月。

【病史】患者 13 岁月经初潮,经汛如常,17 岁始发痛经,近 3

个月有所加重。3个月前,适逢经期,进食较多冷饮,经行腹痛加重,痛时畏寒肢冷,脸色苍白,伴恶心,影响正常的学习和生活,经量正常,血块较多,经畅痛缓。LMP 2008 年 9 月 20 日。现适逢经前,稍感乳房作胀,腰酸,纳食可,二便畅。舌质淡红苔薄白,脉细沉。西医诊断:原发性痛经。中医诊断:经行腹痛。证属寒凝血瘀。治拟温经散寒,活血行气止痛。

【处方】痛经方加肉桂 6 g、炮姜 6 g、当归 10 g、益母草 15 g。7 剂,水煎服。

二诊 2008 年 10 月 22 日。LMP 2008 年 10 月 18 日,此次经行腹痛明显好转,血块仍有,稍感畏寒肢冷,纳食可,二便畅,舌淡红苔薄,脉细。治拟补肾填精,养血调经。方用调经方加四物汤。14 剂,水煎服。

三诊 2008 年 11 月 5 日。稍感腰酸神疲,夜眠欠安,舌脉同前,宗前法继进 7 剂。

四诊 2008 年 11 月 12 日。经汛临期,稍有乳房作胀,腰酸有所增加,精神可,二便调,舌质淡红苔薄,脉细小弦。方用痛经方加益母草 15 g、红花 6 g、肉桂 6 g、炮姜 6 g。此后按上法调治 3 个月经周期,痛经愈,经行血块减。随访 3 个月,痛经未作。

按 痛经病位在子宫、冲任,《景岳全书·妇人规》云:"若寒凝于经,或因外寒所逆,或素日不慎寒凉,以致凝结不行,则留聚为痛。"该患者贪食冷饮,以致湿伤于下焦客于胞宫,经血为寒所凝,运行不畅而作痛。初诊患者正值经前,给予痛经方化瘀理气止痛,肉桂、炮姜温宫散寒,益母草、当归活血化瘀。二诊为经后,以四物汤养血活血调经,调经方温肾填精,调理冲任。经前、经期以防治为主,经后以补为主,痛经药在经前 1 周左右服用,加重活血通经之品,以利经血顺畅而下。

益肾养血治疗排卵障碍性不孕症

不孕症是指女子婚后，夫妇同居 2 年以上，(男方生殖功能正常)未避孕而不怀孕者。其中从未受孕者称为"原发性不孕"，曾有生育或流产后，并未采取避孕措施，又连续 2 年以上不孕者，称为"继发性不孕"。不孕症始见于《黄帝内经》，《素问·骨空论》云："督脉者……此生病……其女子不孕。"中医对不孕症的研究源远流长，通常将原发性不孕称为"无子""全不产""无嗣""绝嗣"，将继发性不孕成为"断续"或"断绪"。

（一）病因病机

王宇泰说：种子之道有四，一曰择地。地者，母血是也；二曰养种。种者，父精是也；三曰乘时。时者，精血交感之会合也；四曰投虚。虚者，去旧生新之初是也。天人合一的整体观乃中医学基础理论之一。所谓天地生物，必有氤氲之时，妇人一月经行一度，必有一日氤氲之候，必乘此时阴阳交合方能有子。也就是现代医学中的排卵期。而适时有度而女子不孕者，必因六淫七情之邪困扰而致。清代陈士铎《石室秘录·卷之五·论子嗣》中概括："女子不能生子有十病……一胞胎冷也，一脾胃寒也，一带脉急也，一肝气郁也，一痰气盛也，一相火旺也，一肾水衰也，一任督病也，一膀胱气化不行也，一气血虚而不能摄也。"明代薛己《校注妇人良方·求嗣门》有云："窃谓妇人之不孕，亦有因六淫七情之邪，有伤冲任，或宿疾淹留，传遗脏腑，或子宫虚冷，或气旺血衰，或血中伏热，又有脾胃虚损，不能营养冲任……各当求其源而治之。"

排卵障碍是不孕症最常见的病因之一，散见于月经不调、闭经、崩漏等病症中，虽分肾虚、宫寒、血虚、血瘀、痰湿、肝郁等病因，但主要责之于肾。如《圣济总录》曰:"妇人所以无子,由冲任不足,肾气虚寒也。"《女科经论》曰:"妇人不孕……有肾虚精弱,不能融育成胎……有嗜欲无度,阴精衰惫。"《医宗金鉴·妇人心法要诀》曰:"女子不孕之故,由伤其冲任也。"肾为先天之本,生命之源,元阴元阳之根,五脏六腑之主宰,肾既是人体一切阴液之源泉,又是人体一身阳气之根本,月经周期与肾阴肾阳密切相关。女人以血为本,朱丹溪曾指出:"夫不孕由于血少,血少则热,其原必起于真阴不足,真阴不足则阳胜而内热,内热则荣血枯,故不孕。"又云:"人之育胎,阳精之施也,阴血不能摄之。精成其子,血成其胞,胎孕乃成。今妇人无子,率由血少不足以摄精也。血少固非一端,然欲得子者,必须补其精血,使无亏欠,乃可成胎孕。"何松庵曰:"有瘦弱妇人不能成胎者,或内热多火,子宫出血枯,不能凝精,尺脉洪数而浮者,当滋阴降火,颇气养血为主。"《脉诀》:血旺易胎,气旺难孕是也。故欲摄精受孕,必肾气充实,血海充盈为之根本。

(二)治疗经验

对排卵障碍型不孕症的治疗,在"益肾养血为治疗不孕之本"的认识指导下,用药以补肾、养血为主,促进排卵以达到治疗目的。自拟促卵方(党参、丹参、生黄芪、仙茅、菟丝子、沙苑子、枸杞子、锁阳、石楠叶、石菖蒲)并辅以四物汤,用药以扶正治本为主,并广泛用于临床治疗中,收到不错的疗效反馈。

(三)病案举例

案1 不孕症

患者,女,28岁。

初诊 2010年2月。

【主诉】近2年来未避孕无子。

【病史】患者表现为面色少华,腰膝酸软,夜尿多,小腹冷,带下量多,清稀如水,舌淡,苔白,脉沉细,尺脉弱。西医诊断:不孕症。治拟益肾养血。

【处方】四物汤合促卵方加减。党参 30 g,丹参 30 g,生黄芪 30 g,仙茅 10 g,菟丝子 10 g,沙苑子 10 g,枸杞子 10 g,锁阳 15 g,石楠叶 10 g,石菖蒲 10 g,全当归 10 g,赤芍 10 g,白芍 10 g,生地 10 g,川芎 6 g,玫瑰花 6 g。水煎服,每日 1 剂,7 剂。

二诊 患者述药后大便稀薄,每日 2 次,并伴有肌肤瘙痒,面色改善,舌淡红,苔淡白,脉沉细。原方去四物汤,加用炒白术 10 g、怀山药 30 g、莲子 10 g、生甘草 6 g,继服 7 剂。

三诊 患者述药后稍有腹胀。余症状好转,舌脉同前。原方加用枳实 10 g,继服 7 剂。

四诊 患者述月经未至,查尿 TT 为阳性,嘱患者注意休息,调节情绪,患者家属甚为高兴。

案 2 不孕症

陆某,女,26 岁。

【主诉】近 2 年来未避孕无子。

【病史】结婚 4 年,曾有自然流产史 1 次,平素月经提前,男方精子正常。于今年 1 月来门诊求治。患者表现为面色少华,腰膝酸软,夜尿多,舌淡,苔腻,脉沉细。西医诊断:不孕症。治拟益肾养血,调经促卵。

【处方】四物汤加促卵方加减。党参 30 g,丹参 30 g,生黄芪 30 g,仙茅 10 g,菟丝子 10 g,沙苑子 10 g,枸杞子 10 g,锁阳 15 g,石楠叶 10 g,石菖蒲 10 g,全当归 10 g,赤芍 10 g,白芍 10 g,生地 10 g,川芎 6 g,玫瑰花 6 g,制香附 10 g。水煎服,每日 1 剂,7 剂。

二诊 患者述胃纳欠佳,舌淡红,苔腻白,脉沉细。原方加生麦芽 30 g、砂仁 5 g,继服 7 剂。

三诊 患者述月经周期至,月经未来,尿 TT 阴性,余症状好转,舌脉同前。原方加用凌霄花 6 g,继服 7 剂。

四诊 患者述自查尿 TT 阳性,但略有见红,因有自然流产史,故要求保胎治疗。察患者舌脉。

【处方】杜仲 10 g,桑寄生 10 g,菟丝子 10 g,黄芩 10 g,南瓜蒂 10 g,砂仁 5 g,黄连 3 g,川续断 10 g,水煎服,每日 1 剂,7 剂。并要求患者门诊随访。

从"痰瘀"立论治疗慢性盆腔炎

慢性盆腔炎是指女性内生殖器及其周围结缔组织、盆腔腹膜的慢性炎症。慢性盆腔炎病变范围主要局限于输卵管、卵巢和盆腔结缔组织。输卵管炎是盆腔炎中最为常见的,大多为双侧输卵管增粗,纤维化而呈条索状;管腔因粘连而闭塞;如伞端闭锁,管腔中渗出液积聚可形成炎症性包块,并使内生殖器与周围组织粘连而成固定状态。可归属于中医"月经不调""带下病""癥瘕""不孕""痛经"等病证范畴。

(一)病因病机

中医学没有"慢性盆腔炎"的病名,不过,根据患者的腰酸、小腹痛和白带增多等症状,可属中医妇科的"带下病"范畴。《傅青主女科》曰:"夫带下俱是湿证。"由于患者体质阴阳的偏盛,又可表现为"湿热蕴结""寒湿凝滞"两种基本证型,而以前者为多见。总之,就病因而说,都是湿邪流注下焦的缘故,再者,下焦于妇女为胞宫所在的地方,冲、任二脉皆起于胞宫。冲为血海,任主胞胎,无论寒湿或湿热流注下焦,均可致血脉瘀滞。所以王清林《医林改错》曰:

"血受寒则凝结成块,血受热则煎熬成块。"

根据慢性盆腔炎迁延不愈及其症状特点,认为本病的病因病机应是以虚、瘀、湿为重点的一种本虚标实之症。主要是由于湿热邪气乘虚瘀滞胞宫、胞络,致脏腑功能失调,影响气血运行,致使气血凝滞,冲任受损而致病。具体而言,本虚指脾胃气虚,日久兼肾虚,脾虚失健运,水湿不化,不能升清降浊,湿土之气下降,脾精不合,不能化荣血为经水,反成白滑之物,由阴门直下而成白带。本病病程较长,患者机体正气多有衰减,日久伤气,无力驱邪外出,故缠绵难愈。日久化热,湿热内结,气机阻滞,瘀血内生,而多白带异常,月经不调,腹痛或腹部包块等证。邪实指湿(包括湿热)、瘀血,湿邪日久化热乃成湿热,湿热下注则白带量多,色黄而臭,湿热邪毒积久,影响气血运行,挟瘀血阻滞胞络,积而成癥。总之,脾肾亏虚为其本,湿邪阻滞,血瘀脉络是本病的病机关键。

(二)治疗经验

对慢性盆腔炎的治疗,从痰瘀立论,创清热利湿、化瘀软坚法之慢盆方,用来缓解慢性盆腔炎的临床症状,并可替代部分抗生素,治疗对抗生素有明显不良反应的慢性盆腔炎患者,提高患者的生活质量。

此方由败酱草、皂角刺、菝葜、鬼箭羽、王不留行组成,药味精炼,药效明显。败酱草在组方中为君药,其药性微寒,味辛、苦,能清热解毒排脓、活血消痈。现代研究表明,败酱草对葡萄球菌、链球菌等有抑制作用,并可抗病毒,能防止肝细胞变性,疏通门静脉循环,加速肝细胞再生。皂角刺为臣药,药性辛温,归肝、胃经;《本草纲目》记载,皂角刺能"治痈肿,妒乳,风疠恶疮,胞衣不下,杀虫";《本草崇原》记载,皂角刺还能"定小儿惊风发搐,攻痘疮起发,化毒成浆"等。现代药理实验研究表明皂角刺具有抗菌、抗炎、抗病毒、免疫调节、抗凝血和抗肿瘤等作用。菝葜为臣药,药性甘温,其有祛风湿、利小便、消肿毒作用。鬼箭羽有破血通经、解毒消肿之效,在组方中为佐药。中药药理实验认为,鬼箭羽水煎液有一定的调节血脂作用,能降低高密度脂蛋白、胆固醇和血浆总胆固醇,调节脂质代谢,减轻动脉粥样硬化病变程度,有降血糖作用。王不留行入肝、胃经,有镇痛消炎作用。王不留行以善于行血知名,虽有王命不能留其行之性(所以叫王不留行),但流血不止者,它又可以止血,在组方中为使药。五药组方相得益彰,桴鼓即应,以达清热利湿、化瘀软坚之效。

(三) 病案举例

案 慢性盆腔炎

徐某,女,38 岁。

初诊 2001 年 7 月 25 日。

【主诉】下腹部及腰骶部疼痛 3 年,复发加重 2 周。

【病史】原有子宫内膜增生过长史,经刮宫后月经延后,曾用黄体酮治疗。症见腹部及腰骶部坠胀疼痛,腰酸如折,每于劳累及月经期加重,LMP 2001 年 7 月 15 日,察其舌淡红苔薄白,脉细。检查:下腹部压痛,以右下腹为著,并扪及鹅蛋大小质中包块。B超提示:双附件增粗,右侧探及 40 mm×40 mm×50 mm 囊性包块,子宫直肠窝有少量积液。西医诊断:慢性盆腔炎。曾以青霉素、洛美沙星、甲硝唑等静脉滴注治疗,病情无好转。虑其盆腔炎常源于邪犯冲任,冲任损伤,致使湿热和热毒客于冲任和胞宫,故有腹痛、痛经之症状。根据"冲任以通畅为贵"的理论,法当清利湿热、清热解毒为先导,有效控制炎症,减少局部充血,水肿与渗出,遂使气机通畅,冲任疏泄。治拟清热利湿,化瘀软坚。

【处方】败酱草 30 g,皂角刺 30 g,鬼箭羽 30 g,菝葜 30 g,王不留行 30 g,红藤 30 g,延胡索 10 g,当归 10 g,川芎 6 g,制香附 10 g。7 剂。

二诊 2001 年 8 月 3 日。LMP 2001 年 8 月 10 日。症见小腹胀痛好转,白带不多,腰酸如折。察其舌质红,舌苔薄白,诊其脉象细。析该病又呈慢性过程,病延日久,可出现湿热内阻,久而阻络,血瘀痰阻,肝肾不足,脾肾气虚等证候,故后阶段应清热利湿、化瘀软坚,佐以清养调补,上方加用枸杞子、黄精、杜仲等以补肾调冲任,使疗效得以巩固。

【处方】败酱草 30 g,皂角刺 30 g,鬼箭羽 30 g,菝葜 30 g,王不留行 30 g,红藤 30 g,当归 10 g,大川芎 6 g,大生地 10 g,黄精 10 g,枸杞子 10 g,赤芍 10 g,白芍 10 g,杜仲 10 g。7 剂。

按 本患者坚持每周复诊 1 次,经过 5 个月调治,经水调,腹痛亦缓。在临床中兼气虚者,加黄芪、党参、炒白术;兼血虚者,加当归、鸡血藤;带多色黄者,加黄柏、土茯苓、红藤;肿块明显者,加三棱、莪术、穿山甲;腹痛明显者,加徐长卿、炙乳香、炙没药;也可以配合盆腔炎外敷方局部用药。

补肾法治疗围绝经期崩漏经验

围绝经期崩漏是指妇女在绝经前出现的经血非时而下,分为崩中和漏下,前者表现为暴下不止,后者表现为淋漓,崩中日久,气血亏虚,可转为漏下,漏下不及时救治,病情加剧,可转为崩中,两者因果相干,互相转化,故概称崩漏。西医称为绝经过渡期无排卵性功能失调性子宫出血。

功能失调性子宫出血,是指调节生殖的神经内分泌机制失常引起的异常子宫出血。西医学认为机体受内部和外界各种因素,诸如精神紧张、情绪变化、营养不良、代谢紊乱及环境气候骤变等影响时，可通过大脑皮层和中枢神经系统引起下丘脑-垂体-卵巢轴功能调节而导致月经失调。绝经过渡期无排卵性功能失调性子宫出血，则是由于卵巢功能渐进性衰退，卵巢的激素水平下降，对垂体的正负反馈减弱甚至丧失，导致子宫内膜不同步生长及脱落，引起雌激素突破性出血或撤退性出血。功能失调性子宫出血，系由于子宫内膜在雌激素的过度刺激下增殖过长，由于缺乏孕酮对抗和腺体分泌，子宫内膜肥厚，血量增多，又因雌激素引起的酸性黏多糖和凝胶作用，使间质内血管通透性降低，影响物质交换，造成局部内膜组织缺血、脱落，使内膜呈现非同步性剥脱，造成内膜长期不规则性出血。

中医学认为其发生机理责之为"肾-天癸-冲任-胞宫"轴功能紊乱，导致冲任不固，子宫藏泻失常，不能制约经血。《素问·阴阳别论》首先指出："阴虚阳搏谓之崩。"是泛指一切下血势急的妇科血崩证。《金匮要略·妇人妊娠病脉证并治》中指出妇人年五十，病下血数十日不止，温经汤主之，是冲任虚寒兼瘀热互结导致围绝经期崩漏的证治。还记载："妇人陷经，漏下黑不解，胶姜汤主之。"《黄帝内经》论崩和《金匮要略》论漏下，为后世研究崩漏奠定了基础。

叶氏认为，围绝经期崩漏以肾气亏虚、冲任不固、经血失约为病因病机；冲任不固，经血失约是崩漏总病机，责之肝、脾、肾三脏。肾气全盛，冲任流通，经血渐盈，应时而下，经水由肾精所化，肾气充沛，肾精旺盛，则血海充盈，应时满溢而泻，肾虚或妇女七七之年，肾气虚竭，冲任虚衰，固摄不力则为崩漏。《医学衷中参西录》提出肾虚为崩漏之根本，谓："崩漏乃肾脏气化不固，而冲任滑脱也。"《兰室秘藏·妇人门》认为："肾水阴虚，不能镇守胞络相火，故血走而崩也。"总体来说，以肾虚为本，脏腑功能失常，气血失调，冲任虚损不固,子宫藏泻失常,导致月经的期、量严重紊乱。

叶氏指出,崩漏的辨证首先要根据出血的量、色、质辨明血证的属性,分清寒、热、虚、实。一般经血非时崩下,量多势急,继而淋沥不止,色淡质稀,多属虚;经血非时暴下,血色鲜红或深红,质地黏稠,多属实热;淋沥漏下,血色紫红,质稠多属虚热;经来无期,时来时止,时多时少,或久漏不止,色暗夹血块,多属瘀滞。出血急骤,多属气虚或血热,淋沥不断多属虚热或血瘀。根据常见病因病机可分为肾虚型、脾虚型、血热型、血瘀型四种证型,但由于脏腑、气血、经络关系密切,各证型间常相互影响,互为因果。

(一)辨证分型

1. 肾虚　围绝经期肾气渐衰,损伤肾气,耗伤精血,阴虚内热,热伏冲任,迫血妄行,以致经血非时而降,成为崩漏。

2. 脾虚　素体脾虚,饮食不节,忧思过虑或劳倦过度,损伤脾气,至七七年龄,冲任不固,血失统摄,非时而下,导致崩漏。

3. 血热　素体阳盛或肝郁化火,感受热邪,火热内盛,热伤冲任,迫血妄行,发为崩漏。

4. 血瘀　经期产后瘀血未尽,或感受寒热之邪,或七情内伤,瘀阻冲任,血不循经,非时而下,发为崩漏。

(二)治崩三法

中药具有较好的止血及调整月经周期的作用。《黄帝内经》强调治疗应遵循急则治其标,缓则治其本,此为后代医家临证所遵循的治疗原则。《丹溪心法附余》曰:治法初用止血,以塞其流;中用清热凉血,以澄其源;末用补血,以复其旧。止塞之流,不澄其源则滔天之势不能竭。提出塞流、澄源、复旧三大治崩之法,后世将此与急则治其标、缓则治其本相结合,将治疗崩漏分为两大步骤:急则塞流以治标,缓则澄源复旧以治本,为后世沿用至今。《丹溪心法》提出:治疗崩漏着重于"补气养血,滋补脾胃,镇坠心火"三法,使气血生化之源充沛,气血旺盛,阴平阳谧,经血不外溢,循经而行,则经自止矣。《傅青主女科》曰:"本固而标自立矣。不揣其本,而齐其末,山未见有能济者也。"指出应求因为主,止血为辅。

叶氏根据前贤以及自己多年临床经验,设立病机以肾虚为主,兼他脏不和,故在辨证论治的基础上遵循治病求本的原则,总结出以补肾为主,兼顾调理他脏的治疗原则,将塞流、澄源、复旧三法并融于急则治其标,缓则治其本的治疗方针中,加以灵活运用。采用分期论治的辨证方法。正如方约之在《丹溪心法附余》中云:"若只塞其流,不澄其源,则滔天之势不能遏;若只澄其源不复其旧,则孤子之阳无以立。故本末无遗,前后不紊,方可言治也。"

1. 塞流 即止血。暴崩之际,急当补肾固涩治其标,用叶氏止崩方止血防脱。同时加入活血化瘀止血之品避免闭门留寇。

2. 澄源 即正本清源,根据不同证型辨证论治。切忌不问缘由,概投寒凉或温补之剂,一味固涩,致犯"虚虚实实"之戒。

3. 复旧 即固本善后,调理恢复。但复旧并非全在补血,而应及时调补肝肾,补益心脾,以资血之源,安血之室,调周固本。视其病势,于善后方中寓治本之法。调经治本,其本在肾,故总宜填补肾精,补益肾气,固冲调经,使本固血充,则周期可望恢复正常,用叶氏调经方以调经血。

(三) 方药选择

1. 止崩方 女贞子 10 g,墨旱莲 15 g,大生地 10 g,地骨皮 10 g,生地榆 10 g,桑螵蛸 10 g,海螵蛸 10 g,仙鹤草 30 g,花蕊石 30 g,黄芩 10 g。女贞子、墨旱莲配伍补益肝肾,凉血止血;生地、地骨皮、生地榆清血分热而凉血止血,桑螵蛸滋肾助阳,固精缩尿;海螵蛸能收敛止血,二药伍用,一阴一阳,阴阳相合,补肾助阳,收敛止血；仙鹤草收敛止血，益气补虚；花蕊石味酸、涩，性平，归肝经，具有化瘀止血的功效；黄芩清热泻火止血。全方止血化瘀同用，清补结合，则血止经调。

2. 调经方　淫羊藿 15 g，肉苁蓉 15 g，鹿角霜 10 g，龟甲 10 g。淫羊藿、肉苁蓉温补肾阳，滋肾填精；鹿角霜温补肾阳，通督脉，龟甲滋阴养血，通任脉，两药皆为血肉有情之品，相须使用阴阳双补，既温肾壮阳，又益精养血。

补肾调经法治疗闭经

闭经是中医妇科常见疾病，在当下社会发病率尤高，也是目前临床常常遇到的疾病。当今社会竞争激烈，女性的职场压力较大，加上快节奏的生活方式，饮食无规律，营养摄取不均衡，正餐多以快餐盒饭等所代替，导致机体的精、气、血等化生不足而消耗过度，进而引起机体血海不充，冲任亏虚，从而引致闭经一症的高频发生。

在现代医学中，闭经可分为原发性闭经与继发性闭经两大类。原发性闭经是指女性超过 16 周岁而月经尚未初潮。而继发性闭经则指月经初潮之后，绝经之前的任何时候（除妊娠期与哺乳期外）停经达 6 个月以上的病证。古称"女子不月""月事不来""经水不通""经闭"等。妊娠期、哺乳期或围绝经期的月经停闭属生理现象，不作闭经论，有的少女初潮 2 年内偶尔出现月经停闭现象，可不予治疗。通过查阅古今文献并结合叶氏临证经验，闭经一症之病机无非虚、实二途，虚责之肝血、肾精，肝脾肾气之不足，实责之痰湿、瘀血、气郁阻遏，无论何种病机，总致胞宫经血不能按时蓄溢，从而使得闭经一症得以发生。在治疗闭经一症时，必须遵循中医学辨证论治的基本原则，根据患者不同的病机与证候，采用有针对性的治疗方法与方药,虚则补精、血、气,实则泻痰、瘀、郁,使患者的正气得培,邪气得去,经水能正常蓄溢,则闭经一症自当治愈。本病属难治之症,病程较长,疗效较差,因此,必要时应采用多种方法综合治疗以提高疗效。因先天性生殖器官缺如,或后天器质性损伤致无月经者,因药物治疗难以奏效,不属本节讨论范围。

闭经发病主要是由于冲任气血失调,有虚、实两个方面,虚者由于冲任亏败,源断其流;实者因邪气阻隔冲任,经血不通。导致闭经的病因复杂,有先天因素,也有后天获得,可由月经不调发展而来,也有因他病致闭经者。常见的分型有肾虚、脾虚、血虚、气滞血瘀、寒凝血瘀和痰湿阻滞。肾精不足所致闭经,《素问·六节脏象论》有云:"肾者,主蛰,封藏之本,精之处也。"《素问·金匮真言论》云:"夫精者,身之本也。"从《黄帝内经》中的这些论述不难看出,肾精是构成人体最重要和最基本的物质。肾主藏精,肾中封藏一身之精气。此中精气,是人之一身经血的重要来源。如若肾气充足,则化气藏精功能正常,肾精化血有源,从而可使肝体得养,血海充盛,而肝血充足,则冲任二脉自充盛,胞宫之经血自当按时而满溢矣。反之,如若机体肾气不足,肾之化气藏精功能失司,则可导致肾精亏虚,肝血化生不足,由于"肝主冲任",肝血亏虚遂可逐渐导致冲任二脉匮乏,胞脉空虚,从而引起月经稀少,乃至闭经的发生。卵巢早衰所致闭经为肾-天癸-冲任-胞宫生殖轴早衰的严重结果。以肾为主导,由天癸来调节,通过冲任的通盛、相资,由胞宫体现经带胎产的生理特点。根据卵巢早衰患者的子宫、卵巢等生殖器官多有不同程度的萎缩,认为本病以肾虚为本,肾虚是卵巢早衰的基本病机。肾虚以肾阳虚为主,兼肾气不足。本病的病机属肾水枯竭,阴虚火旺,冲任脉衰。

补肾法为治疗闭经的根本大法,能够有效地治疗卵巢早衰。

五脏之中肝血肾精之间同源互补,疏泄封藏之功相互制约,对月经有重要作用,即情志因素也是导致闭经的重要原因。《素问·阴阳别论》云:"二阳之病发心脾,有不得隐曲,女子不月。"故情志不遂,脏腑功能失调,是引起月经停闭不潮的重要原因之一。另有"肾水不能生肝血而经闭"者,此种说法系肾为先天之本,肾精不足肝血亦不足,从而加重经血的停闭。肾阴不足,阴不敛阳,致肾阴阳俱不足。因此笔者认为卵巢早衰所致闭经的治疗以补肾为主,有文献报道称补肾中药如熟地、菟丝子、淫羊藿、杜仲等有刺激体内性激素分泌的作用,恢复卵巢功能,改善月经及其他临床症状。桃仁、红花等活血化瘀药有促进卵巢发育和排卵的作用,并依据临床症状随证加减。同时卵巢早衰并非指整个人体的衰退,40 岁之前人体生命力旺盛,通过正确的药物治疗定会有所改善。

案　闭经

李某,女,39 岁。

【主诉】闭经 4 月。

【病史】结婚 1 年,未避孕无子,男方精子正常,LMP5 月 15日,4 日净。月经逾期不行,否认怀孕。时有乳胀,白带蛋清样,偶有腰酸,头晕耳鸣,腰酸腿软,小便频数,性欲淡漠,胃纳可,二便调。舌淡红,苔薄白,脉沉细。西医诊断:闭经。治拟补肾调经。

【处方】菟丝子 10 g,山药 10 g,炒杜仲 10 g,山茱萸 10 g,枸杞子 10 g,当归 10 g,甘草 6 g,熟地 10 g,川芎 6 g,桃仁 10 g,红花10 g,川牛膝 10 g,泽兰 10 g,蒲黄 10 g,益母草 15 g,玫瑰花 12 g,黄芩 15 g,黄连 6 g,肉桂 3 g,艾叶 12 g,制香附 10 g,薏苡仁 15 g,龟甲10 g,鹿角霜 10 g。

二诊　去薏苡仁,加淫羊藿、炒路路通、蒲公英。

三诊　配合西药人工周期疗法,服用黄体酮胶囊。

四诊 10月8日开始服用黄体酮胶囊,停药后5日,2021年10月14日经行。

按 本案例患者属肾阳虚证,诊治兼顾"通"与"盈"的关系。"通"是通行气血,通任脉;"盈"是填补精血,盛太冲。或补而通之,补益肝肾,健脾养血,选用栀子(炒焦)、牡丹皮清退血热,玫瑰花疏肝养血,健脾和胃,川牛膝、泽兰、蒲黄、益母草活血通经,白花蛇舌草清热解毒,鹿角霜、龟甲、阿胶等血肉有情之品补肾以益胞脉,人参、黄芪、白术、茯苓、当归、白芍、熟地等健脾益气,养血调经,配调和气血的川芎,制香附寓通于盈;或泻而通之,理气行滞,活血化瘀,常选用川牛膝、当归、川芎、柴胡、香附等理气活血,配养血调和的白芍、熟地、丹参等寓盈于通,使血海充盈,任脉通行,月事以时下。该例在西药治疗前虽未建立起正常月经周期,但已接受激素周期治疗,月经基本正常半年多,故治疗上按闭经调治。

老年痴呆辨治

老年痴呆多发生在60岁以上的老年人中。患者在意识清晰的情况下出现进行性的记忆下降,智能衰退,人格改变和定向障碍,而又没有发现能导致这些异常的躯体或神经系统疾患,可以作出老年痴呆的诊断。随着病情的发展,患者将变得自私、易怒、放荡、冷淡、懒散、挥霍、偷盗,甚至丧失伦理道德和对家庭、社会的责任感。有的不知饥饱,大小便失禁,以至完全丧失工作与生活能力。老年痴呆,不仅威胁老年人晚年的健康与幸福,也给家庭带来极大的烦恼和困难。本病的病因至今未明,故无特殊疗法。

老年痴呆尚无特殊治疗。目前所采用的治疗方法主要是尽量减轻疾病过程中所出现的包括精神症状在内的各种症状,延缓痴呆的进一步发展。如果患者出现兴奋躁动和攻击行为,给予抗精神病药物进行治疗。情绪抑郁者用抗抑郁药物治疗,如用药物难以控制或有明显自杀倾向者,在密切观察下进行改良电抽搐治疗。由于老年痴呆患者大多体质差,肾功能减退,故极易造成药物在体内积蓄,产生严重的副作用。对大多的患者而言,实施正确的心理治疗和精心护理比药物治疗更为重要,特别是在疾病的早期,病情尚未充分发展时更是如此。

近年来国内外学者将治疗老年痴呆的希望转向了中国传统医学。中医学关于脑的生理认识非常重视"神"的概念,认为脑主神明,脑为元神之腑,强调神是思维意识、精神活动的全部体现。在脑的功能方面,认为它是清阳之腑,主升,喜清恶浊,喜盈恶志,喜静恶扰。脑与五脏的关系密切,尤其是心、肝、肾,故心被认为是"五脏六腑之大主,精神之所舍也",用西医学的观点来看,中医"心"指的就是神经内分泌系统。

中医学认为老年痴呆系老年肾精虚损,精气不能上充于脑,以致髓海空虚而痰凝血瘀,使脑窍受损,元神失用,产生各种症状。当治以益肾填精,辅以养心健脾、活血化瘀、祛痰开窍之法。利用现代医学及现代生物学的技术,研制出具有调节神经细胞、抑制神经细胞凋亡的中药及其单体成分,经临床使用,对老年痴呆有独特的疗效,具有提高全身免疫能力作用,能改善记忆、思维、运动、感觉、语言等方面的功能障碍。

(一)五脏藏五神、主五志是对脑与神关系的高度概括

神是中国传统文化与中医理论中的一个复杂而重要的概念。《黄帝内经》中对神的论述相当丰富。概而言之,神是人体生命活动总的体现,是精神,意识,知觉,运动的概括,它的物质基础是精。《灵枢·经脉》曰:"人始生先成精,精而成脑髓生。"《灵枢·平人绝

谷》曰："神者，水谷之精气也。"在先后天的作用下，神随着生命活动，逐渐成熟健全，如目之能视，耳之能听，口之能言，以及精力充沛，智能健全，对客观事物分析、判断、理解等能力，都是神气活动正常的体现。神在人体中居重要地位，神充则身强，神衰则身弱。只有神的存在，才能有人的正常生命活动。

中医学早已认识到脑与神的密切关系。如《素问·刺法论》曰："气出于脑，即不邪干。"后世的认识更为深刻，如李时珍称"脑为元神之府"（《本草纲目》）。《医林改错》则明确提出："灵机记性在脑"，还作了进一步分析："两耳通脑，所听之声归于脑，两目系如线，长于脑，所见之物归于脑……鼻通于脑，所闻香臭归于脑；小儿至周岁，脑渐生……舌能言一二字。"说明王氏已认识到脑具有记忆、听觉、视觉、言语等功能。由于神产生于精气，而脑的生成及精气的来源均出自五脏精气，所以《黄帝内经》将人之神分成"神、魂、魄、意、志"五个部分，分属于五脏。如《素问·宣明五气》曰："五脏所藏：心藏神，肺藏魄，肝藏魂，脾藏意，肾藏志。"此外，对魂、神、意、魄、志的概念也有明确阐述。《灵枢·本神》曰："两精相搏谓之神，随神往来者谓之魂，并精而出入者谓之魄，所以任物者谓之心，心有所忆谓之意，意之所存谓之志，因志而存变谓之思，因思而远慕谓之虑，因虑而处物谓之智。"神与血、脉、营、卫、精、气的关系，表现为"肝藏血，血舍魂""脾藏营，营舍意""心藏脉，脉舍神""肺藏气，气舍魄""肾藏精，精舍志"（《灵枢·本神》）。

五脏藏五神、主五志的五脏藏神学说或称五神脏理论，是对中医脑与神关系的高度概括，充分反映了中医学以五脏为中心，认识整体生命活动和神志活动的基本特点。在病理上，脑的病变可表现为五脏六腑的见证，反过来，五脏的病变也必定会有相应的脑神经发生改变。这种独特的五神脏理论以及相应的治法方药体系体现了整体观与形神合一的思想，直接指导着中医对神经，精神系统疾病的认识和防治。

（二）以肾虚为主的五脏虚衰是脑衰老、老年痴呆发生的内在机制

中医学认为，现代医学的大脑功能主要是由心、肝、脾、肺、肾五脏藏五神、主五志的调控中枢所主宰。因此，总结归纳《黄帝内经》及历代医家对五脏虚衰或病邪侵袭所伴随的五神脏功能障碍，以及脑髓本身在增龄中的改变对于脑衰老及老年痴呆的认识具有十分重要的意义。《素问·上古天真论》曰："女子七岁，肾气盛，齿更发长……八八，则齿发去。肾者主水，受五脏六腑之精而藏之，故五脏盛乃能泻。今五脏皆衰，筋骨解堕，天癸尽矣。故发鬓白，身体重，行步不正，而无子耳。"《灵枢·天年》云："人生十岁，五脏始定，血气已通，其气在下，故好走……九十岁，肾气焦，四脏经脉空虚。百岁，五脏皆虚，神气皆去，形骸独居而终矣。"这两段论述，前者突出反映了肾气的自然盛衰对衰老的作用，后者则突出反映五脏盛衰对衰老的作用。同时，也指出了生命过程的发展变化和衰老的发生，其根本原因不是源于人体的外部，而是由机体的内部变化决定的。外界和人类社会中的不良因素虽然对衰老有影响，但只是重要的外部因素，而不是机体必然衰老的根源，内部的变化才是衰老的决定性因素。

五脏缓慢而持续的逐渐虚衰（包括气血津液，阴阳，经脉等），进而导致人的逐渐衰老。如老年人，既有肾虚而出现主藏精、生殖、生长发育、主骨生髓以及在齿和藏志等方面的衰老表现，也有肝主疏泄、藏血、藏魂，脾主运化、统血、四肢肌肉、藏意等多方面的衰老表现。"视其外应，以知其内脏"（《灵枢·本藏》），种种衰老征象，反之也充分表明，衰老是中年后五脏逐渐虚衰的结果。

肾为先天之本，因而在五脏中，对于生命的生、长、壮、老、已的发展变化，又具有相对突出的作用。故《黄帝内经》还有很多养生以保精护肾的论述。如"以欲竭其精，以耗散其真，不知持满……故半百而衰也"（《素问·上古天真论》）。"七损八益……不知用此，则早衰之节也……知之则强，不知则老"（《素问·阴阳应象大论》）。

肾虚与脑衰老的关系十分密切，因肾主藏精，精生髓，髓又上通于脑，脑为髓海。故精足则令人体魄坚强，智慧聪颖。唐容川说："事物之所以不忘，赖此记性，记在何处，则在肾经。益肾生精，化为髓，而藏之于脑中（《内经精义》）。"所以随增龄而发生的肾精亏损，肾气不足常是脑衰老、老年痴呆发生的最基本变化。应当指出的是，肾为先天之本，禀赋与肾有关，而禀赋与老年痴呆的发病也有密切关系。

《医学心悟》明确指出："肾主智，肾虚则智不足。"人体衰老之渊薮在于肾。人至老年，肾中真阴真阳亏虚，精血不足，髓海失充，造成髓少不能养脑，脑失滋养枯萎，萎则神机失用，五神失司。临床上老年痴呆常伴有肾虚症状。如《灵枢·海论》指出："髓海不足，则脑转耳鸣，胫酸眩冒，目无所见，懈怠安卧。"还有耳鸣、耳聋、发脱、齿摇、小便失禁或淋沥不尽等。肾中之气是推动气运的动力，肾气不足则气虚失运，亦是导致痰浊瘀血产生的重要原因。正如《医林改错》所谓："高年无记性者，脑髓渐空。"正因为肾虚髓海不足在脑衰老、老年痴呆的发病中占有如此重要的地位，所以早在《神农本草经》所记载的健脑益智药物中，补肾药就占第一位。其后如《千金要方》的孔圣枕中丹，《太平圣惠方》的圣惠益智丸，《辨证录》的生慧汤，《普济方》的育神丸，《赤水玄珠》的状元丸、读书丸等均以补肾填精为主。

临床上以补肾为主治疗老年痴呆获效的报道，也证实了脑衰老、老年痴呆的病理演化是以肾虚为主。可以说补肾健脑法是较为公认的延缓脑衰老的有效措施,是治疗老年痴呆的基础治法。在肾气与五脏逐渐虚衰的基础上,还将逐渐产生气滞、血瘀、痰浊等实滞,也与衰老进程密切相关。

(三)痰浊、瘀血是加速脑衰老,导致老年痴呆的重要因素

痰浊是人体脏腑气血失和,津液运化失常的病理产物,同时又是一种危害甚广的致病因素。随增龄以肾虚为主的五脏虚衰逐渐发生,势必导致气机滞涩不利,津液运行障碍,所以痰浊的产生是衰老过程中的重要变化之一。其与脑衰老、老年痴呆的关系也十分密切。明代医家张景岳首先提出了痴呆病名并指出:"痴呆症凡平素无痰,而或以郁结,或以不遂……渐致痴呆。"《石室秘录》则明确指出"痰气最盛,呆气最深""治呆之奇法,治痰即治呆也"。强调了痰与痴呆的关系。《医林绳墨》也指出:"有问事不知首尾,作事忽略而不记者,此因痰迷心窍也,宜当清痰理气,而问对可答,用之牛黄清心丸……若痴若愚,健忘而不知事体者,宜以开导其痰,用之芩连二陈汤。"可见当时医家即十分重视痰浊与健忘、痴呆的关系并有着丰富的临床实践。文献与临床资料分析均表明,痰浊阻滞是老年痴呆病机中的主要因素之一。痰浊蒙蔽清窍,则视、听、语言障碍,健忘,情志异常。痰浊流注经络,则肢体活动受限,困倦懒动。痰浊一方面因衰老而产生,反过来又进一步损害五神脏功能,加快脑衰老进程或导致老年痴呆的发生。国外用加味温胆汤、天麻、雪莲花等具有化痰作用的药物治疗老年痴呆收到良效,也从一个侧面证实了痰浊在脑衰老与老年痴呆发生中的重要作用。

瘀血是与衰老关系密切的又一重要病理因素。中医素有"老人多瘀""久病必瘀""虚久致瘀"的说法。伴随增龄的五脏虚衰与瘀血的产生有着密切的因果关系。因虚可以致瘀,而瘀久则使虚更甚。正如《读医随笔》云:"凡人气血犹源泉也,盛而流畅,少则壅

滞,故气血不虚不滞,虚则无有不滞者。"因为肾阳不足,阳虚生寒,寒凝则可致瘀,脾胃虚损,气血生化无源,气虚行血无力亦可致瘀;阴虚血少,脉道枯涩可致血瘀;三焦失司,腑气不畅,气滞亦可血瘀。临床所见随增龄出现的各种"瘀"象,如皮肤色素斑,舌质暗紫或瘀点,以及与衰老相关的各种疾病,均有不同程度的瘀血征象。

《灵枢·邪气脏腑病形》指出:"十二经脉,三百六十五络,其血气皆上于面而走空窍。"说明脑对气血的供应需求很多。随着五脏和气血运行的功能减弱、失调,必然会出现血瘀脑络的病理改变,或瘀阻络内,或血溢脉外,均可导致脑功能衰退,甚至中风、痴呆的发生。《素问·四时刺逆从论》也指出:"秋刺经脉,血气上逆,令人善忘。"说明当时即已认识到气血逆乱是善忘等脑功能障碍发生的重要原因。唐容川《血证论》指出:"又凡心有瘀血,亦令健忘……血在上则浊蔽而不明矣。凡失血家猝得健忘者,每有瘀血。"现代临床对脑动脉硬化、脑血管痴呆等病多从瘀血论治,并收到较好疗效,也说明瘀血是影响脑衰老和导致老年痴呆发生的一个重要因素。应当指出的是,中医其他致病因素如外邪、药毒、禀赋等因素也与脑衰老和老年痴呆的发生密切相关。而痰浊、瘀血也常互相影响,兼挟为病。

综上所述,老年痴呆是以本虚标实为特征的老年常见疾病,其本虚主要在于肾精不足,髓海亏虚,清阳不升,五神失用;其标实在于痰浊,瘀血蒙蔽脑窍,闭阻脑络。由于其与增龄密切相关,一方面肾虚为主的五脏虚衰可导致痰浊、瘀血等的产生,即因虚而致实;另一方面,痰瘀为患又可影响气血津液的化生和运行,致本虚更甚,此所谓因实而致虚。两者互为因果,形成恶性循环,以致病程缠绵,见症多端。

从心肾论治围绝经期健忘症

健忘属于一种临床证候,诊断并不困难,为脑力衰弱,记忆力差,遇事易忘的一种病症。中医学中称为"喜忘"或"善忘"。围绝经期健忘症是女性在围绝经期和绝经期,因卵巢功能衰退至消失而产生神经、精神状态的失常,生殖泌尿、免疫功能、心血管系统功能异常等一系列临床症候群其中之一症状,称为围绝经期健忘症。其很少孤立出现,临床多伴见其他证,如失眠、心悸、潮热汗出等。围绝经期妇女记忆下降对人们的困扰,目前也已逐步被人们重视,故立益肾养心法,科学观察宁神合剂及协定宁神方对围绝经期妇女记忆改善的效果,进一步证实从心肾论治可提高妇女围绝经期健忘症的记忆商数,试图通过一个病症的研究推而广之。

(一)历代名家对健忘症的阐述

中医历来重视智力保健,本病最早记载见于《黄帝内经》,如《素问·五常政大论》云:"太阳司天,寒气下临,心气上从……善忘。"意即太阳寒水司天之年,寒气降临大地,心气从气……在人易生健忘。《灵枢·大惑论》阐述了本病的病因病机:"上气不足,下气有余,肠胃实而心肺虚,虚则营卫留于下,久之不以时上,故善忘也。"指出了善忘是由于下气有余,肠胃实滞,而上气不足,心肺两虚,所致虚实夹杂的病证。营卫留于下,则肾中之精气,不能时时上交于心,故健忘。善忘还是常并见于其他病证的一个症状。《灵枢·厥病》:"厥头痛,意善忘。"《灵枢·癫狂》:"狂始生,先自悲也,喜忘。"头痛、自悲,常与善忘并见,而善忘又是狂证厥头痛等病证的一个症状。往后,历代医家多有论述。

（二）从心肾论治围绝经期健忘症之见

1. 《黄帝内经》强调心肾对本病重要性

（1）肾精与记忆的关系：围绝经期记忆力减退，首先责之心肾。《素问·上古天真论》提示了女子围绝经期即："七七任脉虚衰，太冲脉衰少，天癸竭，地道不通，故形坏而无子也。"强调肾是构成生命的本源，肾藏精，主生殖，精化为气，谓肾气。人体的生命产生于男女两精相结合；既生之后，肾气渐衰。天癸渐竭，女子停经，失去生殖能力。肾精不仅是构成人体的基本要素，而且主宰人体的整个生长、发育、生殖、衰老过程。提示保养肾中精气，对抵御疾病、延缓衰老、增进年寿的重要作用。《素问·五脏生成》曰："诸髓者皆属于脑。"《灵枢·海论》曰："髓海有余，则轻劲多力，自过其度；髓海不足则脑转耳鸣，胫酸眩冒，目无所见，懈怠安卧。"脑为髓海，故诸髓皆属之。肾藏精，精生髓，上充于脑，髓海有余或不足，皆与肾精的盛衰密切相关。髓海有余，多由肾之精血旺盛，化源充足。髓海不足，化源匮乏，则脑转眩晕等。"肾藏志"说明了脑之神明有赖于髓之荣养，精藏于肾，肾通于脑，诸髓皆属于脑，精成而后脑髓生，故精足则令人体魄坚强，智慧聪颖。在"肾精"与"脑神"的关系中，前者是物质基础，后者是精神意识；肾精充足，五脏和调，脑髓得养，人的思维才能聪慧灵智；反之，若肾精不足，髓海不充，无以奉养，导致记忆下降，智力障碍。说明了肾与记忆的关系，是肾虚与脑衰老的关系。

（2）心神与记忆的关系：《黄帝内经》非常重视"神"的概念，广义的"神"是指人的一切生命活动；狭义的"神"是指精神、意识、思维活动。《素问·灵兰秘典论》曰："心者，君主之官也，神明出焉。"心为一身之君主，禀虚灵而含造化，具一理以应万机，脏腑百骸，唯所是命，聪明智慧，莫不由之，故曰神明出焉。"故主明则下安，以此养生则寿,殁世不殆,以为天下则大昌。主不明则十二官危,使道闭塞而不通,形乃大伤,以此养生则殃"。心为人体的最高司令官,神则居其首要地位,心健则神气充足,神气充足则身强,神气涣散则身弱。强调了心神关系密切。

《灵枢·邪客》曰:"心者,五脏六腑之大主也,精神之所舍也……心伤则神去,神去则死矣。"说明了人的情志活动以脏腑气血为物质基础,一旦脏腑气血发生病变,往往导致精神情志的异常;虽然人的精神意识思维活动是由五脏共同完成的,但心在其中具有主宰的作用。故神志与心的关系尤为密切,心藏神,为人体活动的主宰,若心气亏虚,不能充养心神,则出现心神恍惚,健忘前事。

2. 诸贤对健忘责之心亏和肾虚　明代李中梓《医宗必读·健忘》认为健忘当责之心肾不交:"心不下交于肾,则火乱其神明;肾不上交于心,精气伏而不用。火居上则因而为痰;水居下则因而生躁,扰扰纭纭,昏而不宁,故补肾而使之时上,养心而使之善下,则神气清明,志意常治,而何健忘之有。"认为健忘是由于心火独亢于上,扰乱心的神明,肾精亏伐不能上交于心,则火居上变生为痰;肾水不能上交滋润而生躁,而致健忘。故在治疗时以补肾养心,这样才能神气清明,志意常治,而不会有健忘。

唐容川在《内经精义》说:"事物之所以不忘,赖此记性,记在何处,则在肾经。益肾生精,化为髓,而藏之于脑中。"肾精虚损,精气不能上充于脑,以致髓海空虚使脑窍受损,元神失用,产生各种症状。所以随增龄而发生的肾精亏损,肾气不足常是脑衰老、健忘发生的最基本变化。

《诸病源候论》谈到:"多忘者,心虚也。心主血脉而藏于神,若风邪乘于血气,阴阳不和,时相并隔,乍虚乍实,血气相乱,致心神虚损而多忘。"认为心主神明,阴阳不和,气血逆乱而心神虚损,以致健忘。《圣济总录》亦认为：“健忘之病，本于心虚，血气衰少，精神昏愦，故志动乱而多忘也……愁忧思虑则伤心，心伤则眷忘。”指出心虚则与健忘相关，而且将健忘分为多忘与健忘两个层次。《临证备要》则指出：“治健忘者必交其心肾，使之神明下通于肾，肾之精华上升于脑，精能生气，气能生神，神定气清，自鲜遗忘之失。”从肾精与脑的关系，强调交通心肾的重要性。

清代陈士铎《辨证录·健忘门》对健忘的病机认为，健忘并非鬼神作祟，而是心肾不交使然，主要是心亏和肾虚，治疗当兼补心肾，既济水火。故曰：“夫心肾交而智慧生，心肾离而智慧失。人之聪明非生于心肾，而生于心肾之交也，肾水资于心，则智慧生生不息，心火资于肾，则智慧亦生生无穷。苟心火亢，则肾畏火炎而不敢交乎心；肾水竭，则心恶水干而不肯交于肾；两不相交，则势必至于两相忘矣。”强调了心肾相交互根互用，对立统一作为生理功能的重要性。

3. 益肾养心法改善围绝经期妇女记忆力　健忘症，中医界一直在探讨本病治疗发病机制，但较为复杂。特别近年来，中医药研究者提出了中药多靶点、多融合点干预的作用机制或策略，这对中医治疗围绝经妇女健忘症，也有相当的指导意义。虽然本文是对围绝经期妇女健忘症的研讨，有性别之固定，年龄的局限，以及证候划分，已使我们研究健忘症缩小范围，但临床上仍需了解到其他原因，历代医家对健忘之病因病机的认识大抵责之以心脾肾虚损或失调者居多。总之认为本病与心、肾有关，从心、肾论治为多，对40岁以上的人，尤其女性，因阳气渐衰，肾精亏损，脑髓失充，易诱发本病，故建立益肾养心治疗原则。

宁神合剂是上海市第七人民医院叶景华名老中医据多年临床经验设立，制成院内制剂，长期使用于临床。立益肾养心法，机理源于中医学理论基础。宁神合剂组方严密，制定成协定方，君臣佐使分明;药味简练,药性平和。有益肾作用,又有养心功能,脑为髓海,所以在补肾同时,脑海也得到充养,达到对围绝经期妇女这一阶段记忆功能改善的观察和研究。

(三)病案举例

案 围绝经期健忘症

黄某,女,56 岁。

初诊 2006 年 8 月 9 日。

【主诉】记忆下降。

【病史】患者绝经 3 年,生育 1 胎史。近半年出现记忆下降呈进行性加重,甚则有时转身即忘,遇事陡然忘之,费力思索不得。证见患者精神不振,面色不华,形体消瘦,夜卧欠安,易醒多梦,伴耳鸣头晕,心悸不宁,胃纳尚可,察其舌质红,苔薄白;诊其脉象细数。检阅其辅助检查头颅脑 CI,检查无异常;修订版韦氏记忆量表测定记忆商示:92(MQ)。西医诊断:围绝经期健忘症。此为年过七七,天癸已竭,肾精亏于下,髓海失养于上,则记忆下降,头晕耳鸣,精神不振;肾水亏于下,心火亢于上,心肾不交则心失所养,神无所居则不寐;肾气不足,阴亏内热则舌质红,苔薄白,脉象细数。法当益肾养心,交通心肾。方用协定宁神方合交泰丸方出入。

【处方】桑椹 30 g,女贞子 30 g,夜交藤 30 g,景天三七 30 g,丹参 30 g,香橼 10 g,香附 10 g,川连 3 g,肉桂 3 g,莲子心 6 g,全当归 10 g,五味子 5 g,酸枣仁 10 g,茯苓 10 g,茯神 10 g,枸杞子 10 g,菊花 10 g。

每日 1 剂,上方头煎加水 300 mL,药物浸泡半小时至 1h,旺火煎开后,文火煎半小时,取汁 150 mL;二煎加水 200 mL,煎 15 min后取汁 150 mL,二煎相混,分 2 次温服。用药期间禁服生冷、辛辣之品。外治配合中药熏蒸每日 1 次。

二诊 2006年8月18日。患者服初期7剂药后,夜卧好转,精神渐振。症见头晕耳鸣,记忆改善不显,诸事转身既忘。察其舌质红,苔薄;诊其脉象细。此乃肝肾阴亏,髓海失养。宗清代名医陈士铎对健忘的病机认识:主要是心亏和肾虚,且心肾不交,治疗当兼补心肾,既济水火。"肾水资于心,则智慧生生不息;心火资于肾,则智慧亦生生无穷"。在原方基础上加莲子心6g、灵磁石30g、生牡蛎60g、山茱萸15g、酸枣仁10g。7剂后,又在原方上加天麻10g、福泽泻15g,7剂。嘱煎服法同前。

三诊 2006年9月6日。患者服药后夜卧已安,记忆好转,反应敏捷,头晕耳鸣亦缓。察其舌质淡红,苔薄;诊其脉象细。此乃病机同前,治仍原方基础上加大枣10g、淮小麦30g。嘱:煎服法同前。本患者经3个月治疗,症情好转。修订版韦氏记忆量表测定记忆商示:100(MQ)。

按 患者是职员,原智力记忆力优良,步入围绝经期阶段,随着雌激素水平下降,肾亏于下,心火独亢于上,心肾不交,而出现健忘、失眠。诚如《素问·上古天真论》曰女子:"七七任脉虚,太冲脉衰少,天癸竭,地道不通,故形坏而无子也。"七七天癸竭,肾气衰,则出现髓海不足之象。在治疗中用协定方宁神方随证加减,为益肾养心安神,提高记忆力。方中均有女贞子、桑椹,有滋补肝肾之效,据现代医学研究,可提高女性激素,提高机体免疫功能;夜交藤有滋补肝肾安神之力;丹参有益气活血、补血安神之能,"一味丹参功同四物",历代广泛用于治疗妇科疾病;景天三七有镇静安神、止血化瘀之用,现代药理提示可能有黄酮类成分存在。此案为协定方随证加用交泰丸以交通心肾,并用苦寒之莲子心助黄连以降心火;酸枣仁、大枣、淮小麦养心安神;灵磁石、生牡蛎滋阴潜阳以重镇安神;山茱萸、天麻、福泽泻以补肾泻肝平调阴阳。在治疗中配合外治之中药熏蒸疗法,疏通经脉,使患者精充神沛,脑髓得养,改善记忆。

(四) 结论

因妇女围绝经期健忘症易演变成阿尔茨海默病一说,引起诸多学者的关注,并展开了一系列研究和治疗。阿尔茨海默病是以慢性进行性记忆功能丧失为特征并贯穿于疾病的始终,继而出现智力的全面障碍和精神,行为方面的异常改变。围绝经期健忘症和阿尔茨海默病,早期都是以记忆力进行性减退为主要表现的,故以健忘为切入点,从中医治未病的角度,观察可长期服用,且安全有效的中药对阿尔茨海默病的预防作用,具有重要意义。并且大量文献检索表明,目前这一工作,方兴未艾,处于萌芽中,而西医又没有更多的方法。所以随着课题的深入,必将对患有围绝经期综合征及围绝经期健忘症妇女,带来福音和得到及时有效的治疗,同时对中药干预阿尔茨海默病研究也带来新思路。

扶正益肾,清利通络治劳淋

劳淋为五淋之一,其特点为病程较长,缠绵难愈,时轻时重,遇劳得作,常好发于老年女性,相当于西医学的再发性尿路感染、慢性肾盂肾炎、尿道综合征等疾病。近年来因为抗生素的滥用,劳淋的发病率逐年上升,而治疗手段却乏善可陈。

(一) 病因病机

1. 劳淋基本病机为本虚标实　劳淋,与热淋、气淋、膏淋、石淋一起并称“五淋”,其病名最早记载于华佗《中藏经》:“劳淋者,小便淋沥不绝,如水之滴漏而不绝也。”指出劳淋病的特点为淋漓不绝。隋代巢元方《诸病源候论·劳淋候》云:“劳淋者,谓劳伤肾气而生热成淋也,肾气通于阴,其状溺留茎内,数起不出,引小腹痛,小便不利,劳倦即发也。"提出劳淋病病因为肾虚,且为阴虚生热之证。而后世多在此基础上有所发挥,如李中梓《医宗必读》将劳淋分为肾劳、脾劳、心劳三证,又如张锡纯在《医学衷中参西录》中言:"劳淋之证,因劳而成。其人或劳力过度,或劳心过度,或房劳过度,皆能暗生内热,耗散真阴。阴亏热炽,熏蒸膀胱,久则成淋,小便不能少忍,便后仍复欲便,常常作疼。"亦认为肾阴亏耗为劳淋病因所在。

劳淋病其特点在于劳,表现为病程缠绵,反复发作,主证在于淋,表现为尿频尿急、腰酸、小腹不适,其为本虚标实、虚实夹杂之证。本虚主要表现为肾阴亏虚,标实为湿瘀互结。

淋证之初,多为湿热毒邪蕴结下焦,致使膀胱气化不利,出现尿频尿急、小腹不适等淋证主要症状。经治疗后,或不得法,或病重药轻,致使余邪未尽,湿热毒邪停蓄膀胱,由腑上逆至脏,伤于肾。肾在水液代谢中司开阖,开阖赖于肾气的充足,肾气的物质基础为肾阴,故淋证日久常见肾阴亏虚。且淋证治法,不离清热利湿通淋、常用苦寒清燥之品,多耗伤气阴。同时抗生素属攻伐之品,最易耗伤真阴,一些劳淋的患者习惯一发病就使用抗生素,久而久之,导致了真阴的亏耗。因此,肾阴亏耗为劳淋本虚之根本,其主要临床表现为腰膝酸软,舌红,脉细。

至于标实,主要责之于湿热留恋,肾络瘀阻。湿热蕴结是诸淋的共同点,无论是受于外还是生于内,湿热均可使膀胱气化受阻,水道不利,发而成淋。而湿性黏滞,最难消除,反复发作,缠绵难愈,为劳淋标实之主。证见尿频、尿急、尿不尽,小腹不适,苔黄腻。

《临证指南医案》云:"初病在气,久病入血,初病在经,久病入络。""治淋之法,有通有塞,有瘀血积塞住溺管者,宜先通"。据此,叶氏指出劳淋为久病之证,肾络必有瘀阻,而瘀血阻络,血行不畅,溢于脉外,成离经之血,故劳淋患者尿常规中除白细胞外,常可见红细胞。现代研究亦表明致病菌侵入下尿路,引起局部组织变性坏死,发生充血性炎症,并有纤维化,病变部位肿胀,充血渗出形成瘀血。证可见舌质偏暗,舌下脉络曲张。

2. **劳淋尚有诸多兼证** 劳淋之所以难治易发,除了本虚标实的主证外,还因其尚有诸多兼证,使得证情复杂化。心、肝两脏与肾关系最密,在临床中肝阴不足、心火旺盛是劳淋病常见的兼证。

五行中肝属木,肾属水,肾阴不足,"水不涵木",致肝失疏泄,肝气郁结,肝阳上亢,肝阴不足。临证可见尿频急,五心烦热,性情焦虑,甚至头晕目眩,血压升高。

心属火,肾属水,肾阴上升而济于心阳,心肾水火相济。肾阴不足,升降失常,水火不济,必然会产生心肾不交的病变。正如《格致余论》亦云:"人之有生,心为火居上,肾为水居下,水能升而火有降,一升一降,无有穷已,故生意存焉。"临证可见心烦失寐、心悸不安、眩晕、耳鸣、健忘、五心烦热、咽干口燥、腰膝酸软、舌红、脉细数。

(二) 分期论治

对于劳淋的治则,采用"扶正益肾,清利通络"之法,并根据"急则治其标,缓则治其本"的原则,将劳淋分为发作期和缓解期。

1. **发作期** 以清利泄浊为主,辅以益肾养阴,基本方为冬柏通淋方:黄柏10g,瞿麦10g,萹蓄10g,陈皮10g,车前草15g,忍冬藤30g,生地15g。方中黄柏清热燥湿,泻火解毒,《汤液本草》有云:"黄檗,足少阴剂,肾苦燥,故肾停湿也……黄檗入肾,燥湿所归。"瞿麦、萹蓄为药对用药,瞿麦利尿通淋,破血通经,《本草备要》云其:"降心火,利小肠,逐膀胱邪热,为治淋要药。"萹蓄利水通淋,通利膀胱。三者共起清热利湿通淋之功,为方中治疗淋证的主药。

忍冬藤是忍冬科植物忍冬的藤茎,具有清热解毒、疏风通络的作用,原用于温病发热、热毒血痢、痈肿疮疡、风湿热痹等。叶氏认为其对于劳淋湿热毒邪能起到解毒作用,又能对久病之瘀阻的肾络起到疏通作用,现代研究表明忍冬藤所含的木犀草素可抑制葡萄球菌和枯草杆菌的生长,对卡他球菌、白色念珠菌、伤寒沙门菌、痢疾杆菌、变形杆菌等菌亦有抑制作用。车前草清热利尿,凉血解毒,可以清利膀胱湿热,对于通淋有较好的效果。不过在使用车前草时,叶氏特别指出应当注意不可大剂量或者长时间使用,因为车前草虽然利尿通淋效果较好,但正如《本草经疏》所云,车前草"内伤劳倦,阳气下陷之病,皆不当用,肾气虚脱者,忌与淡渗药同用",若用在热淋病上没有问题,但劳淋患者常有肾气虚弱,过量或过长时间使用车前草可能使肾气更衰,病情迁延。生地滋阴补肾,清热凉血,对于劳淋肾虚有益肾作用,更能平复湿热日久所致动热之证。陈皮理气燥湿,能推动气血运行,使湿热不得留恋,瘀血不能停滞。全方共起清热利湿、益肾滋阴通络之功。

2. 缓解期　以扶正益肾,辅以活血通络,基本方为劳淋方:鹿含草 30g,怀牛膝 15g,生地 15g,乌药 10g,桃仁 10g,土茯苓 30g。方中鹿含草具有补虚益肾、祛风除湿、活血之功效。现代研究还表明鹿含草有抑菌作用,且抑菌谱较广,对于革兰氏阳性菌和阴性菌体外抑菌作用强过青霉素,对于一些真菌和金黄色葡萄球菌、溶血性链球菌、铜绿假单胞菌和肺炎克雷伯菌均有一定的抑制作用。怀牛膝、生地作为药对使用,起到滋阴补肾、活血通络作用。桃仁活血祛瘀,润肠通便,在方中除了疏通瘀阻之肾络外,通便是十分重要的作用,因为劳淋者病久,肾气亏虚,五液不化,肠道失润,而湿热久滞,耗伤阴津,两者共同作用,导致部分劳淋患者大便不通,而大便不通,则湿热不得下,成为恶性循环,因此桃仁可以起到润肠通便,使湿热从肠道下泄,必要时也可再加用火麻仁。《本草正义》云土茯苓"利湿去热,能入络,搜剔湿热之蕴毒",在方中主要起到清利久滞欲化毒之湿热。全方以扶正益肾为主,兼以清利湿热,活血通络的作用。

随证加减,如畏寒肢冷加熟附子、肉桂、补骨脂;少腹胀满加乌药、香附;气短乏力加黄芪、党参;腰酸不适加枸杞子、杜仲、怀牛膝;小便灼热加半枝莲、生栀子、延胡索、赤芍;红细胞较多加白茅根、地锦草;大量白细胞加穿心莲、黄柏、四季青、白花蛇舌草;低热加柴胡;便秘重者加生大黄。

(三)病案举例

案　尿频

张某,女,63 岁。

初诊　2012 年 12 月。

【主诉】尿频 2 个月。

【病史】3 年前尿路感染 1 次,其后每年发作。2 个月前再次尿频,尿常规白细胞(+++),计数 302 个/HP,门诊先后予头孢呋辛、左氧氟沙星、帕珠沙星、美洛西林静脉滴注、阿奇霉素口服,前后 1 月余,尿频不见好转,白细胞(++)左右,计数 158 个/HP 左右,患者不愿住院,遂求助中医。患者有糖尿病病史,口服药降糖,血糖欠稳定。就诊时患者自觉尿频,腰酸,小腹胀热,大便欠畅,舌暗稍红,苔白微腻,脉细弱。西医诊断:尿频。中医诊断:劳淋。证属肾阴不足,湿瘀互结。治拟清化湿毒,祛瘀泄浊,滋阴补肾。

【处方】瞿麦 10g,萹蓄 10g,乌药 10g,陈皮 10g,车前草 15g,忍冬藤 30g,蒲公英 30g,生地 15g,桃仁 10g。7 剂。

二诊　2 周后患者再次就诊,询问情况,自诉服药后尿频好转,大便调畅,复查尿常规白细胞(++),计数 80 个/HP,因前往内分泌科就诊糖尿病时,医生建议停中药予抗感染治疗,遂停药1周,口服左氧氟沙星1周,尿频复作,腰酸甚,查尿常规白细胞(＋＋＋),计数125个/HP,遂再次求诊中医。证见:尿频,腰酸,小腹酸胀,大便欠畅,舌红,苔白微腻,脉细。辨证同前,前方加用杜仲10 g,绵萆薢30 g,石菖蒲10 g,益智仁10 g,7剂。

三诊 尿频,小腹酸胀好转,仍腰酸,大便调畅,复查尿常规白细胞(＋＋),计数56个/HP。效不更方,继服7剂。

四诊 诸症好转,小腹稍有热感,尿检白细胞(＋＋),计数75个/HP。

【处方】鹿衔草30 g,怀牛膝15 g,生地15 g,乌药10 g,桃仁10 g,土茯苓30 g,半枝莲15 g,苏败酱30 g。7剂。

五诊 无明显不适,尿检白细胞(＋),计数13个/HP,前方7剂,告知若无不适不必前来,后患者未再复诊。

按 该患者为典型劳淋病患者,淋证多次发作,反复使用抗生素,症情未见好转,遂转来中医就诊。初诊时,患者湿热较为明显,并有肾阴不足,脉络瘀阻之象。叶氏认为患者反复发病,且使用攻伐药物(抗生素),致使肾阴亏虚,而湿热仍有留滞,并造成肾络瘀阻,但因为就诊时尿频症状明显,仍考虑处在急性期,当以清利为主,辅以滋阴益肾,遂处以冬柏通淋方加减,因患者舌苔白而微腻,且病程日久肾气亏耗,故方中除去黄柏以免燥湿太过,加用陈皮理气,桃仁祛瘀,起到畅行气血,服药后症情好转。一诊后患者改用抗生素治疗,因肾气未复,再行攻伐,故症情反复。二诊时在原方上加用杜仲、萆薢等药物,取萆薢分清丸补肾益气,分清化浊之意。症情再次好转,致四诊时诸证好转,此时叶氏果断采用劳淋方作为基本方,但因患者仍有小腹热,白细胞(＋＋),故加用半枝莲,苏败酱清热解毒。五诊时症情基本好转,再服一周痊愈。

脾肾双补疗虚证

虚证是中医内科临床一大疑难杂证之一,它存在于多种疾病的发生发展过程中,其病机十分复杂,常伴有脏腑功能的失调,同时脏腑功能的失调也可进一步加重虚证的发展。中医对虚证的认识甚早,在《素问·通评虚实论》已指出"精气夺则虚",认为虚证是由于真元损伤过甚,脏腑气血阴阳耗伤而为病;《素问·宣明五气》提出"五劳",指出"久视伤血,久卧伤气,久坐伤肉,久立伤骨,久行伤筋,是谓五劳所伤";《难经·十四难》则提出"五损",认为:"一损损于皮毛,皮聚而毛落;二损损于血脉,血脉虚少,不能荣于五脏六腑;三损损于肌肉,肌肉消瘦,饮食不能为肌肤;四损损于筋,筋缓不能自收持;五损损于骨,骨痿不能起于床";《黄帝内经》《难经》所谓的"五劳""五损"证虽在形体,却已是伤及脏腑;《金匮要略·血痹虚劳病脉证并治》则提出"虚劳"的说法,认为以"亡血""失精"多见,五劳虚极,再加上食伤、忧伤、饮伤、房室伤、饥伤、劳伤,更可使经络营卫之气伤,则会内有干血,此即"因虚致瘀"的最早阐述;《诸病源候论·虚劳病诸候》提出五劳、六极、七伤之病变,并详列不同证候凡七十五论。后世医家,多宗是说,然五劳、六极、七伤之具体内容,诸家未尽相同。其实,无论为虚、为损、为劳、为极,总不离"气、血、阴、阳"亏虚之理。

叶氏认为虚证主要是由于先天不足,后天失养,烦劳过度,肾气损耗;或饮食失节,劳倦内伤,损及脾胃;或情志失调,劳心太过,心肝亏虚;或失治误治,脏器受损,耗伤气血等,导致脏腑阴阳气血虚损而发本病,以阴阳气血亏虚为本,热毒、痰浊、瘀血、外邪等为标,治宜标本,多属本虚表实。临床上,素体不足或积损过劳,各种慢性虚弱性疾病或急性病缓解期,大病恢复期及手术后等皆可出现虚证为主的证候,而其病本总不离乎五脏,而五脏之伤又不外乎气、血、阴、阳。针对虚证的治疗,应以补益为基本原则。《黄帝内经》早已明示"虚则补之"(《素问·三部九候论》),"劳者温之""损者温之"(《素问·至真要大论》),"形不足者,温之以气;精不足者,补之以味"(《素问·阴阳应象大论》)等原则。

尤其老年,病后体弱者,气血俱虚,阴阳失和,脏腑亏损,其发病与心、肝、脾、胃、肾等脏腑有关,尤其是脾、肾二脏之虚最为重要。脾胃为后天之本,主运化水谷精微,脾虚则气血生化无源;肾为先天之本,藏精,主骨生髓,肾气虚则精髓不能满,血不能化生,故全身失养,不能荣养其他脏腑,则虚损耗竭皆至。脾为后天之本,气血生化之源;肾为先天之本,寓元阴元阳,因此补益脾肾对调治虚证极为重要。脾胃居于中焦,为人体气化之枢纽,若脾胃发生病变,往往涉及其他脏腑,而他脏有病也可影响到脾胃病变。肾主藏精,其所藏精气亦有赖后天脾胃化生的水谷精微予以充养,若脾虚生化乏源,则五脏之精少而肾失封藏。

叶氏善用参藤养血方治疗中医虚证,该方由党参、鸡血藤、制黄精、蜜麸炒白术、陈皮、鹿衔草、制何首乌、制女贞子、白茯苓组成,定位于脾肾功能的"治本"治疗。

党参、黄精、制何首乌共为君药。党参,甘,平,入脾、肺经,既可补脾胃而益肺气,又能益气以补血为君药,《本草正义》云其:"力能补脾养胃,润肺生津,健运中气,本与人参不甚相远,其尤可贵者,则健脾运而不燥,滋胃阴而不湿,润肺而不犯寒凉,并血而不偏滋腻,麸舞清阳,振动中气,而无刚燥之弊。"黄精,甘,平,归脾、肺、肾经,具有补气养阴、健脾、润肺、益肾之功,《本草便读》曰:"黄精味甘而厚腻,颇类熟地黄……按其功力,亦大类熟地,补血补阴,而养脾胃是其专长。"制何首乌,味苦、甘、涩,归肝、肾经,功善补肝肾、益精血、乌须发。《本草纲目》曰:"此物气温味苦涩,苦补肾,温补肝，能收敛精气，所以能养血益肝，精益肾，健筋骨，乌发，为滋补良药，不寒不燥，功在地黄，天门冬诸药之上。"何首乌内调气血，功近当归，亦是血中气药。黄精配伍何首乌，加倍补养精血。以上三药同为君药，健脾益肾，补肾填精，培植本元，扶植正气则化源不绝。

鸡血藤，苦、甘、温，归肝、肾经，苦而不燥，温而不烈，活血补血，行血散瘀，性质和缓，同时又兼补血作用。女贞子，性平，味甘、苦，归肝、肾二经，《神农本草经》认为女贞子"主补中，安五脏，养精神，除百疾，久服肥健轻身不老"。此二药同为臣药，功在健脾肾，但补而不滞。

白术，归脾、胃经，具有健脾益气、燥湿利水的功效。《医学启源》曰："除湿益燥，和中益气，温中，去脾胃中湿，除胃热，强脾胃，进饮食，和胃，生津液，主肌热，四肢困倦，目不欲开，怠惰嗜卧，不思饮食，止渴，安胎。"与党参、黄精配伍，补气健脾之功大增。鹿衔草，性温，味甘、苦，归肺、胃、肝、肾经，功能补虚益肾，祛风除湿，活血调经，止咳止血，《陕西草药》云其"补肾壮阳，收敛止血"，与白术共为佐药，配合君药以健脾补肾扶正。

茯苓，既能健脾补气，又能渗湿，以防滋补太过而碍胃。陈皮健脾理气，化湿消食，使气机通畅，并可增强药食运化，消除滋补药壅塞之弊。

叶氏经过长期临床证明该方具有改善神疲乏力、气短、纳差、便溏、腰膝酸软、头晕目眩等症状，具有益气补肾、养血活血功效，对免疫功能也有一定促进作用，适用于各种原因导致的体虚证，如气血两亏，病后体弱乏力，包括化疗后骨髓抑制及肿瘤病程中各阶段虚证。

案 1　胃癌术后，低蛋白血症

纪某，男，77 岁。

【主诉】纳差消瘦神疲2月。

【病史】有糖尿病史,2个月前胃癌行大部切除术,未行放化疗,术后一直纳差,仅能进食少量半流质,体重下降明显,曾住院给予静脉营养支持,一直神疲懒言,眩晕,大便偏溏,面色无华,舌质淡暗,苔薄白,脉细沉。血常规提示:血红蛋白85g/dL,血清白蛋白31g/L。西医诊断:胃癌术后,低蛋白血症;中医诊断:虚证,气血两亏证。治拟健脾补肾,补养气血。

【处方】党参10g,鸡血藤15g,制黄精20g,蜜麸炒白术10g,陈皮10g,鹿衔草15g,制何首乌10g,制女贞子10g,白茯苓10g,7剂,水煎,每日2次,口服。药后胃纳改善不明显,余症状好转,继续给予原方28剂,患者胃纳改善,可进食半流质,体重增加2kg,复查血红蛋白105g/dL,血清白蛋白35g/L。

案2 抑郁状态

李某,女,36岁。

【主诉】情绪低落数年,眩晕乏力1月。

【病史】有情绪低落病史数年,未经正规诊治。半年前口服减肥药物而体重下降,闭经,经妇科诊治后月经恢复,胃纳长期不佳。1月来觉眩晕乏力,不欲饮食,口偏干,夜眠易醒,腰酸,大便调畅,面色萎黄,体型瘦,舌质淡暗苔薄脉细沉,查血常规正常。西医诊断:抑郁状态;中医诊断:虚证。证属脾肾两亏证。治拟健脾补肾,开胃理气。

【处方】党参10g,鸡血藤15g,制黄精20g,蜜麸炒白术10g,陈皮10g,鹿衔草15g,制何首乌10g,制女贞子10g,白茯苓10g,14剂,水煎每日2次,口服。

二诊 胃纳渐开,食欲增加,面色萎黄改善,眩晕乏力仍有,夜寐欠佳,继续给予原方14剂,初诊症状基本消失,且情绪低落较前改善。

肾病虚劳辨治

虚劳又称虚损,是由于禀赋薄弱、后天失养及外感内伤等多种原因引起的,脏腑阴阳气血严重亏损,久虚不复的多种慢性衰弱病证,总称为虚劳。在临床以肾脏功能衰退,而致气血阴阳亏损、日久不复为主要病机,以肾脏虚证为主要表现的慢性虚弱证候,称肾病虚劳。

早在《黄帝内经》时代就有诸多对虚证的论述,《素问·通评虚实论》"精气夺则虚"可视为虚证的提纲。《素问·调经论》"阳虚则外寒,阴虚则内热",说明虚证有阳虚、阴虚之分,并指明各自的特点。《素问·至真要大论》提出虚证的治则"衰者补之""损者益之""劳者温之"。

《难经》提出"五损"学说,《难经·十四难》曰:"一损损于皮毛,皮聚而毛落;二损损于血脉,血脉虚少,不能荣于五脏六腑;三损损于肌肉,肌肉消瘦,饮食不能为肌肤;四损损于筋,筋缓不能自收持;五损损于骨,骨萎不能起于床。"阐述了五脏亏损的症状。

汉代张仲景在《金匮要略》中首先提出虚劳病名,并举出具体方药。《金匮要略·血痹虚劳病脉证并治》曰:"虚劳诸不足,风气百疾,薯蓣丸为方""虚劳里急诸不足,黄芪建中汤主之。"《诸病源候论·虚劳病诸候》具体提出五劳、六极、七伤:"夫虚劳者,五劳、六极、七伤是也。"

明代张景岳对阴阳互根的理论作了深刻的阐发,对虚劳的理论认识及临床治疗都有较大的发展。《景岳全书·新方八略》曰:"善补阳者,必于阴中求阳,则阳得阴助而生化无穷;善补阴者,必于阳中求阴,则阴得阳升而泉源不竭。"《医宗必读》强调了脾、肾在虚劳中的重要性。《医宗必读·虚劳》曰:"夫人之虚,不属于气,即属于血,五脏六腑,莫能外焉。而独举脾肾者,水为万物之元,土为万物之母,二脏安和,一身皆治,百疾不生。"绮石《理虚元鉴》为虚劳专书,对虚劳的病因、病机、治疗、预防及护理均有较好的论述。《理虚元鉴·治虚有三本》曰:"治虚有三本,肺、脾、肾是也。肺为五脏之天,脾为百骸之母,肾为性命之根,治肺、治脾、治肾、治虚之道毕矣。"清代《不居集》对虚劳的资料作了比较系统的汇集整理,是研究虚劳的一部有价值的参考书。

肾病虚劳多因素体禀赋薄弱,又久患原发性肾小球疾病:如急性肾小球肾炎,慢性肾小球肾炎,肾病综合征;或继发性肾小球疾病:如狼疮性肾炎,尿酸性肾病,糖尿病肾病,过敏性紫癜性肾炎,多囊肾,病久所致慢性肾功能衰竭等。而又误治失治,失于调理,或烦劳过度,损及五脏,或饮食不节,损伤脾胃,以上各种病因,或是因虚致病,因病成劳,或是以病致虚,久虚不复成虚劳。其病机主要为气、血、阴、阳的亏耗。其病损部位主要在于五脏,但以肾为主要环节。临床辨证以气血阴阳为纲,五脏虚候为目。一般说来,病情单纯者,病变比较局限,容易辨清其气、血、阴、阳亏虚的属性和病及脏腑的所在。但由于气血同源,阴阳互根,五脏相关,所以各种原因所致的虚损往往互相影响,由一虚而渐致多虚,由一脏而累及他脏,使病情趋于复杂和严重,辨证时应加注意。治疗的基本原则是补益。在进行补益的同时,一是必须根据病理属性的不同,分别采取益气、养血、滋阴、温阳的治疗方药;二是要密切结合五脏病位的不同而选用方药,以增强治疗的针对性。此外,由于脾为后天之本,肾为先天之本,故应十分重视调整脾肾。

肾病虚劳在以脏腑功能减退、气血阴阳亏损所致的虚弱不足证候为共有特征的基础上,由于虚损性质的不同而有气、血、阴、阳虚损之分。气虚损者主要表现为面色萎黄,神疲体倦,懒言声低,自汗,脉细;血虚损者主要表现为面色不华,唇甲淡白,头晕眼花,脉细;阴虚损者主要表现为口干舌燥,五心烦热,盗汗,舌红苔少,脉细数;阳虚损者主要表现为面色苍白,形寒肢冷,舌质淡胖有齿印,脉沉细。

证候特征:①以多个脏腑气血阴阳虚损所致的虚弱不足的证候为其特征,临床症状可见神疲体倦,心悸气短,面容苍白,黯黑消瘦,头晕眼花,尿少肢肿,自汗盗汗,气短声低,或五心烦热,倦怠乏力,食欲不振,腹胀纳呆,遗精滑泄,月经不调或停闭,脉虚无力等症。②可呈慢性、病程较长、症状逐渐加重、短期不易康复、进行性的演变过程。③多发生于肾病日久、精气耗伤的患者。④排除类似病证,主要排除肺痨及其他病证中的虚证类型。

对于肾病虚劳的治疗,以补益为基本原则。正如《素问·三部九候论》所云:"虚则补之。"在进行补益的时候,一是必须根据病理属性的不同,分别采取益气、养血、滋阴、温阳的治疗方药;二是要密切结合五脏病位的不同而选方用药,以加强治疗的针对性。

在应用补益这个基本原则治疗虚劳的时候,应注意以下三点:①重视补益脾肾在治疗肾病虚劳中的作用。以脾胃为后天之本,为气血生化之源,脾胃健运,五脏六腑,四肢百骸方能得以滋养。肾为先天之本,寓元阴元阳,为生命的本元。重视补益脾肾,先后天之本不败,则能促进各脏虚损的恢复。②对于虚中夹实及兼感外邪者,当补中有泻,扶正祛邪。从辩证的关系看,祛邪亦可起到固护正气的作用,防止因邪恋而进一步损伤正气。③肾病虚劳的病程较长,影响的因素较多,要将药物治疗与饮食调养及生活调摄密切结合起来,方能收到更好的治疗效果。

（一）辨证施治

1. 气虚肾病虚劳

【证见】面色萎黄，气短懒言，语声低微，体倦乏力，动则汗出，易感冒，腹胀，纳差，便溏。舌质淡胖苔薄白，脉虚大无力。

【治法】补气。

【方药】补中益气汤（李杲《脾胃论》）加减。黄芪、党参各30g，白术、当归各12g，陈皮、升麻各9g，柴胡10g，茯苓15g，炙甘草6g。水煎服。若心气虚者，加麦冬、黄精各15g，五味子6g。肾气虚者，加杜仲、续断、山茱萸各15g。

【中成药】①补中益气丸，每次9g，每日3次。②人参蜂王浆，每次10mL，每日2次。

2. 血虚肾病虚劳

【证见】面色唇甲淡白，头晕眼花，心悸心慌，形体消瘦，肌肤粗糙，月经量少或闭经。舌质淡，脉细弱。

【治法】养血。

【方药】归脾汤（严用和《济生方》）加减。黄芪、党参各30g，当归、白术、茯苓各12g，龙眼、酸枣仁、熟地、白芍各15g，川芎6g，大枣5枚。水煎服。

【中成药】①当归补血丸，每次9g，每日3次。②十全大补丸，每次9g，每日3次。

3. 阴虚肾病虚劳

【证见】两颧潮红，唇红口干，午后低热，手足烦热，失眠遗精，盗汗。舌质红苔少，脉细数。

【治法】滋阴。

【方药】左归丸（张介宾《景岳全书》）加减。熟地20g，枸杞子、麦冬、山药各15g，龟甲胶20g，山茱萸、菟丝子、鹿角胶各12g。

水煎服。

【中成药】①六味地黄丸,每次 9 g,每日 3 次。②河车大造丸,每日 2 次。

4. 阳虚肾病虚劳

【证见】面色苍白,畏寒肢冷,自汗,喜卧懒动,口淡吐清涎。舌质淡胖嫩,苔白润,脉沉细。

【治法】补阳。

【方药】右归丸(张介宾《景岳全书》)加减。熟附子 12 g,肉桂 6 g,杜仲、山茱萸、菟丝子、熟地、山药、枸杞子、当归、巴戟天、黄芪各 15 g,鹿角胶 12 g。水煎服。

【中成药】①济生肾气丸,每次 9 g,每日 3 次。②鹿茸注射液,每次 2 mL,肌内注射,每日 1 次或隔日 1 次。

(二) 预防与调摄

调摄护理对肾病虚劳的好转、治愈具有重要作用。

1. 避风寒,适寒温　虚劳过程中,感受外邪,耗伤正气,通常是病情恶化的重要原因;而虚劳患者由于正气不足,卫外不固,又容易招致外邪入侵,故应注意冷暖,避风寒,适寒温,尽量减少伤风感冒。

2. 调饮食,戒烟酒　人体气血全赖水谷以资生,故调理饮食对虚劳至关重要。一般以富于营养、易于消化、不伤脾胃为原则。对辛辣厚味、过分滋腻、生冷不洁之物,则应少食甚至禁食。吸烟嗜酒有损正气,应该戒除。

3. 慎起居,适劳逸　生活起居要有规律,做到动静结合,劳逸适度。根据自己体力的情况,可适当参加户外散步、气功锻炼、打太极拳等活动。病情轻者,可适当安排工作和学习。适当节制房事。

4. 舒情志,少烦忧　过分的情志刺激,易使气阴伤耗,是使病情加重的重要原因之一。而保持情绪稳定,舒畅乐观,则有利于虚劳的康复。

(三) 肾虚虚劳治疗的饮食疗法

1. **鳖鱼骨髓汤**　鳖鱼1只(去内脏),猪脊髓150g,生姜3片,加水共煲至烂熟,加盐调味服食。适用于阴虚虚劳。

2. **人参炖乌鸡**　人参12~15g,乌鸡肉250g(去皮骨),生姜3片,放入炖盅内并加清水适量,隔水炖2h,加盐调味服食。适用于气虚虚劳。

3. **当归生姜羊肉汤**　当归30g,羊肉250g,生姜15g,加适量水煮至羊肉烂熟为止,加盐调味吃肉饮汤。适用于血虚虚劳。

4. **熟附生姜煨狗肉**　熟附子15~20g,狗肉500~1 000g(切块),生姜15g,蒜头适量。先用蒜头、生姜、花生油起镬,再加水及熟附子,煮2h至狗肉烂熟,调味分多餐服食。适用于阳虚虚劳。

第三章
药 对 与 专 方

药 对

《神农本草经》云:"药有君臣佐使,以相宜摄合和。"又云:"有单行者,有相须者,有相使者,有相畏者,有相恶者,有相反者,有相杀者,凡此七情,合和而视之。"此皆古人遣药配方之大法,数千年来为医家所重视。药各有其特殊性能,如何发挥其性能,使其有利于病情,除选择适当之单味药物外,还必须配伍相关作用之药物,使其相互制约,相辅相成,适应病情,提高疗效,此乃医师之良者。叶氏在数十年临床工作中,结合前人经验,提出以下药物配对运用心得,分别论述于下。

(一) 红景天—景天三七

红景天性甘苦平,入心、肺经,具有益气平喘、活血通脉之效,主治气虚体倦、久咳虚喘以及气虚血瘀、血脉不畅所致诸症。《本草纲目》记载:"红景天,《本经》上品,祛邪恶气,补诸不足。"景天三七味甘、微酸,性平,归心、肝经,具有散瘀止血、宁心安神、解毒之功效。叶氏喜二药配伍用于失眠日久、心气耗伤、瘀血内生者,景天三七活血养血,补而不滞,红景天长于活血,补血与活血相辅相成,对失眠有很好的调节作用。

(二)酸枣仁—灵芝

酸枣仁味甘、酸,性平,归肝、胆、心经,养心补肝,宁心安神,敛汗生津,用于虚烦不眠,惊悸多梦,体虚多汗,津伤口渴。灵芝味甘,性平,归心、肺、肝、肾经,补气安神,止咳平喘,用于心神不宁、失眠心悸,肺虚咳喘,虚劳短气,不思饮食。两者配伍使用,灵芝补气安神,酸枣仁养血安神。叶氏常用于气血不足、心神失养所致失眠多梦之证。

(三)百合—知母

百合甘,寒,归心、肺二经,具有养阴润肺、清心安神之功。既可养心肺之阴,又能清心肺之热。知母,味苦、甘,性寒,归肺、胃、肾经,能泻肺火而滋肾阴,不仅能清实热,且可清虚热。叶氏喜用二者配伍治疗阴虚型失眠,或热病后期余热未尽的心烦不安等症。

(四)鬼箭羽—菝葜

鬼箭羽味苦,性寒,归肝经,具有破血、活血化瘀等功效。主治癥瘕结块、心腹疼痛、闭经、痛经、崩中漏下、产后瘀滞腹痛等症,如《本草述》:"鬼箭羽,如《本经》所治,似专功于女子之血分矣。"菝葜,味甘、酸,性平,归肝、肾经,有祛风利湿、解毒消痈之功。叶氏喜用二者配伍,活血通络散结,治疗慢性盆腔炎、卵巢囊肿、子宫腺肌病等妇科疾病。

(五)紫苏叶—广郁金

紫苏叶辛、温,归肺、脾经,具有解表散寒、行气和胃之功。《本草汇言》中说,紫苏外散风寒,上清肺气,中宽胃气,下降肠气,通降痰气,乃治气之神药也。郁金是历代行气活血、化瘀止痛之良药,具有辛开苦降之功,善治上、中二焦之病,能"开肺金之郁"。郁金宣通肺气,行气解郁,紫苏开发腠理,祛寒散表。二者合用,既能解表,又能行气。叶氏常用于治疗气滞痰阻之咳嗽、胸胁疼痛、乳胀等症。

（六）牡丹皮—栀子

牡丹皮苦寒,色赤入血,可泻火除烦,凉血活血,泄心、肺、肝凉而不瘀,活血而不妄行。栀子泻三焦之火,兼可除烦。二药为伍,牡丹皮入血分,栀子主气分,气血两清,可清肝泻热。《本草崇原》云:"盖肝喜散,遏之则劲,宜用栀子以清其气,气清火亦清;肝得辛为补,丹皮之辛,以其性而醒之,是即为补,肝受补,气展而火亦平。"叶氏常用于治疗肝经郁热之头晕胁痛、口苦咽干、心烦不寐等病症。

（七）半夏—陈皮

陈皮辛苦而温,理气健脾,燥湿化痰,半夏性味辛温,燥湿化痰,降逆止呕,消痞散结,消肿止痛。二者相须为用,燥湿化痰,理气健脾,降逆止呕作用增强。同时半夏得陈皮之助则气顺痰消,化痰湿之力增强;而陈皮得半夏之辅,则痰除而气自下,理气和胃之功更著。叶氏常用于治疗痰湿中阻之咳嗽、胃痞、呃逆、脘腹胀满等。

（八）龙骨—牡蛎

龙骨味甘、涩,性平,归心、肝、肾经,长于镇静安神,平肝潜阳,收敛固精;《药性论》谓其"逐邪气,安心神……虚而多梦纷纭加而用之"。牡蛎味咸、涩,性微寒,归肝、心、肾经。质重能镇而安神,咸寒入肝而平肝潜阳,益阴,收敛固涩,《海药本草》谓其"止盗汗,除烦热……能补养安神"。二药均为重镇安神的常用药物,配对使用,一则长于镇惊安神,一则长于平肝潜阳。叶氏喜二者配伍,生用用于治疗水不涵木,阴虚阳亢之心神不安、失眠多梦等症。煅用取其收敛之功,用于带下病、崩漏病等。

(九)知母—黄柏

知母性寒,味苦、甘,归肺、胃、肾经,功效清热泻火,生津润燥;黄柏味苦,性寒,归肾、膀胱、大肠经,清热燥湿,泻火除蒸。黄柏入肾经而善泻相火,退骨蒸,用治阴虚火旺,潮热盗汗,与滋阴降火之知母同用,苦寒相济,有滋有泻,一味养阴清热,一味清热祛湿,上清肺热,下滋肾水,肺肾同补,又可养阴清热,滋阴润燥,退虚火。叶氏用此药对配伍补肾药物治疗绝经前后诸症之阴虚火旺,阴阳两虚者;肝肾亏虚型不孕症;肾阴不足型月经失调等。治疗因虚火所致的多种妇科疾病,功能失调性子宫出血,排卵期出血,月经先期,月经后期,月经量多。

(十)生地—地骨皮

生地味甘,性寒,入心、肝、肾经,可清热凉血,养阴生津;地骨皮味甘,性寒,入肺经可清肺泄热,入血分可清热凉血,清热的同时还能养阴生津,常与生地合用。两药相配伍,可增强养阴生津、清热凉血药效,叶氏主要用于治疗阴虚内热型的月经不调、带下病等。

(十一)黄精—煅牡蛎

黄精味甘,性平,归脾、肺、肾经,具有滋肾润肺、补脾益气的功效。牡蛎味咸,微寒。归肝、胆、肾经。具有平肝潜阳、重镇安神、软坚散结、收敛固涩作用,二者相须为用,气阴兼顾,补敛结合,标本同治,共奏益气敛阴、固表止汗之功。叶氏常用于治疗围绝经期潮热、盗汗。

(十二)石菖蒲—生蒲黄

石菖蒲性温,辛、苦,归心、胃经,具有开窍除痰、醒神健脑、化湿开胃之功。《神农本草经》谓久服之能"不忘,不迷惑",为治邪蒙清窍所致神昏、健忘等症的要药。蒲黄,其气香,主入血分,兼行气分,生用善于活血化瘀,与石菖蒲合用,能行气血,化痰瘀,通脑络,开心窍,叶氏取其配伍具有开窍安神、醒脑复智的功效,用于治疗痰瘀互结的健忘、胸痹心痛以及中风后遗症患者。

(十三)石菖蒲—远志

石菖蒲辛香而清爽,善入心经,既可去痰开窍,又可宁心神,益心智,《名医别录》谓其"聪耳明目,益心智,高志不老"。远志辛温芳香而通散,能交通心肾,安神益智,且又散郁化痰,为安神定志佳品。《药性论》谓其"治心神健忘,安魂魄……主梦邪"。二药配对,常相须为用,开窍散郁,强脑醒神。一则长于祛痰开窍,一则长于宁心强志。叶氏常用于痰浊中阻之眩晕昏蒙、健忘痴呆、失眠多梦、心神不宁等。

(十四)黄连—肉桂

黄连苦寒,主入心经善泻心火,以制偏亢之心阳,使肾不独亢;肉桂辛甘大热,主入肾经,引火归元,以扶不足之肾阳,使肾中之阴得以气化而上济于心。二药一寒一热,一阴一阳,辛开苦降,使肾水和心火升降协调,彼此交通。水火既济、交泰之象遂成,叶氏常用于治疗心肾不交的夜寐不宁者,尤对围绝经期失眠者效佳。

(十五)黄连—莲子心

黄连苦寒,入心经,善清心泻火;莲子心清心安神,止渴除烦,交通心肾,涩精止血。乃清养之品。《温病条辨》曰:"莲子心,由心走肾,能使心火下通于肾,又回环上升,能使肾水上潮于心。"黄连配莲子心清心泻火,解郁除烦,常用于围绝经期失眠。

(十六)大蓟—小蓟

大蓟与小蓟均味甘、苦,性凉,归心、肺经,具有凉血止血、散瘀解毒消痈之功效。大蓟寒凉而入血分,能凉血止血,既能凉血解毒,又能散瘀消肿;小蓟寒凉,善清血分之热,清热解毒,散瘀消肿,兼能利尿通淋。《本草正义》云:"二蓟主治,皆以下行导瘀为主。"二药相伍,相互促进,相须为用,常用于下焦结热之尿血、泌尿系统感染等。

(十七) 藿香—佩兰

藿香入肺、胃、脾经,气味芳香,为解暑之上品,善治暑湿为患,又能醒脾和胃,开胃进食,和中止呕;佩兰味辛,性平,既能解暑化湿,又能化湿和中。藿香长于解表,佩兰长于行气,二药伍用,祛除中焦湿气,振奋脾胃,是暑湿当令之药,叶氏常用于湿阻脾胃之胸脘胀满,食欲不振,恶心呕吐,以及湿浊内阻脾胃之妊娠恶阻。

(十八) 酸枣仁—延胡索

酸枣仁,其甘酸而平,甘能补,酸入肝,故善补肝血,敛肝阴,可治心肝血虚所致失眠,怔忡惊悸。延胡索味辛、苦,性温,归脾、心经。活血,行气,止痛。辛散温通,有活血理气功效,气行血活,通则不痛,故历来作为止痛要药。叶氏认为现代人生活、工作压力大,失眠常与肝相关。宋代许叔微在《类证普济本事方》中言:"以脉言之,肝经受邪,非心病也。肝经因虚,邪气袭之,肝藏魂者也,游魂为变。平人肝不受邪,故卧则魂归于肝,神静而得寐。今肝有邪,魂不得归,是以卧则魂扬若离体也。肝主怒,故小怒则剧。"用酸枣仁养血安神,配延胡索调气安神。情绪舒畅则神静,神静则寐安。

(十九) 鸡内金—金钱草

鸡内金味甘,性平,归脾、胃、小肠经,具有健胃消食、涩精止遗、通淋化石等功效。金钱草味甘、咸,性寒,归肝、肾、膀胱经,味甘能缓,味咸能软坚散结。具有利湿清热、利尿排石、活血化瘀等功效。二者伍用，鸡内金化坚消食而运脾，尤擅通利小便；金钱草利水通淋而排石，有消石排石、运脾利水之功效，常用于治疗湿热内蕴之结石。

（二十）苍术—白术

苍术味甘、苦，微辛，性温。入脾、胃经，长于燥湿健脾，又能补脾益气，治脾胃虚弱，脾不健运，水湿内停等症。白术甘温性缓，长于健脾益气，燥湿利水，止汗，安胎。白术以补脾为主，苍术以醒脾为要。二药伍用，一散一补，一胃一脾，则中焦得健，脾胃得运，水湿得化，常治疗脾胃不健、纳运失常的消化不良，食欲不振，湿阻气机的胸脘满闷，湿阻下焦的肠鸣泄泻等效果更好。叶氏治疗痰湿阻滞的闭经、月经后期等尤喜配合使用。

（二十一）山药—山茱萸

山药，味甘，性温，平，《本草纲目》记载："益肾气，健脾胃，止泻痢，化痰涎，润毛皮。"山药长于滋肾涩精，平补阴阳；山茱萸味酸、涩，性微温，善于补益肝肾、固精缩尿。两药配伍，增强补益肝肾的作用。适用于肝肾不足、精血亏虚所致腰膝酸软，头晕耳鸣，月经过少及卵巢早衰等症。

（二十二）杜仲—桑寄生

杜仲甘，微辛、温，入肝、肾经，功补肝肾，强筋骨，被列为《神农本草经》中的上品药，谓其能"补中益气，强志，坚筋骨，久服轻身耐老"。桑寄生苦甘而平，入肝、肾经，功能祛风除湿，兼能补益肝肾，《本草求真》言："桑寄生，号为补肾补血要剂。"杜仲、桑寄生配伍，为补肝肾、治一切腰膝酸痛之要药。两者合用，其补肝肾、强筋骨、安胎之功倍增。叶氏常用于治疗肝肾亏虚型腰膝酸痛，足膝痿弱，胎漏欲堕，胎动不安，高血压。

（二十三）大血藤—败酱草

大血藤，苦，平，归大肠、肝经，具有活血化瘀、清热解毒、通便排浊功效，败酱草味辛，苦，性微寒，入胃、大肠、肝经。辛能散结，寒可泄热，具有清热解毒、消痈排脓、活血行瘀功效。两者配伍可清热泄结，破瘀排脓，清下焦湿热瘀滞。叶氏常用于治疗妇科带下病，急慢性盆腔炎，产后恶露不尽以及内科腹痛症等。

（二十四）天麻—钩藤

天麻味甘性平，自古被认为是"治风之神药"，善于治疗肝风内动、风痰上扰的头晕目眩。钩藤味甘，性微寒，能平肝风而清肝热。两者配合使用，首见于《中医内科杂病证治新义》，具有清热平肝息风之功，用之肝风得止。叶氏常用于治疗肝阳上亢、肝风内动的高血压、急性脑血管病、头痛以及失眠等患者。

（二十五）白蒺藜—沙苑子

白蒺藜性味苦辛温，性升而散，入走肝经，为疏散风热、疏理肝气之药；功偏泻、散，清肝明目，散风，下气，活血，故主治实证。沙苑子性味甘温，功偏补，性沉而降，偏走肾经，为补肾阴填精髓之品。能补肝，益肾，明目，固精，故主治虚证。二药伍用，一升一降，一入肝，一走肾，肝肾同治，升降调和，理气散郁，平补肝肾，益肾固精，养肝明目，收缩瞳神之功增强。叶氏常用于治疗肝肾不足、肝阳上亢之眩晕头痛，高血压，乳癖，妇科带下病等。

（二十六）淫羊藿—仙茅

二者均归肾、肝两经。仙茅辛热燥烈，善补命门，振兴阳道，温肾壮阳，祛寒除湿；淫羊藿辛甘而温，补肾助阳，祛风除湿，强筋健骨。二者合用，同奏温肾壮阳、激发肾气、祛风散寒除湿之功效。叶氏多用于治疗肾阳虚衰之围绝经期综合征，男性阳痿，不孕不育,腰膝冷痛等症。

(二十七) 枸杞子—菊花

枸杞子性平,味甘,归肝、肾、肺经,具有滋补肝肾、益精明目、润肺之功,《本草经疏》中说枸杞子专注于"补肾,润肺,生津,益气",是"肝肾真阴不足,劳乏内热补益之要药"。菊花味苦、甘,性微寒,具有散风清热、平肝明目的功效。《本草正义》中说菊花"摄纳下降,能平肝火,熄内风,抑木气之横逆"。二者配伍补泻相合,补中寓泻,补而不滞,既能补肝又能平肝,适用于高血压及其引起的头痛、目赤、目胀痛、易怒等病症。

(二十八) 菟丝子—肉苁蓉

菟丝子性平,味甘,药性平和,具有补肾益精、养肝明目的功效。此外,还具有滋润肝肾、填精益血的功效。肉苁蓉味甘,咸,性温,归肾、大肠经,具有补肾助阳、润肠通便的功效;两者搭配使用,肝肾同补,固肾助阳而不燥,叶氏常用于治疗月经不调,妇女围绝经期各症以及老年便秘等。

(二十九) 巴戟天—锁阳

巴戟天性微温,味甘、辛,入肾、肝经,甘润不燥,为补肾要剂,补肾助阳,并能强筋骨,祛风湿。锁阳,甘,温,无毒,温补肾阳,益精血,润肠通便。两者合用常用于治疗下元虚冷、宫寒不孕,月经不调,遗精,尿频遗尿,腰酸腿软,头晕耳鸣,精神疲乏等病证。

(三十) 女贞子—墨旱莲

女贞子滋补肝肾,健腰强膝,乌须黑发,明目利耳;墨旱莲滋补肝肾,促发生眉,凉血止血。二药伍用,为二至丸,具有滋补肝肾、清泄相火之功。用于妇科阴虚型血证,月经失调,脱发,眩晕耳鸣等。

（三十一）芡实—金樱子

芡实味甘涩，性平，入脾、肾经，具有补脾止泻、固肾涩精作用，用治湿痹腰膝痛、滑精、尿频、遗尿等；金樱子味酸性平，入肾、膀胱、大肠经，有固精缩尿、涩肠止泻之功，用治肾虚精滑、尿频遗尿等症。二者伍用，出自《仁存堂经验方》，名曰水陆二仙丹。补肾收涩之功倍增。常用于妇科带下病、崩漏、遗尿尿频等症。

（三十二）莲须—芡实

莲须味甘，涩，性平。功能清心固肾，涩精止血。《本草备要》曰："甘温而涩。清心通肾，益血固精，乌须黑发，止梦泄遗精，吐崩诸血。"芡实味甘涩，性平，入脾、肾经，具有补脾止泻、固肾涩精作用，叶氏常用于治疗脾肾气虚之崩漏、经期延长、带下病、胎动胎漏等症。

（三十三）白茅根—玉米须

白茅根甘，寒，归肺、胃、膀胱经。甘淡渗利，寒能清解；既入心经，凉血而止血；又入肺、胃经，清泄肺胃热而生津，止咳止呕；还入膀胱经，清利湿热而利尿通淋，退黄，利水而不伤阴。玉米须味甘，淡，性平。归膀胱、肝、胆经。有利尿消肿、清肝利胆的功效。两者联合使用，可以增强清热利尿、凉血止血的功效。叶氏用两者配伍使用治疗多种血症，如尿血、崩漏以及肝胆疾病等。

（三十四）茯苓—猪苓

茯苓甘淡而平，甘能补，淡能渗。性质和平，补而不峻，利而不猛，既能补正，又能祛邪。猪苓甘淡性平，专主渗泻，利水渗湿作用较强。二者配伍，相须为用，以增强利水渗湿之功，且具利而不伤正之特点。叶氏常用于治疗水湿内停诸症，如尿少水肿，泄泻便溏，淋浊带下等。

专　　方

叶氏在临床中注重专方专用,认为任何一种疾病尽管在不同人身上发生,但也都有其共性和个性。所以在临床中采用专方针对其疾病共性,利于临床观察总结,科研工作开展,临床新药的申请。

(一) 促卵方

党参 30 g,丹参 30 g,生黄芪 30 g,仙茅 10 g,菟丝子 10 g,沙苑子 10 g,枸杞子 10 g,锁阳 15 g,石楠叶 10 g,石菖蒲 10 g。主治:月经失调,不孕症。

叶氏认为不孕的病因病机虽很复杂,但肾的功能失调,不能摄精成孕是其重要原因。肾藏精,主生殖,精化为气,它主宰着脑、天癸、冲任、胞宫间的功能调节和控制,肾气旺盛,天癸和冲任二脉运行畅通能够保证正常的生殖功能。同时卵泡发育需要肾阳温煦,肾阴滋养。立促卵方,重用党参、黄芪补气,推动成熟卵泡的排出;用仙茅、菟丝子、锁阳、沙苑子温补肾阳,枸杞子滋养肾阴,共奏补肾促孕之效。丹参,"一味丹参功同四物",一则养血,滋养肾阴,一则活血,促进卵泡突破,再辅以石楠叶、石菖蒲以祛湿豁痰通络,怡情促孕,共奏益气养血、补肾助情、促卵助孕之效。

(二) 止崩方

女贞子 10 g,墨旱莲 15 g,大生地 10 g,地骨皮 10 g,生地榆 10 g,桑螵蛸 10 g,海螵蛸 10 g,仙鹤草 30 g,花蕊石 30 g,黄芩 10 g。主治:月经淋漓,经期延长。

叶氏认为崩漏的病因主要是肾-天癸-冲任-胞宫轴的失调,冲任损伤,不能制约经血,使子宫藏泄失常,多见于青春期或围绝经期。引起冲任不固的常见原因有肾虚、脾虚、血热和血瘀。治疗上需灵活运用塞流、澄源、复旧三法。立止崩方清热化瘀止血,佐以滋补肝肾,方中女贞子、墨旱莲配伍补益肝肾,凉血止血;生地、地骨皮、生地榆清血分热而凉血止血;桑螵蛸滋肾助阳,固精缩尿,海螵蛸能收敛止血,二药伍用,一阴一阳,阴阳相合,补肾助阳,收敛止血;仙鹤草收敛止血,益气补虚;花蕊石味酸、涩,性平,归肝经,具有化瘀止血的功效;黄芩清热泻火止血。全方止血化瘀同用,清补结合,则血止经调。

(三)调经方

淫羊藿 15 g,肉苁蓉 15 g,鹿角霜 10 g,龟甲 10 g。主治:月经失调。

叶氏认为月经受肾气和冲任二脉调控。肾为先天之本,主藏精,精化为血,故只有肾精充盈才能不断化生阴血,促使月经如期来潮;冲任二脉功能正常则月经周期正常循环。立调经方补肾填精,调理冲任。淫羊藿、肉苁蓉温补肾阳,滋肾填精;鹿角霜温补肾阳,通督脉;龟甲滋阴养血通任脉,两药皆血肉有情之品,相须使用阴阳双补,既温肾壮阳,又益精养血。

(四)痛经方

生蒲黄 10 g,五灵脂 10 g,柴胡 10 g,延胡索 10 g,香附 10 g,乳香 6 g,没药 6 g,徐长卿 30 g,全蝎 3 g,甘草 5 g。主治:痛经。

叶氏认为痛经的病因繁多,病机有虚有实;冲任胞宫气血运行不畅,气滞血瘀,"不通则痛",或者冲任胞宫失于濡养,"不荣则痛"。同时女子以肝为先天,肝气不疏,则血行不畅。因此原发性痛经的病理基础以"气滞血瘀"为多见,而"不通则痛"为此病的关键。叶氏遵从《黄帝内经》"通则不痛"的原则,治以活血化瘀、理气止痛为主。立痛经方,方中失笑散(蒲黄、五灵脂)为君药,活血化瘀止痛；柴胡、延胡索、制香附疏肝理气止痛；乳香、没药同用，"善治女子行经腹痛"，活血定痛；全蝎、徐长卿通络行气止痛，甘草调和诸药。诸药合用，共达活血、理气、止痛之功。

（五）慢盆方

败酱草 30 g，皂角刺 30 g，鬼箭羽 30 g，王不留行 30 g，菝葜30 g。主治：盆腔炎。

叶氏认为盆腔炎多由湿热下注或湿浊邪毒未尽，瘀积胞宫脉，以致脏腑功能失常，气血失调，冲任受损，迁延不愈，瘀滞日久，经脉不通，则形成粘连和包块。本病临床证候复杂，但瘀、热、湿三个方面为其主要因素。故以清热利湿、化瘀软坚法为主要原则。立慢盆方，方中以败酱草为君药，清热解毒排脓，活血消痈；皂角刺消肿托毒排脓，菝葜消肿毒，利小便，共为臣药；鬼箭羽破血通经，解毒消肿，为佐药；王不留行活血通经，利尿通淋，为使药。

（六）降压方

杜仲 30 g，桑寄生 30 g，葛根 10 g，臭梧桐 10 g，夏枯草 10 g，川芎 6 g。主治：高血压。

叶氏认为高血压患者，尤其老年患者，由于生理性改变，五脏虚损，肾精亏虚，天癸竭，肾阴不足，水不涵木，肝阳上亢；本在肾虚，标为火与风，正如叶天士所言："身中阳气之变动，肝为风脏，因精血衰竭，水不涵木，木少滋荣，故肝阳偏亢，内风时起。"立降压方，方中重用杜仲、桑寄生共为君药，杜仲补肝肾，强筋骨，并有利小便之功效，《本草纲目》曰："入肝而补肾，子能令母安也。"桑寄生亦有补肝肾、强筋骨之功；葛根解肌升清，活血疏通经络为臣药；夏枯草清肝泻火，臭梧桐平肝降压，祛风除湿，共为佐药；川芎活血行气为使药。全方补泻兼施，既补肝肾，又清肝火，平稳降压。

（七）冠心方

红景天 10 g，丹参 30 g，赤芍 30 g，降香 3 g，徐长卿 30 g，甘松 10 g，主治冠状动脉粥样硬化性心脏病（胸痹心痛病）。

叶氏认为胸痹的病机是心脉痹阻，病位在心，涉及肝、肺、脾、肾等脏器，以"不通则痛"理论为基础，主张以"通"为要，故以活血化瘀为主，兼以理气止痛。立冠心方，用红景天、丹参为君药，活血通脉止痛，红景天性平，味甘苦，入心、肺经，具有益气、平喘、活血通脉之效，《本草纲目》记载："红景天，本经上品，祛邪恶气，补诸不足。"丹参，《本草纲目》曰："活血，通心包络。治疝痛。"功善活血祛瘀，通经止痛；赤芍散瘀止痛，降香辛温行散，化瘀理气止痛；徐长卿祛风活血止痛，共为臣药，止痛效果佳；甘松理气止痛，开郁醒脾，为使药。

（八）降糖方

菟丝子 30 g，黄精 30 g，地骨皮 30 g，天花粉 10 g，知母 10 g，黄连 6 g。主治：糖尿病（消渴病）。

叶氏认为先天禀赋不足，阴精亏虚，五脏失养，再加上调养摄入不适，出现精液亏竭，最终发为消渴。以补肾填精、滋阴生津为法。立降糖方，方中重用菟丝子补肾益精，入肝、肾、脾经，平补三脏，黄精质润甘补，平而不偏，作用缓和，既能健脾益气，又能养肾益精，还可以滋阴润肺，上养肺，中养脾，下养肾，两者相配补益肝肾，滋阴润燥。地骨皮清热滋阴，专入阴分，能够益阴泻火，配上生地、天花粉，则养阴清热、生津止渴之功倍增；黄连与知母，清胃降火，润燥兼施；全方清肺胃、滋肾阴以治消渴。

（九）更年失眠方

酸枣仁 10 g，灵芝 10 g，黄连 6 g，肉桂 2 g，茯神 10 g，茯苓 10 g，延胡索 10 g，柴胡 10 g。主治：围绝经期失眠。

　　叶氏认为围绝经期妇女体内肾精亏虚,肾水不足,不能上济于心,心肾不交,心火独亢,神明受扰,失于宁谧,则夜寐不安。女性肾之阴阳渐衰,精亏血少,不足滋养肝脏,致使水不涵木,木失濡养,肝失调达,出现肝气郁滞,长此以往,形成围绝经期女性肝郁气滞。治疗以肾为本,滋阴降火;佐以疏肝养血,宁心安神。立更年失眠方疏肝安神,交通心肾,方中酸枣仁养心补肝,宁心安神,敛汗生津,灵芝补气安神。两者配伍可加强养心安神之功效,为君药。黄连清心泻火以制偏亢之心阳,肉桂温补下元以扶不足之肾阳,水火既济,交泰之象遂成,夜寐不宁等症便可自除。茯神配茯苓则养心安神力增,茯苓尚有健脾,运化脾胃之功,防止用药败胃,四药共为臣药。延胡索活血散瘀,理气止痛,为佐药。柴胡本为气分药,入气分尚能疏肝解郁,为使药。

第四章
经 典 医 案

妇 科 篇

月经先期

案1　月经先期（脾气亏虚）

赵某,女,32岁。

初诊　2020年6月7日。

【主诉】月经周期提前1年。

【病史】患者平素月经规律,35日一行,1年前因经期劳累而出现月经量少,色淡红,持续10日,未经治疗而停止。此后时有月经提前,提前约10日左右,伴神疲乏力。此次患者因劳累再次加重,已持续10余日。现症:月经量多,色淡,无血块,痛经,伴神疲乏力,少气懒言,思睡,小腹下坠,寐差,纳食尚可,小便可,大便稀溏。舌质淡,边有齿痕,苔薄,脉沉细。辅助检查:血常规未见明显异常。西医诊断:月经不规则。中医诊断:月经先期。证属脾气亏虚证。治拟健脾益气。

【处方】参苓白术汤加减。党参30 g,云茯苓30 g,炒白术

30 g,白扁豆 15 g,桔梗 6 g,莲子 10 g,砂仁(后下)5 g,山药 30 g,薏苡仁 30 g,地榆炭 15 g,茜草炭 15 g,三七粉(分吞)2 g,甘草 6 g。7剂,水煎,每日 1 次,分 2 次温服。

二诊 2020 年 6 月 14 日。药后 2 日已净,神疲乏力明显改善,思睡改善,寐差,大便稀溏仍有。舌脉同前。患者此期为经间排卵期。

【处方】自拟促卵方加减。党参 30 g,丹参 30 g,生黄芪 30 g,仙茅 10 g,菟丝子 10 g,沙苑子 10 g,枸杞子 10 g,锁阳 15 g,石楠叶 10 g,茯苓 30 g,山药 30 g,酸枣仁 10 g。7 剂。

三诊 2020 年 6 月 21 日。经未潮,夜卧渐安,大便渐实。舌脉同前。6 月 7 日方加黄芪 15 g,7 剂。

四诊 2020 年 6 月 28 日。经未潮,便调。舌淡边有齿痕苔薄,脉细。续予上方 7 剂。

五诊 2020 年 7 月 4 日。6 月 29 日来潮(周期 31 日),经量中等,无血块,痛经,经期乏力,小腹下坠明显改善,治以一诊方药 7 剂。

中药治疗 1 个月余,月经周期达 31 日,继续服中药 2 个月,月经周期正常。

按 患者病属月经先期,经量较多,色淡,神疲乏力,少气懒言,思睡,大便稀溏。《景岳全书·妇人规》载:"然先期而至,虽曰有火,若虚而夹火,则重在虚,当以养营安血为主;矧亦有无火而先期者,则或补中气,或固命门,皆不宜过用寒凉也。"叶氏临证处方过程中,亦注重补中健脾,排卵期兼重益肾。故三、四诊用参苓白术汤重在益气健脾,一、五诊经行时则加用地榆炭、茜草炭、三七粉塞流,二诊经间排卵期以党参、黄芪、仙茅、菟丝子、沙苑子、枸杞子、锁阳、石楠叶滋补肾气,茯苓、山药兼顾健脾,少佐丹参活血化瘀。遵循月经周期气血变化加减用药,患者经量较大行经期经行塞流,经后期以健脾益气为主,经间排卵期以补肾为主,贯彻调经调周精神。

（凌晓瑜整理）

案 2　月经不先期（肾气虚）

郁某,女,27 岁。

初诊　2020 年 11 月 3 日。

【主诉】行经提前 2 年。

【病史】初潮 13 岁,月经周期 14～20 日一行,经期 4～5 日,经量偏少,经色淡暗,伴腰酸膝软。LMP 2020 年 11 月 2 日。PMP 2020 年 10 月 16 日。现为月经来潮第 2 日。纳可,寐安,二便调。舌稍暗苔薄,脉沉细。辅助检查:妇科 B 超示子宫附件未见异常。子宫内膜厚 0.6 cm。西医诊断:月经不规则。中医诊断:月经先期。证属肾气虚证。治拟补肾调经。

【处方】叶氏调经方加减。淫羊藿 15 g,肉苁蓉 15 g,鹿角霜 10 g,龟甲 10 g,沙苑子 15 g,菟丝子 15 g,当归 10 g,丹参 30 g,香附 10 g,川芎 10 g,赤芍 10 g,甘草 6 g。7 剂,水煎,每日 1 次,分 2 次温服。

二诊　2020 年 11 月 10 日。经净 3 日,腰酸较前好转,二便调。舌淡暗,苔薄,脉沉细。患者此时处于经后期,血海空虚,治疗以补肾养血为主。

【处方】叶氏调经方加减。淫羊藿 15 g,肉苁蓉 15 g,鹿角霜 10 g,龟甲 10 g,女贞子 15 g,枸杞子 15 g,菟丝子 15 g,沙苑子 10 g,熟地 15 g,山茱萸 10 g,黄芪 15 g,当归 10 g,甘草 6 g。7 剂。

三诊　2020 年 11 月 17 日。经未潮,大便干结,余无不适。舌暗,苔薄,脉沉细。患者此期为经间排卵期,宜补肾活血为主。

【处方】叶氏促卵方加减。党参 30 g,丹参 30 g,生黄芪 30 g,仙茅 10 g,菟丝子 10 g,沙苑子 10 g,枸杞子 10 g,锁阳 15 g,石楠叶 10 g,女贞子 15 g,墨旱莲 15 g,玄参 15 g,甘草 6 g。7 剂。

四诊 2020 年 11 月 25 日。经未潮,便调,夜卧欠安。舌暗,苔薄,脉沉细。患者处经前期,治以滋肾养血,寐差,予二诊方加酸枣仁 10 g,7 剂。

五诊 2020 年 12 月 2 日。11 月 28 日来潮(周期 27 日),经量中等,无血块,痛经、腰酸改善,寐安。舌稍红,苔薄,脉沉细。治以一诊方药 7 剂。

中药治疗 1 个月余,月经周期达 27 日,经量中等,继续服中药 2 个月,月经周期正常。

按 患者病属月经先期,周期缩短,经量偏少,色淡暗,腰酸膝软,证属肾气虚证,年方十七,先天之精发育尚不完备,故叶氏治疗以补肾调经为治则。故二、三、四诊均用调经方,淫羊藿、肉苁蓉、鹿角霜、龟甲、沙苑子、菟丝子补益肾精,一诊则在补肾益精基础上加用当归、丹参、香附、川芎、赤芍养血活血,遵循月经周期阴阳气血变化加减用药,行经期以通为主,经后期以补为主,经间排卵期以补肾活血为主,治疗过程中贯彻调经、调周精神。

(凌晓瑜整理)

案 3 月经先期(肝郁化热)

杨某,女,34 岁。

初诊 2021 年 11 月 16 日。

【主诉】月经提前 3 月。

【病史】1-0-2-1,近 3 月来月经提前,LMP 2021 年 10 月 13 日,7 日净。PMP 2021 年 9 月 21 日,6 日净。量中等,无痛经,

经前乳胀,面部发痘有脓头,口干欲饮,心烦易怒,皮肤瘙痒,抓后易出血,纳可,寐安,二便调。舌红苔薄,脉细滑。既往有银屑病史。辅助检查:暂无。西医诊断:月经不规则。中医诊断:月经先期。证属肝郁化热证。治拟疏肝清热。

【处方】丹栀逍遥汤加减。牡丹皮 10 g,生栀子 10 g,柴胡 10 g,墨旱莲 15 g,白茯苓 10 g,白芍 10 g,当归 10 g,甘草 6 g,熟地 10 g,川芎 6 g,桃仁 10 g,红花 10 g,川牛膝 10 g,女贞子 10 g,石见穿 10 g,夏枯草 15 g,蒲公英 12 g,煅牡蛎 15 g,大枣 10 g,制黄精 10 g,郁金 10 g,薏苡仁 15 g,炒芥子 10 g,醋龟甲 10 g,白花蛇舌草 15 g。7 剂,水煎,每日 1 次,分 2 次温服。

二诊 2021 年 11 月 30 日。药后面部痤疮好转,皮肤银屑病好转。舌红苔薄,脉细滑。原方加行经方(川牛膝 10 g,泽兰 10 g,蒲黄 10 g,益母草 15 g),玫瑰花 6 g,丹参 15 g,7 剂。

三诊 2021 年 12 月 9 日。月经今日至,提前 3 日,腹痛不甚,腰际稍酸,血量较前略增,色稍暗。口渴、心烦、舌麻等症状均已极轻微。脉滑已不细,舌尖淡红,苔薄稍淡黄。嘱月中服第一方剂 7 剂,经期前服第二方剂 7 剂。

四诊 2022 年 1 月 7 日。诸症消失,月经今晨刚至。继续按周期服用上述处方,并嘱广泛参加各项文体活动,进行自我心理调节,保持心情舒畅。

连续随访 3 个月,经周期准时而至,病情未见复发。

按 月经先期,是指月经周期提前 7 日以上,甚至 10 余日一行,连续 3 个周期以上者。《景岳全书・妇人规・经脉类》曰:"凡血热者,多有先期而至,然必察其阴气之虚实。若形色多赤,或紫而浓,或去多,其脉洪滑,其脏气饮食喜冷畏热,皆火之类也。先期而至,虽曰有火,若虚面挟火,则所重在虚,当以养营安血为主。亦有无火而先期者,则或补中气,或固命门,皆不宜过用寒凉也。"本案是由肝郁化热,迫血先期。久热可以耗阴,长期大量失血必致阴亏,是热邪由实而转虚,同样迫血先期来潮。热灼津涸之血瘀症状,既可表现于经水,也可见于脉舌。在治则上先以滋阴柔肝,退其虚热,既能却其动血之由,并可条达肝气之郁。所以在治则上以疏肝清热为主,兼顾脾肾两脏。方用丹栀逍遥汤加减以疏肝清热,选用栀子(炒焦)、牡丹皮清退血热,玫瑰花疏肝养血、健脾和胃,川牛膝、泽兰、蒲黄、益母草活血通经,白花蛇舌草清热解毒,鹿角霜、龟甲、阿胶等血肉有情之品使补肾以益胞脉,人参、黄芪、白术、茯苓、当归、白芍、熟地等健脾益气,养血调经,配调和气血的川芎、香附寓通于盈;或泻而通之,理气行滞,活血化瘀,常选用川牛膝、当归、川芎、柴胡、香附等理气活血,配养血调和的白芍、熟地、丹参等寓盈于通,使血海充盈,任脉通行,月事以时下。

(杨小芳整理)

月经后期

案1　月经后期(肾虚血瘀)

潘某,女,30岁。

初诊　2017年3月1日。

【主诉】月经稀发3年。

【病史】患者3年来月经稀发,无规则,未行系统性治疗,近3月月经未行,LMP 2016年12月20日,今来就诊。患者形体肥胖,饮食不节。刻下:患者经水逾期不行,小腹坠胀,胃纳可,二便调,夜卧安,舌质淡暗,有瘀点,苔白稍腻,脉细。月经史:15岁初潮,周期不规则,每次持续3~4日;婚育史:结婚7年,夫妻同居一地未避孕无子,0-0-0-0。辅助检查:尿TT(一)。西医诊断:月经不规则。中医诊断:月经后期。证属肾虚血瘀证。治拟补气养血,滋补肾阴,理气活血。

【处方】桃红四物汤加减。桃仁10g,红花10g,熟地10g,生地10g,当归10g,赤芍10g,白芍10g,川芎6g,艾叶10g,制香附10g,三棱10g,莪术10g,川牛膝10g,泽兰10g,紫河车3g,蒲公英30g,生蒲黄10g,玫瑰花6g。14剂,水煎,每日1次,分2次温服。

用药期间禁服生冷、辛辣、肥甘厚腻之品。配合以血府逐瘀胶囊口服,每次3粒,1日3次。

二诊 2017年3月15日。服初期药14剂后,患者小腹坠胀好转,月经仍未来潮,刻下:患者胃纳可,二便调,夜寐安,察其舌质淡暗,苔白稍腻,脉细。治拟补益肾精,补气养血。

【处方】桃红四物汤加减。上方去艾叶、香附、三棱、莪术、川牛膝、泽兰、蒲公英、玫瑰花,加党参30g,丹参30g,生黄芪30g,仙茅10g,菟丝子10g,沙苑子10g,枸杞子10g,锁阳15g,石楠叶10g,石菖蒲10g,淫羊藿10g,砂仁5g,甘草6g,大枣10g,14剂。

三诊 2017年3月29日。上药服用14剂后,患者月经仍未来潮,余无不适,舌脉同前,治宗同前,上药继服7剂。

四诊 2017年4月12日。药后患者于4月1日月经来潮,就诊时未净,量多如冲,稍有小腹坠痛,察其舌质暗红,苔薄,诊其脉细。考虑患者肾虚冲任不固,加之瘀血内阻冲任,血不循经,不能制约经血。治拟滋阴补肾,活血止血。

【处方】叶氏止崩方加减。女贞子10g,墨旱莲30g,生地10g,地骨皮10g,生地榆10g,桑螵蛸10g,海螵蛸10g,仙鹤草30g,花蕊石30g,黄芩10g,三七粉2g,藕节炭10g,炮姜炭10g,

茜草 30 g,白芷 6 g,马齿苋 30 g,阿胶 6 g,蒲黄炭 10 g。7 剂。

五诊 2017 年 4 月 19 日。上药 7 剂后,患者崩漏已止。刻下:患者小腹无坠胀,察其舌质淡,稍暗,苔薄白,诊其脉细。叶氏根据其月经周期变化,结合中药调周法理论,治拟补肾促卵,补气养血。方用 2017 年 3 月 15 日药,7 剂。

治疗后随访,嘱患者观察下次月经时间,如有异常即来门诊就诊。

按 月经周期错后 7 日以上,甚至 3~5 个月一行,经期正常者,称为"月经后期",相当于西医学中的月经稀发。女子月经正常来潮,与气血的盛衰密切相关。所谓:"血脉流通,病不得生",女子以血为用,《校注妇人良方》曰:"血气宜行,其神自清,月水如期,血凝成孕。"《素问·上古天真论》云:"女子二七而天癸至,任脉通,太冲脉盛,月事以时下,故有子…七七任脉虚,太冲脉衰少,天癸竭,地道不通,故形坏而无子也。"女子的天癸来源于肾气,肾气盛,天癸至,月经能按月如期来潮。肝为藏血之脏,与冲任血海有关。肝气郁结,冲任二脉疏泄失常,可致经乱,经来断续,先后无定。故月经失调主要与肝、肾功能失调有关,肾精亏虚为基本病机,肝气郁滞为诱因,气血不足、血瘀不行为发病关键。

该患者为成年女性,自述自初潮后,时有月经不调,经期延后,月经稀发,考虑其为肾精亏虚,先天不足;气血不足,血海不充,经源缺乏,加之气滞血瘀,致经水逾期不行。"经水出诸肾",故调经之本在肾。故在补肾精的基础上,治以补气养血,活血化瘀通经。方用桃红四物汤加减。患者月经来潮后,肾精不足,气血亏虚,导致冲任不固,崩漏不止,治拟补肾固冲,补血止血。方用叶氏止崩方加减。

叶氏以桃红四物汤为基础方,方中桃仁、红花、川芎活血化瘀,熟地补血养阴,生地加强活血作用,当归补血养肝,活血止痛,白芍敛阴养肝,缓急止痛。上诸药合用,活血养血,以活血为主,行中有补,则行而不泻,补中有行,则补而不滞,共凑活血化瘀,补血养血之功。在此基础方之上,加之党参、黄芪补气,丹参补血活血,仙茅、淫羊藿、锁阳补肾温阳,菟丝子、沙苑子滋补肝肾,紫河车温肾补精,益气养血,现代药理研究表明,紫河车有雌孕激素样作用。止崩方中,女贞子、墨旱莲滋补肝肾,凉血止血,桑螵蛸、海螵蛸补益肾精,生地、地骨皮、地榆、黄芩、马齿苋凉血止血,仙鹤草补血止血,花蕊石化瘀止血,三七粉、藕节炭、炮姜炭、茜草、蒲黄炭活血止血,考虑患者崩漏数十日,气血已亏,故加阿胶以补气养血,全方共奏凉血止血,补益肾精,补气养血之效。

(张慧君整理)

案2 月经后期(虚寒证)

赵某,女,27 岁。

初诊 2019 年 5 月 14 日。

【主诉】月经延后半年余。

【病史】既往月经周期,经期尚准,14 岁初潮,每 30 日一行,每次持续 5 日,量中,色红。近半年来经行延后,一月半至两月一行,行经天数同前,5 日净,量少,色淡红,LMP 2019 年 4 月 26 日,伴小腹冷痛,手足凉,小便清长,胃纳尚可,夜寐欠安,大便调。舌淡,苔薄,脉细。生育史:已婚,未育,0-0-0-0,有生育要求。西医诊断:月经不规则。中医诊断:月经后期。证属虚寒证。治拟温经散寒,养血调经。

【处方】艾附暖宫丸加减。黄芪 30 g,艾叶 15 g,香附 10 g,当归 10 g,川芎 6 g,白芍 10 g,肉桂 3 g,熟地 15 g,川续断 15 g,吴茱萸 6 g,半夏 10 g。7 剂,水煎,每日 1 次,分 2 次温服。

二诊 2019 年 5 月 21 日。经期将近,小腹坠胀,带下增多,夜寐欠安,二便调。舌暗,苔薄,脉细。治拟暖宫活血调经。原方加西红花 1 g,7 剂。

三诊 2019 年 5 月 28 日。时值经期,LMP 2019 年 5 月 27 日,量少,色淡,手足凉,腰膝酸软,余无不适。苔薄,质淡,脉细。治拟经期不服药,经后治以温阳补肾调经。上方去西红花,加制附片 10 g,杜仲 15 g,14 剂。

四诊 2019 年 6 月 18 日。月经方净,LMP 2019 年 5 月 27 日,量中,色淡红。余无不适。苔薄,质红,脉细。治拟温阳补肾调经。上方 7 剂。

如此治疗 3 个月经周期,月经周期缩短至 33 日左右。

按 月经后期是指月经错后 7 日以上,持续 3 个周期以上,可伴有经量或经期的异常。本证患者月经后期,量少,色淡,伴小腹冷痛,手足凉,小便清长,辨证为虚寒证。是由阳虚血寒,脏腑失于温养,气血生化不足,血海不满,故经行延迟,量少,色淡;寒客胞宫胞脉,故小腹冷痛;阳虚阴寒内盛,膀胱失煦,故腰虚酸软,小便清长,治以温经散寒,养血调经,方以艾附暖宫丸加减。方中以香附疏肝解郁,调经止痛;艾叶温经暖宫,散寒止痛,为主药;辅以肉桂、吴茱萸,助艾叶、香附温经散寒,暖宫止痛;当归、白芍、地黄、川芎养血调经;佐以黄芪补气健脾,以资气血生化之源,使气旺血生,气旺血行;续断补肝肾,通血脉。诸药相合,共奏温经散寒、养血调经之功。

（朱春兰整理）

案 3　月经后期（实寒证）

林某,女,36 岁。

初诊 2017 年 3 月 18 日。

【主诉】月经周期延长 2 年余。

【病史】患者既往月经尚正常，2 年前受凉后出现月经 40～50 日一至，月经量少，色黯有块，畏寒肢冷，经期腰腹冷痛，面色白。舌暗红，苔白，脉弦沉迟。月经史：14 岁初潮，每 28～32 日一行，每次持续 5～6 日。LMP 2017 年 2 月 8 日。婚育史：23 岁结婚，孕 3 产 2；6 年前已行输卵管结扎术。辅助检查：妇检、盆腔 B 超均正常，尿妊娠试验阴性。西医诊断：月经不规则。中医诊断：月经后期。证属实寒证。治拟温经散寒，活血调经。

【处方】温经汤（《妇人大全良方》）。党参 30 g，当归 15 g，川芎 6 g，白芍 10 g，桂枝 6 g，牡丹皮 10 g，炙甘草 6 g，川牛膝 10 g，三棱 10 g，莪术 10 g，小茴香 6 g，干姜 6 g。14 剂，水煎，每日 1 次，分 2 次温服。

按 寒邪客于冲任，血为寒凝，经血运行不畅，血海不能按时满溢，则经行延迟，量少，经血有块；寒克胞脉督脉，寒性收引拘急，则腰腹冷痛；寒邪束表，阳气不得外达，则畏寒肢冷，面色苍白；膀胱失于温煦，则小便清长。患者舌暗红，苔白，脉弦沉迟均为寒邪凝滞之象。方中桂枝、小茴香、干姜温经散寒通脉；三棱、莪术、川芎、川牛膝、牡丹皮活血，三棱、莪术偏于破血，川芎偏于行气，川牛膝偏于下行，牡丹皮偏于凉血；当归补血活血；党参、甘草益气。《妇人良方大全》"温经汤"主要用于寒凝血瘀的月经后期、闭经、月经量少、痛经等。

（朱春兰整理）

案 4　月经后期（气虚）

储某，女，22 岁。

初诊 2020 年 9 月 6 日。

【主诉】停经 40 日。

【病史】未婚,否认性生活史。该患者初潮 14 岁,近 6 年月经不规律,2～3 个月一行,6～7 日净,色淡量少,无血块,倦怠无力,面色㿠白,腰膝酸软,小便清长,大便可,胃纳可。LMP 2020 年 7 月 27 日。身高 165 cm,体重 60 kg,体重指数 22.1 kg/m²,腰臀围比 0.80。舌淡,边齿痕,苔薄,脉弱。辅助检查:妇科 B 超示子宫附件未见异常。性激素水平未见明显异常。西医诊断:月经不规则。中医诊断:月经后期。证属肾气虚证。治拟温补肾气。

【处方】调经方加减。淫羊藿 15 g,肉苁蓉 15 g,鹿角霜 10 g,龟甲 10 g,沙苑子 15 g,菟丝子 15 g,茯苓 15 g,山药 15 g,当归 10 g,丹参 30 g,香附 10 g,川芎 10 g,赤芍 10 g,甘草 6 g。7 剂,水煎服,每日 1 次,分 2 次温服。

二诊 2020 年 9 月 13 日。未行经,腰膝酸软,倦怠无力改善,舌淡,边齿痕,苔薄,脉弱。上方加黄精 30 g,熟地 15 g,炒白术 15 g,7 剂。

三诊 2020 年 9 月 20 日。经未潮,停经 54 日,小便清长好转,近来因工作压力较大寐差,舌淡,边齿痕,苔薄,脉弱。上方加山茱萸 10 g,酸枣仁 10 g,五味子 5 g,7 剂。

四诊 2020 年 9 月 27 日。9 月 23 日月经来潮,量可,无血块,色可,无行经腹痛,喜热饮,寐较前安,舌淡,边齿痕,苔薄,脉弱。上方加益母草 15 g,王不留行 10 g,7 剂。继续服中药 3 个月,月经周期正常。

按 患者先天禀赋不足,肾气亏虚,无以下注于冲任,冲为血海,血海空虚,而致月经错后。故用叶氏调经方益肾填精,淫羊藿、肉苁蓉、鹿角霜温补肾气,龟甲滋阴潜阳益肾,再加沙苑子、菟丝子、黄精、熟地滋养肾气精血,茯苓、山药补后天以利先天,佐以补肾,当归、丹参、香附、川芎、赤芍理气活血,甘草调和诸药。从而达到气血充足,任冲通盛,月事以时下,诸症除。

(凌晓瑜整理)

案5　月经后期(血虚)

李某,女,33 岁。

初诊　2020 年 3 月 7 日。

【主诉】月经周期延后 17 年。

【病史】自 16 岁初潮后月经周期一直不规律,短则 2 月、长则 6 月一潮,经量少,经色淡,经行 7 日净。平素面色不华,时时头晕,心悸气短,神疲乏力,胃纳一般,二便可,寐差多梦。LMP 2020 年 1 月 6 日。已婚半年,否认妊娠可能。舌淡,苔薄,脉沉缓。辅助检查:2020 年 2 月 24 日妇科 B 超示子宫附件未见异常。性激素正常。西医诊断:月经不规则。中医诊断:月经后期。证属血虚证。治拟养血调经。

【处方】八珍汤加减。党参 30 g,黄芪 30 g,茯苓 30 g,生白术 15 g,当归 30 g,川芎 15 g,生白芍 15 g,桑椹 15 g,熟地 15 g,酸枣仁 10 g,大枣 6 g,甘草 6 g。7 剂,水煎,每日 1 次,分 2 次温服。

二诊　2020 年 3 月 14 日。未行经,心悸气短,神疲乏力改善,寐仍不安,舌淡,苔薄,脉沉缓。上方加远志 10 g,五味子 5 g,7 剂。

三诊　2020 年 3 月 21 日。3 月 19 日月经来潮,经量少,色淡,无血块,无痛经,本次月经周期 71 日,寐安梦少,舌淡,苔薄,脉沉缓。上方加香附 10 g,赤芍 10 g,益母草 15 g,丹参 30 g,7 剂。

四诊　2020 年 3 月 26 日。7 日经净,寐安,诸证改善,舌淡,苔薄,脉沉缓。二诊方续服 7 剂。继续服中药 3 个月,月经周期,经量正常。

按 叶氏认为月经后期,多因营血亏损,肾精不足,或阳气虚衰,无以化血,或气滞血瘀,或寒凝血瘀,痰湿阻滞,冲任不畅。该患者面色不华,时时头晕,心悸气短,神疲乏力,舌淡苔薄,脉沉缓,乃因营血亏损,血虚之证。血海空虚,无以下注于冲任,故见月经错后,经量少。叶氏一贯主张月经病调经与调周并重,故经间期予八珍汤加减,党参、黄芪、当归相配,益气生血。白术、茯苓健脾益气养血,白芍养血和营,熟地滋阴补血,川芎为佐药,活血行气,使熟地、当归、白芍补而不滞。炙甘草为使,益气和中,调和诸药。更加桑椹、酸枣仁养血安神。行经期则注重养血活血,故重用香附、赤芍、益母草、丹参。行经期以通为主,经后期以补为主,从而达到气血充足,任冲通盛,月事以时下,诸症除。

(凌晓瑜整理)

案6　月经后期(气滞)

李某,女,31 岁。

初诊 2021 年 11 月 8 日。

【主诉】月经后期半年余。

【病史】既往月经周期,经期正常。半年来无明显诱因下月经周期延长,平均每次月经错后 10～15 日,经行量少,色暗,时有小腹胀痛及乳房胀痛,LMP 2021 年 9 月 29 日,7 日净,量少,色暗,无血块,无痛经。情绪低落,乳房胀痛,纳可,二便调,夜寐欠安。舌淡,苔薄白,脉弦。生育史:已婚未育,0 - 0 - 0 - 0。辅助检查:暂无。西医诊断:月经不规则。中医诊断:月经后期。证属气滞证。治拟理气行滞,活血调经。

【处方】乌药汤加减。乌药 10 g,香附 10 g,木香 10 g,当归

10 g,柴胡 10 g,延胡索 10 g,丹参 15 g,王不留行 15 g,甘草 5 g。7
剂,水煎,每日 1 次,分 2 次温服。

二诊 2021 年 11 月 15 日。药后乳房胀痛较前好转,LMP
2021 年 11 月 10 日,未净,量少,色暗,无痛经。纳可,二便调,夜
寐欠安。舌淡,苔薄白,脉弦。上方加川芎 5 g,鸡血藤 15 g,郁金
10 g,7 剂。

三诊 2021 年 11 月 22 日。药后经量增加,LMP 2021 年 11
月 10 日,7 日净,无血块,无痛经。纳可,二便调,夜寐渐安。舌
淡,苔薄白,脉弦。上方 14 剂。

四诊 2021 年 12 月 6 日。药后乳房胀痛,明显好转,纳可,
二便调,夜寐安。舌淡,苔薄白,脉弦。上方加玫瑰花 10 g,7 剂。

五诊 2021 年 12 月 13 日。药后月经周期正常,LMP 2021
年 12 月 6 日,7 日净,量中。纳可,二便调,夜寐安。舌淡,苔薄
白,脉弦。上方 14 剂。

如此治疗 2 个月经周期,月经周期缩短至 30 日左右。

按 月经周期错后 7 日以上,甚至错后 3~5 个月一行,经期正
常者,称为"月经后期"。本病患者以乌药汤为基础理气行滞,加以
叶氏经验用药。方中乌药为君,理气行滞;香附、柴胡疏肝理气,木
香行脾胃滞气;延胡索、郁金活血行气;玫瑰花行气解郁,当归、丹
参养血活血;王不留行、鸡血藤活血调经。甘草调和诸药。叶氏常
提及女子以肝为先天,肝喜条达,肝郁则气滞,气滞则血瘀。此患
者情志不遂,气不宣达而至冲任不畅。治以疏肝理气为主,行气调
经,冲任调畅,则经水按时而至。

(郭张华整理)

案 7　月经后期(痰湿)

蔡某,女,32 岁。

初诊 2021 年 11 月 22 日。

【主诉】月经后期 4 个月。

【病史】4 个月前无明显诱因下出现月经后期,每次月经错后 10～15 日,LMP 2021 年 10 月 10 日,6 日净,量少,色淡。形体肥胖,倦怠乏力,胸脘满闷,纳食不宣,二便调,夜寐安。舌胖大,边有齿痕,苔白腻,脉弦滑。辅助检查:暂无。西医诊断:月经不规则。中医诊断:月经后期。证属痰湿证。治拟燥湿化痰,活血调经。

【处方】芎归二陈汤加减。陈皮 10 g,半夏 10 g,茯苓 15 g,生姜 6 g,川芎 10 g,当归 10 g,白术 15 g,人参 10 g,甘草 5 g。7 剂,水煎,每日 1 次,分 2 次温服。

二诊 2021 年 11 月 29 日。药后精神渐振,胸脘满闷好转,LMP 2021 年 11 月 20 日,6 日净,量少,色淡。纳食不宣,二便调,夜寐安。舌胖大,边有齿痕,苔白腻渐化,脉弦滑。上方加生山楂 10 g,神曲 10 g,丹参 15 g,14 剂。

三诊 2021 年 12 月 13 日。药后胃口渐佳,无明显倦怠感。白带量多,色清,二便调,夜寐安。舌胖大,齿痕减轻,苔白腻,脉弦滑。上方加苍术 10 g,车前子 10 g,14 剂。

四诊 2021 年 12 月 27 日。药后白带量正常,色清。LMP 2021 年 12 月 22 日,未净,量中,色淡。精神可,纳可,二便调,夜寐安。舌胖大,稍有齿痕,苔薄白,脉弦滑。上方 14 剂。

如此治疗 3 个月经周期,月经周期缩短至 28 日左右。嘱患者多运动。

按 月经周期错后 7 日以上,甚至错后 3～5 个月一行,经期正常者,称为"月经后期"。患者形体肥胖,倦怠乏力,胸脘满闷,舌胖大,边有齿痕,苔白腻渐化,脉弦滑。以此为辨证要点。四诊合参,诊断为月经后期,痰湿证。治以燥湿化痰,活血调经,以芎归二陈汤为底,加以叶氏经验用药。方中半夏、陈皮燥湿化痰,理气和中;茯苓、生姜渗湿化痰;当归、川芎、丹参养血活血;人参、白术健脾化湿;山楂、神曲健脾开胃;苍术、车前子通淋利湿;甘草调和诸药。《丹溪心法》曰:"肥胖饮食过度之人而经水不调者,乃是湿痰。"叶氏也常说胖人多痰湿。此患者的病因乃肥胖,痰湿阻于冲任,气血隔绝,冲任不畅,故见月经后期。治以燥湿化痰为主,痰湿日久,内有血瘀,再配合活血化瘀,养血调经,气血充足,冲任畅通,则经水按时而至。

(郭张华整理)

月经先后无定期

案1　月经先后无定期(肾气不足)

李某,女,35 岁。

初诊　2022 年 6 月 12 日。

【主诉】月经不调 1 年余,停经 2 月。

【病史】1 年前无明显诱因下出现月经周期紊乱,最短 20 日一行,最长 4 个月一行。LMP 2022 年 4 月 1 日。腰膝酸软,头晕耳鸣,眠差,夜间时有潮热盗汗及手足心热。平素易怒,纳可,二便正常。舌淡红,苔薄微黄,脉沉细。既往月经量色质正常。生育史:怀孕 3 次,足月分娩 1 次,流产 2 次,IUD 避孕。辅助检查:(2022 年 6 月 12 日)性激素:FSH 45.6 mIU/mL, LH 30.89 mIU/mL, E_2 26.4 pg/mL。尿 HCG(一)。西医诊断:月经不规则。中医诊断:月经先后无定期。证属肾气不足,精血亏虚,冲任失养。治拟补益肾气,养血填精,调理冲任。

【处方】苁蓉菟丝子丸加减。肉苁蓉 15 g,菟丝子 15 g,覆盆子 15 g,山药 15 g,桑寄生 15 g,炒杜仲 15 g,炒川续断 15 g,淫羊藿 15 g,鸡血藤 15 g,山茱萸 12 g,枸杞子 12 g,当归 12 g,干生地 12 g,炒香附 12 g。7 剂,水煎,每日 1 次,分 2 次温服。

二诊 2022 年 6 月 26 日。患者服药后自觉腰膝酸软,头晕耳鸣明显减轻,月经仍未潮。上方去淫羊藿、炒杜仲、鸡血藤,加知母 15 g,黄柏 15 g,茺蔚子 15 g,7 剂。

2022 年 7 月至 10 月患者共复诊 6 次,在前方基础上随证加减,于 2022 年 7 月 21 日、8 月 13 日、9 月 12 日均有月经来潮,量可,色红,4～7 净。2022 年 9 月 26 日 B 超检查:子宫前后径 3.5 cm,内膜 0.7 cm,IUD 位置正常,后陷凹深约 1.0 cm 无回声区,左卵巢数个小卵泡,最大者 1.4 cm×1.1 cm。2022 年 10 月 4 日激素检查:提示已排卵。

停药后随访 3 个月,月经每月按时来潮,量可。

按 本案为月经先后无定期的典型案例,长此以往会引起卵巢早衰。叶氏谨守肾之精气匮乏、冲任虚衰的病机,以补肾益精、养血和血为主,用苁蓉菟丝子丸加减治疗。二诊根据患者时有潮热盗汗、阴虚内热的病机特点,以知母、黄柏养阴清热,柴胡、路路通等疏肝理气,调治近 4 个月,收到较好效果。

(蒋晓梅整理)

案 2 月经先后无定期(肝肾亏虚)

吴某,女,26 岁。

初诊 2021 年 9 月 22 日。

【主诉】月经紊乱半年。

【病史】半年来月经紊乱,20～45 日一行,LMP 2021 年 9 月

19 日,未净,经量中等,无痛经。纳可,寐安,二便调。舌偏红,苔薄,脉细弦。月经孕产史:既往月经量色质正常,1-0-0-1。辅助检查:2021 年 1 月 8 日阴超示双卵巢见多个小卵泡,内膜 5 mm 欠均。西医诊断:月经不规则。中医诊断:月经先后无定期。证属肝肾亏虚证。治拟滋补肝肾,调经固冲。

【处方】制女贞子 10 g,墨旱莲 30 g,地黄 10 g,地骨皮 10 g,生地榆 10 g,炒桑螵蛸 10 g,仙鹤草 30 g,大蓟 30 g,黄芩 10 g,三七粉(吞)2 g,藕节炭 10 g,蒲黄炭(包煎)10 g,马齿苋 30 g,炮姜炭 5 g,白芷 6 g,生花蕊石(先煎)30 g,小蓟 30 g。7 剂,水煎,每日 1 次,分 2 次温服。

二诊 2021 年 9 月 29 日。服用前方无不适,诸症同前,LMP 2021 年 9 月 19 日,5 日净,本期月事毕。舌偏红,苔薄,脉细弦。

【处方】当归 10 g,川芎 6 g,熟地 10 g,生地 10 g,生白芍 10 g,肉苁蓉 10 g,淫羊藿 10 g,醋龟甲 10 g,鹿角胶霜 10 g,党参 30 g,丹参 30 g,黄芪 30 g,仙茅 10 g,菟丝子 10 g,沙苑子 10 g,枸杞子 10 g,锁阳 15 g,石菖蒲 10 g,甘草 6 g,大枣 10 g,阳春砂仁(后下)6 g。14 剂。

三诊 2021 年 10 月 13 日。服用前方无不适,诸症同前。

【处方】血府逐瘀胶囊 0.4 g×36 粒/盒,5 盒,每次 6 粒,每日 2 次,口服;牡丹皮 10 g,生栀子 10 g,柴胡 10 g,醋延胡索 10 g,白茯苓 15 g,赤芍 10 g,当归 10 g,甘草 6 g,熟地 10 g,川芎 6 g,燀桃仁 10 g,红花 10 g,川牛膝 10 g,泽兰 10 g,丹参 30 g,益母草 15 g,蒲公英 30 g,玫瑰花 12 g,土茯苓 30 g,生蒲黄(包煎)10 g,鲜石斛(齿瓣)15 g。14 剂。

四诊 2021 年 10 月 20 日。LMP 2021 年 10 月 18 日,未

净,量中等,色红,无痛经,平素无腰酸腹痛,带下正常,经前乳胀,经水延后,经期延长。形体偏胖,面有痤疮,纳食尚可,夜卧尚安,二便尚调。舌偏红,苔薄,脉细弦。

【处方】当归10g,川芎6g,熟地10g,生地10g,生白芍10g,肉苁蓉10g,淫羊藿10g,醋龟甲10g,党参15g,丹参30g,黄芪30g,菟丝子10g,沙苑子10g,枸杞子10g,锁阳15g,石菖蒲10g,甘草6g,大枣10g,黄连6g,墨旱莲30g,制女贞子10g,砂仁(后下)6g,山慈菇10g。14剂。

五诊 2021年11月3日。LMP 2021年10月18日,5日净,症同前。前方去熟地,加玫瑰花12g,7剂。

按 本病为月经前后无定期,由肝肾亏虚,冲任失调所致。月经不按正常周期来潮,时或提前,时或延后1~2周,且连续3个月经周期者,称为"月经先后无定期",亦称"经水先后无定期""月经愆期""经乱"等。本病如伴月经过少,则可形成闭经,如伴有月经过多,经期延长,则可能发展为崩漏。叶氏从事中医妇科临床多年,深谙朱氏妇科肝肾同源、乙癸为纲之道,临床治疗月经紊乱诸证,重视辨病辨证相结合,在辨证施治的同时,常结合"中药周期疗法""调经调周",根据月经周期中脏腑阴阳气血的生理性变化,因势利导,分期立法用药,经前宜"疏",利于经水顺时通畅,多用柴胡疏肝散、逍遥散等药物疏导;经行宜"行",如有月经量少则用调经方益气活血痛经,如有月经过多、崩漏之势,则用止崩方、止漏方补益肝肾,固冲止血;经后则以"补"为主,方拟促卵方、桃红四物汤之辈。该患者初诊时值经行,月经量中等偏多,遂拟调经方调畅冲任,又该患者月事每有周期延后,经期延长之势,故方中又合止崩方加减以滋补肝肾,固冲止血。此后根据经行与否灵活遣方用药,如此,根据月经周期,循环往复,使肝肾,气血调和,脏腑冲任胞宫功能平衡,从而达到减少经前诸证的发生。此患者复诊半年,经过几个月经周期的调整后月事调畅。

（李家英整理）

案3　月经先后无定期（脾虚）

朱某,女,14岁。

初诊　2023年2月1日。

【主诉】月经先后不定期2年。

【病史】月经初潮12岁,9岁性早熟,平素月经周期不规律,18～50日一行,LMP 2022年12月17日,7日净,曾口服地屈孕酮(10 mg)干预,每日2次,每次1粒。刻下神疲,四肢不温,畏寒怕冷,胃纳一般,寐安,大便稀薄,小便正常。舌淡红,苔薄,脉弱。辅检:超声示子宫不全纵隔可能,右卵巢内混合结构,小型畸胎瘤可能。西医诊断:月经不规则。中医诊断:月经先后无定期。证属脾虚证。治拟补脾益气,养血调经。

【处方】熟地10 g,当归10 g,川芎6 g,赤芍10 g,桃仁10 g,红花10 g,茯苓15 g,甘草6 g,川牛膝10 g,泽兰10 g,生蒲黄10 g,益母草15 g,淫羊藿10 g,枸杞子10 g,巴戟天10 g,艾叶12 g,玫瑰花12 g,丹参15 g,人参须9 g,金蝉花6 g,阿胶珠5 g,生白术10 g,黄芪15 g。7剂,水煎,每日1次,分2次温服。

二诊　2023年3月8日。服用前方无不适,胃纳,畏寒较前好转,其余诸症同前,LMP 2023年2月15日,7日净,本期月事毕。舌淡红,苔薄,脉弱。

【处方】熟地10 g,当归10 g,川芎6 g,赤芍10 g,桃仁10 g,红花10 g,茯苓15 g,甘草6 g,淫羊藿10 g,枸杞子10 g,巴戟天10 g,艾叶12 g,玫瑰花12 g,丹参15 g,人参须9 g,金蝉花6 g,阿胶珠

5 g,生白术 10 g,黄芪 15 g,山慈菇 10 g,制香附 10 g,大枣 10 g,桂枝 6 g。7 剂。

按 本病为月经前后无定期,即月经不按正常周期来潮,时或提前,时或延后在 7 日以上,且连续 3 个月经周期者,称为"月经先后无定期"。本病首见于宋《圣济总录·妇人血气门》,称为"经水不定"。明代万全始在《万氏女科》中提出"悉从虚治"的法则。脾为气血生化之源,又主统血摄血,月经以血为本。脾气健运,生化有常,统摄有节,则月经依时而下。脾虚气血生化不足,血海过期不满,则可致月经延后,若统摄失职,血溢妄行,则血海不及期而满,又可致月经超前。时而生化不足,时而统摄失常,则月经时先时后无定期。脾胃虚运化无力,见食少腹胀,脘闷呕恶,大便溏薄,脾虚气弱,不能养肌肉,达四肢,则倦怠嗜卧,四肢不温,脾虚生化不足,血不充于脉,故脉缓弱。治法宜补脾益胃。即首先使用生蒲黄、艾叶以温经,固经止血,使得月经不再无规律出现;之后依旧以固本培元为主,用人参须滋补元气;白术、茯苓健脾和胃;当归、熟地、阿胶珠补血活血;生黄芪、川芎、大枣、枸杞子、赤芍、桃仁、红花以活血调经;淫羊藿、巴戟天以滋补肾阳,强筋骨;桂枝、金蝉花助阳化气;甘草益气和中;玫瑰花、制香附理气通络;诸药同用,补虚、调气、活血,使脾胃两和,则诸证自除,叶氏治疗月经先后不定期采用"调经宜调周"的方法,在月经不同时期,使用不同的药物调理。经后期(月经周期第 4~14 日)以促卵方助卵巢将卵子排出体外;经前期(排卵后至月经来潮前为经前期)以调经方补肾固本;月经期(宫内膜因得不到性激素的支持,于是内膜出血坏死脱落,形成月经)以加味丹栀逍遥汤疏肝理气。

(夏家宾整理)

经期延长

案1　经期延长（血瘀）

陈某,女,28 岁。

初诊　2019 年 9 月 3 日。

【主诉】经期延长半年。

【病史】患者 14 岁月经初潮,经汛如常,半年前无明显诱因下开始出现月经,10～12 日净,伴经前乳胀,经期小腹胀痛,经血量少,瘀滞不下,色暗有块。LMP 2019 年 8 月 25 日。舌质紫暗,有瘀斑,苔薄,脉弦细涩。西医诊断:月经不规则。中医诊断:经期延长。证属血瘀证。治拟养血活血。

【处方】桃红四物汤加减。桃仁 10 g,红花 6 g,生地 10 g,赤芍 10 g,白芍 10 g,当归 10 g,川芎 6 g。7 剂,水煎,每日 1 次,分 2 次温服。

二诊　2019 年 9 月 10 日。LMP 2019 年 8 月 22 日,经行第 1 日,量少色暗,腹痛减轻,伴轻微胀痛,纳可,二便调。舌淡,苔薄,脉细。上方加八月札 10 g,橘络、橘核各 10 g,7 剂。

三诊　2019 年 9 月 17 日。LMP 2019 年 8 月 22 日至 2019 年 8 月 26 日,量少色暗,经行腹痛缓解,治宗前法。至下次经汛临期,除乳房轻微胀,其余症状皆消。

后随访 3 个月经周期,月经规则。

按　瘀血阻滞冲任胞脉,经脉气机失调,故经期延长,经色紫暗,经行涩滞不畅,有块,小腹疼痛;瘀血内停,肌肤脉络血行障碍而失养。舌质紫暗,有瘀斑,苔薄,脉弦细涩,皆为血瘀之象。患者一诊时时值经前,化瘀疏肝同用,古有"调经不先理气,非其治也"

之说,故而应用桃红四物汤加减。且有妇人有余于气,不足于血,故叶氏说处方不宜过用辛香燥烈之品,以免劫津伤阴,耗损肝血。处方用药不忘加补肝之药,方中常用白芍、当归等,而到达补肝而不伐肝。二诊时,八月札疏肝理气治腰痛,橘核、橘络加强理气解郁之用,气郁日久,生痰气聚于胸中,初生之痰可用二药化之。叶氏辨证喜寻证审因,寻找疾病的因果,该患者久病成瘀,实为素体弱而后天失养所致,故而治疗时以后天补益之剂,补先天不足之本,以养血活血法疗月经失调之果,诸法相合,固本、解因、化果,则药到病除,且标本兼治。

(朱春兰整理)

案2 经期延长(气虚)

瞿某,女,48岁。

初诊 2021年12月27日。

【主诉】经期延长7月。

【病史】患者月经周期正常,近7月来,因工作劳累出现经期延长,月经持续10～13日干净,LMP 2021年11月15日,12日净,前3日量多,后量渐少,色淡,质稀,伴肢倦神疲,气短懒言,面色㿠白,无痛经,无乳胀,无腰酸等,纳可,二便调,夜寐安。舌淡,苔薄,脉缓弱。生育史:已婚已育,1-0-0-1。辅助检查:无。西医诊断:功能失调性子宫出血。中医诊断:经期延长。证属气虚证。治拟补气升提,固冲调经。

【处方】举元煎加减。人参10g,黄芪15g,白术15g,升麻10g,艾叶10g,海螵蛸10g,阿胶6g,五味子5g,生牡蛎15g,炙甘草5g。7剂,水煎,每日1次,分2次温服。

二诊 2022年1月4日。药后精神渐振,乏力感消失,胃纳佳,舌淡,苔薄,脉缓弱。上方加丹参15g,7剂。

三诊 2022 年 1 月 11 日。药后面色较前红润,经期将至,舌淡,苔薄,脉缓弱。

【处方】女贞子 10 g,墨旱莲 10 g,生地 10 g,地骨皮 10 g,桑螵蛸 10 g,海螵蛸 10 g,仙鹤草 15 g,黄芩 10 g,蒲黄炭 10 g,三七粉 3 g,茜草 10 g,马齿苋 10 g,黄芪 15 g,人参 10 g,丹参 15 g,甘草5 g。14 剂。

四诊 2022 年 1 月 25 日。药后月经时间缩短,经量正常。LMP 2022 年 1 月 12 日,9 日净,量中,色淡,无痛经。精神可,舌淡,苔薄,脉缓弱。

【处方】人参 10 g,黄芪 15 g,白术 15 g,升麻 10 g,艾叶 10 g,海螵蛸 10 g,阿胶 6 g,五味子 5 g,生牡蛎 15 g,丹参 15 g,炙甘草5 g。7 剂。

按此分非经期和经期辨证论治,治疗 3 个月经周期后,患者经期为 6~7 日。

按 本病例在非经期使用举元煎,人参、黄芪为君,益气固脱,白术、甘草益气摄血,升麻升举阳气,配以阿胶、丹参补血养血,艾叶温经止血,海螵蛸、五味子、生牡蛎收敛止血。在月经期使用叶氏的经验方止崩方,方用女贞子、墨旱莲补益肝肾,收敛止血,生地、地骨皮、黄芩滋阴凉血,清除燥热,桑螵蛸、海螵蛸、仙鹤草收敛止血,蒲黄炭、三七粉、茜草、马齿苋活血止血。"气为血之帅,血为气之母",气血关系密切,气虚不固,血失统帅,月经淋漓不净。《女科证治准绳》曰:"妇人月水不断,淋漓无时,或因劳损气血而伤冲任,或因经行而合阴阳,皆令气虚,不能摄血。"所以在治疗气虚型经期延长时,以补气为主。叶氏在非月经期时以补气养血为主,辅以健脾益气,活血调经。在月经期时以收敛止血为主,辅以补气摄血,佐以清热凉血,活血调经。整个治疗都有补气的影子,在不同阶段,根据临床表现进行加减。

（郭张华整理）

案3 经期延长(虚热)

石某,女,45 岁。

初诊 2021 年 11 月 15 日。

【主诉】经期延长 3 月。

【病史】患者月经周期正常,近 3 月来无明显诱因下出现月经经期延长,月经平均 9～15 日干净,LMP 2021 年 10 月 23 日,13 日净,量少,色鲜红,形体消瘦,颧红潮热,咽干口燥,五心烦热,大便干结,小便黄,舌红,苔薄,脉细数。生育史:已婚已育,1-0-0-1。辅助检查:暂无。西医诊断:功能失调性子宫出血。中医诊断:经期延长。证属虚热证。治拟养阴清热,凉血调经。

【处方】清血养阴汤加减。生地 10 g,牡丹皮 10 g,白芍 10 g,玄参 10 g,黄柏 10 g,女贞子 10 g,墨旱莲 10 g,丹参 15 g,地骨皮 10 g,甘草 5 g。7 剂,水煎,每日 1 次,分 2 次温服。

二诊 2021 年 11 月 22 日。药后潮热口干好转,二便调,月经第 1 日,量少,色鲜红,舌红,苔薄,脉细数。

【处方】女贞子 10 g,墨旱莲 10 g,生地 10 g,地骨皮 10 g,桑螵蛸 10 g,海螵蛸 10 g,仙鹤草 15 g,黄芩 10 g,蒲黄炭 10 g,三七粉 3 g,茜草 10 g,马齿苋 10 g,牡丹皮 10 g,黄柏 10 g,丹参 15 g,甘草 5 g。14 剂。

三诊 2021 年 12 月 6 日。药后月经时间缩短,LMP 2021 年 11 月 23 日,9 日净,量中,色红。纳可,二便调,夜寐安。舌红,苔薄,脉细数。

【处方】生地 10 g,牡丹皮 10 g,白芍 10 g,玄参 10 g,黄柏 10 g,女贞子 10 g,墨旱莲 10 g,丹参 15 g,地骨皮 10 g,甘草 5 g,枸杞子

10 g,桑椹 10 g。7 剂。

四诊 2021 年 12 月 20 日。药后潮热汗出明显减退,无明显烦躁,大便通畅,一日一行,舌淡红,苔薄,脉细数。上方 7 剂。

按此分非经期和经期辨证论治,治疗 3 个月经周期后,患者经期为 7～8 日。

按 本病在非经期使用清血养阴汤加减,生地、玄参、牡丹皮清热凉血,黄柏清热燥湿,女贞子、墨旱莲滋补肝肾,地骨皮清虚热,丹参养血活血,甘草调和诸药。在月经期使用叶氏的经验方止崩方加减。女贞子、墨旱莲补益肝肾,收敛止血,生地、地骨皮、黄芩、黄柏、牡丹皮滋阴凉血,清除燥热,桑螵蛸、海螵蛸、仙鹤草收敛止血,蒲黄炭、三七粉、茜草、马齿苋活血止血,丹参养血活血,甘草调和诸药。患者阴血耗伤,阴虚生热,热扰冲任,迫血妄行。《妇科玉尺》云:"经来十数日不止者,血热也",治疗以清热凉血贯穿始终。叶氏多用生地、玄参、牡丹皮、黄柏等清热凉血的药,这些药物多既有清热之效,又有滋阴润燥之功,能清血热,又能养血。在实际用药上,还要根据月经期和非月经期,辨证用药。

(郭张华整理)

月经过多

案 月经过多(血瘀)

施某,女,26 岁。

初诊 2016 年 11 月 3 日。

【主诉】经行量多 3 月余。

【病史】平素月经周期,经期尚准,13 岁,5/30 日,量中,色红,无腹痛。近 3 月来经行周期准,行经天数较前延长,7 日净,经行量多,色紫暗,有血块,伴经期腹痛。LMP 2016 年 10 月 30 日,时值经期,经行块下量多,色暗红,小腹胀痛不适,胃纳可,夜寐欠安,二便调。舌质紫暗或有瘀点,脉涩。辅助检查:血常规 WBC 6.68×10^9/L,RBC 3.69×10^{12}/L,Hb 98 g/L,HCT 31.5%,PLT 415×10^9/L。甲状腺功能 4 项:TSH 2.62 mIU/mL,FT_4 16.1 pmol/L,FT_3 6.12 pmol/L,甲状腺过氧化物酶抗体 2.17 IU/mL。妇科 B 超(腹部):子宫前位,宫体大小正常,双侧附件未见异常回声。西医诊断:功能失调性子宫出血。中医诊断:月经过多。证属血瘀证。治拟活血化瘀止血。

【处方】叶氏止崩方合失笑散。女贞子 10 g,墨旱莲 15 g,生地 10 g,地骨皮 10 g,生地榆 10 g,桑螵蛸 10 g,海螵蛸 10 g,仙鹤草 30 g,花蕊石 30 g,黄芩 10 g,三七粉 2 g,蒲黄炭 10 g,五灵脂 10 g。7 剂,水煎,每日 1 次,分 2 次温服。

二诊 2016 年 11 月 10 日。服上药 2 日后量少即净,现值经后,稍感乏力,小腹坠胀,舌脉同前。宗原方,加黄芪 30 g,当归 10 g,西红花 1 g,14 剂。

按 方中取止崩方合失笑散活血化瘀止血。失笑散化瘀止血之效,蒲黄活血止血,五灵脂化瘀止痛。女贞子、墨旱莲为二至丸方,重在滋补肝肾,其中墨旱莲富含鞣酸,有收敛止血的作用;生地、地骨皮滋养肾阴;桑螵蛸、海螵蛸重在收敛止血,滋阴补阳;仙鹤草可止血,黄芩可清热凉血,花蕊石、三七粉皆既能止血,又能化瘀行血,善治血瘀型血崩。经期用药后立竿见影,经后气血不足,兼血瘀,故原方加黄芪、当归补血养血以善后。如此非经期,经期分时辨证论治,遣方用药,治疗 2 个月经周期,则经期缩短至正常,经量减少。

(徐海霞整理)

月经过少

案 月经过少（肾虚）

石某,女,35 岁。

初诊 2020 年 7 月 26 日。

【主诉】月经量少 5 年,加重 2 年。

【病史】既往月经规律,5～7 日/26～28 日,5 年前起经量减少,行经 3～4 日,1 日两块日用卫生巾即可,色黯,有少量血块,经行腰膝酸软。近 2 年来,面色晦暗,经间期亦见腰膝酸软,稍有潮热汗出,经行 1 日一块日用卫生巾即可,2 日净。带下正常,纳眠可,二便调。LMP 2020 年 7 月 17 日,3 日净。舌暗,苔薄,脉沉。辅助检查:2020 年 7 月 8 日妇科 B 超示子宫前位,大小 8.0 cm×5.4 cm×4.5 cm,子宫内膜 0.8 cm。性激素正常。西医诊断:月经失调。中医诊断:月经过少。证属肾虚证。治拟益肾填精,调畅冲任。

【处方】叶氏促卵方加减。党参 30 g,丹参 30 g,生黄芪 30 g,仙茅 10 g,菟丝子 10 g,沙苑子 10 g,枸杞子 10 g,锁阳 15 g,石楠叶 10 g,女贞子 15 g,墨旱莲 15 g,当归 10 g,甘草 6 g。7 剂,水煎,每日 1 次,分 2 次温服。

二诊 2020 年 8 月 2 日。未行经,腰膝酸软略改善,舌暗,苔薄白,脉沉。患者正值经前。

【处方】调经方加减。淫羊藿 15 g,肉苁蓉 15 g,鹿角霜 10 g,龟甲 10 g,女贞子 15 g,墨旱莲 15 g,枸杞子 15 g,菟丝子 15 g,沙苑子 10 g,熟地 15 g,黄芪 15 g,当归 10 g,甘草 6 g。7 剂。

三诊 2020 年 8 月 9 日。潮热汗出缓解,舌暗,苔薄白,脉沉。上方加山茱萸 10 g,7 剂。

四诊 2020 年 8 月 16 日。3 月 13 日月经来潮,经量较前增多,色黯,少量血块,经前乳胀,行经腰膝酸软好转,舌暗,苔薄白,脉沉。

【处方】淫羊藿 15 g,肉苁蓉 15 g,鹿角霜 10 g,龟甲 10 g,女贞子 15 g,墨旱莲 15 g,桃仁 10 g,红花 10 g,香附 10 g,赤芍 10 g,益母草 15 g,丹参 30 g。7 剂。

继续服中药 5 个月,月经经量逐渐正常。

按 叶氏认为患者面色晦暗,腰膝酸软,舌暗苔薄脉沉,乃肾虚证。肾作为先天之本,水火之脏,天癸之源,冲任之气上行为乳,下行为经,肾气充沛,故冲任气血充足,月事以时下。治疗当益肾填精,调畅冲任,平衡阴阳。叶氏治疗月经病提倡调经,调周并重,排卵期重在补肾活血,经间期滋肾益精,经期补肾活血。一诊为排卵期,故用仙茅、菟丝子、沙苑子、枸杞子、锁阳、石楠叶着重补肾,女贞子、墨旱莲益肾更兼清热,党参、黄芪、当归益气生血,甘草调和诸药。二诊、三诊则为经间期,注重滋补肾精,故用调经方加减,淫羊藿、肉苁蓉、鹿角霜、龟甲、沙苑子、菟丝子、枸杞子、熟地补益肾精,黄芪、当归益气生血,充足冲任。四诊行经期则在调经方基础上加用桃仁、红花、香附、赤芍、益母草、丹参活血化瘀。治疗 6 个月,患者经量正常。

(凌晓瑜整理)

崩　漏

案 1　崩漏(血热妄行)

黄某,女,47 岁。

初诊 2021 年 11 月 23 日。

【主诉】月经经期延长伴量多 3 个月。

【病史】1-0-2-1,近 3 个月月经经期延长,淋漓 10～20 日方止,LMP 2021 年 11 月 20 日,7 日净,后反复又有出血,量多,见血块,色鲜红,质稠,无痛经,面部浮肿,纳可,夜卧梦绕,大便干结,小便正常。舌红,苔黄,脉细数。既往史:有血糖升高,轻度贫血,甲状腺结节史。辅助检查:体检 B 超提示子宫肌瘤复发,卵巢囊肿 3 cm 左右。西医诊断:功能失调性子宫出血。中医诊断:崩漏。证属血热妄行。治拟清热凉血,固冲止血。

【处方】制女贞子 15 g,墨旱莲 15 g,地黄 10 g,生地榆 15 g,炒桑螵蛸 10 g,生花蕊石 20 g,仙鹤草 15 g,黄芪 15 g,藕节炭 10 g,马齿苋 30 g,炮姜炭 6 g,蒲黄炭 5 g,阿胶珠 10 g,三七粉 2 g,大蓟 15 g,小蓟 15 g,珠子参 10 g,白及 10 g,陈皮 10 g。7 剂,水煎,每日 1 次,分 2 次温服。

二诊 2021 年 11 月 30 日。药后第 4 日月经止,舌质红,苔薄黄,脉细弦。

【处方】炒芥子 10 g,石见穿 30 g,白花蛇舌草 30 g,夏枯草 10 g,大血藤 30 g,牡蛎 30 g,桃仁 10 g,制香附 10 g,牡丹皮 10 g,醋延胡索 30 g,苏败酱 15 g,皂角刺 15 g,鬼箭羽 15 g,炒王不留行 30 g,猫爪草 15 g,薏苡仁 15 g,炒僵蚕 10 g,蒲公英 15 g,泽兰 10 g,陈皮 10 g,三七粉 2 g。14 剂。

三诊 2022 年 1 月 12 日。LMP 2021 年 12 月 20 日,7 日净,量多,血块,舌胖有齿印质暗红,苔薄,脉沉细。

【处方】夏枯草 10 g,大血藤 30 g,牡蛎 30 g,桃仁 10 g,制香附 10 g,牡丹皮 10 g,醋延胡索 30 g,苏败酱 15 g,皂角刺 15 g,鬼箭羽 30 g,炒王不留行 30 g,猫爪草 15 g,炒僵蚕 10 g,蒲公英 15 g,泽兰

10 g,泽泻 10 g,陈皮 10 g,三七粉 2 g,川牛膝 10 g,生蒲黄 10 g,益母草 15 g,当归 10 g,赤芍 15 g,川芎 6 g,地黄 10 g,红花 6 g,艾叶 6 g。14 剂。

按 崩漏是指月经的周期、经期、经量发生严重失常的病证,其发病急骤,暴下如注,大量出血者为"崩";病势缓,出血量少,淋漓不绝者为"漏"。丹溪曰:有虚有热,虚则不溜,热则流通。素体阳盛血热迫血妄行,可发为崩漏。崩漏使得人体血液大量缺失,因此先以止血为主。首诊中使用的叶氏止崩方并加用大量止血药,大蓟、小蓟、生地榆、墨旱莲、地黄、马齿苋凉血止血;三七粉、蒲黄炭、生花蕊石化瘀止血;仙鹤草、藕节炭、炒桑螵蛸、白及收敛止血;炮姜炭温经止血;止血的同时当以配以补药相辅,制女贞子、阿胶珠、珠子参补血养血。血止之后,调整治疗方案为活血通络、软坚散结为主,再配以补血药。以生地、赤芍、牡丹皮、泽泻清热凉血;延胡索、川芎、桃仁、红花活血化瘀;大血藤、败酱草、苏败酱、蒲公英、猫爪草清热解毒;益母草、川牛膝、王不留行、泽兰活血调经;当归补血活血;陈皮、制香附理气宽中;牡蛎、鬼箭羽、皂角刺、炒僵蚕通络调经,软坚散结。叶氏在治疗血热崩漏时采用"调经宜调周",先用标本同治之法以止血,血止后再用活血化瘀,配以补气血以扶正而康复。

(夏家宾整理)

案 2　崩漏（气血亏虚）

王某,女,28 岁。

初诊 2023 年 2 月 12 日。

【主诉】月经淋漓不尽半月余。

【病史】患者未婚,平素月经周期规律,量中,色暗,偶有血块,无痛经。2019 年因操劳过度,出现不规则出血 2 个月,淋漓不止,量时多时少,初夹血块,色紫暗,后渐淡,B超示内膜偏厚,门诊医师建议行宫腔镜,患者拒绝,服用安宫黄体酮后血止。之后经期多淋漓10～20日方净。LMP 2023年1月31日,至今未净,量中,有血块,自测BBT未升。刻下:面色萎黄,精神不振,嗜睡乏力,舌苔薄质暗,脉细弦。月经生育史:13岁初潮,每30日一行,每次持续10～20日,LMP 2023年1月31日,量中,血块。0-0-0-0。西医诊断:功能失调性子宫出血。中医诊断:崩漏。证属气血亏虚,固摄无权。治拟补气养血固脱。

【处方】地屈孕酮早晚各1片口服,7日。

二诊 2023年4月9日。上次月经经地屈孕酮血止,LMP 2023年3月31日,这次行经已10日未净,前3日量多,夹血块,色紫暗,后淋漓不止,量时多时少,色淡。自测BBT未升,面色萎黄,精神不振,纳差,嗜睡乏力,苔薄,舌质暗红,脉细弦。证属气血亏虚,固摄无权。治拟益气养血止血。

【处方】四物汤加减。当归9g,川芎6g,熟地15g,白术12g,炮姜6g,赤芍12g,大黄炭6g,阿胶9g,莪术12g,黄芪30g,黄芩12g。5剂。

三诊 2023年4月16日。经上方调经后,崩漏渐停,精神不振较前好转,仍有嗜睡乏力,纳欠佳,二便调,苔薄,舌质暗,脉细弦。证属脾肾两虚,治拟健脾补肾。

【处方】党参15g,白术12g,炙甘草9g,当归9g,蒲公英30g,川芎6g,熟地15g,木香9g,香附12g,莪术12g,白茯苓12g,川楝子12g,菟丝子12g,肉苁蓉12g,淫羊藿12g。14剂。

按 崩漏在临床上大致可分为气虚、血热、血瘀三大类。在治法上应根据"急则治其标,缓则治其本"的原则,灵活运用塞流、澄原、复旧三法。崩漏初期,以有热有瘀的病因占多数,《素问·阴阳别论》曰:"阴虚阳搏谓之崩。"阴虚则阳亢,阳亢盛则迫血妄行,下注成崩,崩漏日久,流血日多,固未有不气血亏损、奇经不固者,此时应补养固脱为主,以补充气血,巩固奇经,增强摄血能力,塞流止血。但往往久病用此法无效者,其关键既在是否尚有残瘀为清;如有瘀邪,用补涩法,无济于事,必须于补涩之中加清理瘀热之品。在《济阴纲目》中谈及治崩漏要法;"愚谓止涩之中须寓清凉,而清凉之中,又须破瘀解结。"此例患者久病则虚,虚则血失统摄,冲任不固,制约经血失常,而反复发崩漏,先于西医地屈孕酮止血为血。二诊时,经血又淋漓不尽,考虑血中有瘀热,故叶氏用四物汤止血。该方为胶艾四物汤加黄芩,妙在黄芩一味清血中之热,同时予炮姜、黄芪温补气血以达止血之功,阿胶养血止血,尚可以阿胶滋阴养血,取阴血同源之意。血止后,再用健脾补肾益气之法调理善后,益气固脱,制约经血,治疗获效。

(蒋晓梅整理)

案3　崩漏(脾虚气弱)

林某,女,24 岁。

初诊　2022 年 10 月 31 日。

【主诉】月经不规则持续 20 余日。

【病史】患者诉 2021 年 2 月出现 1 次阴道不规则流血 1 个月,服中药调理后血止。近期因劳累后月经来潮,LMP 2022 年 10 月 10 日,量始少色红,后量多色暗,有血块,现阴道不规则流血 16 日,未净。刻下:阴道持续流血,血色淡红,无血块,小腹微痛,伴有全身乏力,食欲减退,食后腹胀,口渴口干,夜寐欠安。辅助检查:血常规未见异常。西医诊断:月经不规则。中医诊断:崩漏。证属脾虚气弱。治拟健脾益气,固摄止血。

【处方】黄芪 30 g,党参 30 g,白术 15 g,升麻 6 g,当归 10 g,茜

草15g,蒲黄15g,桂枝10g,炙甘草6g,香附10g,木香9g。7剂,水煎,每日1次,分2次温服。

二诊 2022年11月7日。患者诉自服药后,阴道流血量进一步减少,腹痛减轻。症见:面色微黄,眼睑轻度水肿,夜寐欠安,舌质淡,苔薄白,脉细弱。

【处方】黄芪30g,党参30g,白术15g,升麻6g,当归10g,茜草15g,蒲黄炭15g,炙甘草6g,木香9g,血余炭15g,陈皮10g。7剂。

后续以健脾益气,固摄止血为原则,继续调整方药,治疗1~2个月经周期,以巩固疗效。同时嘱患者注意饮食调养,避免过度劳累,保持情绪稳定,定期复查。

随访:患者遵医嘱服药后,月经逐渐恢复正常,未再出现不规则出血。后续随访中,患者身体状况良好,无复发。

按 该患者流血过多过久,气随血脱,脾气亏虚,失于统血,冲任受损,不能制约经血,使子宫藏泻失常,故经血非时暴下不止,时或淋漓不断,发为崩漏。《妇科玉尺》云:"思虑伤脾,不能摄血,致令妄行。"张景岳亦曰:"调经之要,贵在补脾胃以资血之源,养肾气以安血之室,知斯二者,则尽善矣。"因此出血期治疗以补气健脾、固本止崩为首要。

该患者首次就诊时正值月经后期,此时的治疗应以补养为主。方中的黄芪、白术等药材,具有补气健脾、摄血固脱的功效,能够调整患者的气血状况,使其达到平衡。同时,当归、熟地等药材则能活血养血,增强血液的滋养作用。蒲黄、茯神等药材则能化瘀止血,养心安神,帮助患者改善睡眠质量。在二诊时,患者处于行经期,此时的治疗应侧重于健脾止血。通过调整药物配伍,将白术、山药改用炒制,以增强其收涩之力;同时,将蒲黄改为蒲黄炭,加大止血的力度。此外,去掉桂枝、香附等药材,加上血余炭及陈皮,旨在控制患者出血量,平稳度过行经期。叶氏认为在治疗过程中,不能只关注止血,而忽视疏通气血的重要性。应根据患者的具体情况,灵活运用"先通后止"的治疗原则。在止血的同时,也要注重调理气血,使其畅通无阻,这样才能达到更好的治疗效果。

(董哲整理)

痛 经

案 1   痛经(气血亏虚)

孟某,女,32 岁。

初诊 2019 年 10 月 22 日。

【主诉】反复行经疼痛 10 年。

【病史】患者反复行经疼痛 10 年,2 年前已生育一胎,1 - 0 - 0 - 1,月经周期 28 日,LMP 2019 年 10 月 12 日,5 日净,月经量多,色淡,经前 1 日及经后 2 日痛经明显,可忍受,无需服用止痛药,热敷改善不明显。现自汗,盗汗明显,乏力,面色不华,是有胸闷心悸,心烦易怒,头晕,寐一般,胃纳可,二便调。舌红苔薄白,脉沉细。既往史:卵巢囊肿切除术史。西医诊断:原发性痛经。中医诊断:痛经。证属气血亏虚,冲任失调。治拟益气养血,调理冲任。

【处方】八珍汤加减。党参 10 g,黄芪 10 g,炒白术 10 g,炒白芍 10 g,茯苓 10 g,当归 10 g,熟地 10 g,川芎 6 g,艾叶 10 g,香附 6 g,生蒲黄 10 g,五灵脂 10 g,柴胡 6 g,延胡索 9 g,炙乳香 3 g,炙没药 3 g,全蝎 3 g,徐长卿 15 g,防风 10 g,瘪桃干 10 g,煅牡蛎 30 g,制黄精 10 g,桂枝 6 g,甘草 6 g,大枣 10 g。7 剂,水煎,每日 1 次,分 2 次温服。

二诊 2019 年 10 月 29 日。药后自汗盗汗好转,乏力改善,头晕仍有,月经未至,舌脉同前。上方续服,14 剂。

三诊 2019 年 11 月 11 日。2 日前月经来潮,疼痛明显减轻,按上法调治 3 个月经周期患者诸症缓解,无明显疼痛。

按 痛经主要病机在于邪气内伏,经血亏虚,导致胞宫的气血运行不畅,"不通则痛";或胞宫失于濡养,"不荣则痛",因此导致痛经。常见证型有气血虚弱,气滞血瘀,湿热阻络和寒湿凝滞。叶氏认为,该患者月经量多,色淡,现自盗汗明显,头晕乏力,心悸胸闷,结合舌苔脉象,考虑气血亏虚,冲任失调所致,治当益气养血,调理冲任。以八珍汤益气养血,香附乃妇科要药,柴胡、延胡索、乳香、没药疏肝解郁,调经止痛。全蝎、徐长卿搜剔经络,通络祛痛。蒲黄辛香行散,性凉而利,专入血分,功善凉血止血,活血消瘀,五灵脂气味俱厚,专走血分,功专活血行瘀,行气止痛。二药伍用,通利血脉、活血散瘀、消肿止痛的力量增强。瘪桃干、煅牡蛎敛汗。甘草调和诸药。少佐艾叶,桂枝温经通脉,已达通则不痛之功。

（黄晓瑾整理）

案 2 痛经（湿热瘀结）

陆某,女,46 岁。

初诊 2020 年 9 月 9 日。

【主诉】经行腹痛 5 年。

【病史】5 年来时有经行腹痛,量多色红,有血块,LMP 2020 年 8 月 15 日,7 日净,平素伴有带下色黄,腥臭,腰酸明显,口干口苦,浑身酸痛,自汗明显,动则汗出湿衣,寐差,牙龈肿痛,胃纳可,小便色黄量多,大便可。舌红,苔黄腻,脉弦滑。既往史:高血压病史,高脂血症病史。西医诊断:慢性盆腔炎。中医诊断:痛经病。

证属湿热瘀结证。治拟清利湿热,活血止痛。

【处方】叶氏痛经方加慢盆方加减。败酱草 30 g,皂角刺 30 g,鬼箭羽 30 g,大血藤 30 g,土茯苓 30 g,蒲公英 30 g,车前草 30 g,马鞭草 30 g,女贞子 30 g,桑椹 30 g,丹参 30 g,香附 10 g,景天三七 30 g,茯苓 10 g,茯神 10 g,甘草 6 g,生蒲黄 10 g,五灵脂 10 g,柴胡 6 g,延胡索 9 g,炙乳香 3 g,炙没药 3 g,全蝎 3 g。7 剂,水煎,每日 1 次,分 2 次温服。

二诊 2020 年 9 月 16 日。LMP 2020 年 9 月 12 日,患者经期疼痛明显减轻,口干口苦缓解,少汗,苔黄腻较前好转。上方续服,7 剂。

三诊 2020 年 9 月 23 日。经行疼痛缓解,带下色黄减轻,腰酸改善,治宗前法。至下次经汛临期,除白带稍多,其余症状皆消。

后随访 3 个月经周期,经行疼痛愈。

按 中医古籍无盆腔炎之名,根据其临床特点,可散见于"热入血室""带下病""经病疼痛""妇人腹痛""癥瘕""不孕"等病证中。《金匮要略·妇人杂病脉证并治》云:"妇人中风,七八日续来寒热,发作有时,经水适断,此为热入血室,其血必结,故使如疟状,发作有时。"此症状的描述,似是有关盆腔炎临床症状的最早记载。其后《景岳全书》曰:"瘀血留滞作癥,唯妇人有之,其证则或由经期,或由产后,凡内伤生冷,或外受风寒,或患怒伤肝,气逆而血留……总由血动之时,余血未净,而一有所逆,则留滞日积,而渐以成癥矣。"此论述与慢性盆腔炎症的发病与临床特点相似。

该患者辨证湿热瘀结,叶氏慢盆方中以败酱草、大血藤为君药清热解毒,祛瘀排脓,鬼箭羽、土茯苓、皂角刺、蒲公英等药物为臣药加强清热排脓之功,景天三七、茯苓、茯神养心安神为佐药,少量甘草调和诸药为使药。叶氏痛经方中柴胡、延胡索、乳香、没药疏肝解郁,调经止痛。全蝎、徐长卿搜剔经络,通络祛痛。蒲黄辛香行散,性凉而利,专入血分,功善凉血止血、活血消瘀,五灵脂气味俱厚,专走血分,功专活血行瘀、行气止痛。二药伍用,通利血脉、活血散瘀、消肿止痛的力量增强。诸药并举以奏清利湿热、活血止痛之功。

(黄晓瑾整理)

案 3　痛经(胞宫虚寒)

李某,女,23 岁。

初诊　2020 年 5 月 12 日。

【主诉】经行腹痛 3 年。

【病史】20 岁始发经行腹痛,症状为小腹胀痛伴腰酸,畏寒肢冷,脸色苍白,恶心,影响正常的学习工作和生活,经量正常,近来血块较多,且经量较少。LMP 2020 年 4 月 25 日,胃纳可,二便畅。舌质淡红少苔,脉微弦细。既往史:无。西医诊断:原发性痛经。中医诊断:痛经病。证属胞宫虚寒,冲任气滞。治拟温经理气止痛。

【处方】柴胡 10 g,延胡索 10 g,生蒲黄 10 g,五灵脂 10 g,乳香 6 g,没药 6 g,全蝎 3 g,徐长卿 30 g,制香附 10 g,党参 15 g,黄芪 30 g,茯苓 15 g,炒白术 10 g,炙甘草 6 g,艾叶 6 g,当归 10 g。14 剂,水煎,每日 1 次,分 2 次温服。

二诊　2020 年 5 月 26 日。诉昨日月经来潮,腹痛减轻,量少欠畅,色黯,夹血块,轻微腹胀,舌淡黯,苔薄白,脉细。

【处方】党参 15 g,黄芪 30 g,熟地 10 g,生蒲黄 10 g(包煎),当归 10 g,川芎 6 g,赤芍 10 g,炒白芍 10 g,吴茱萸 3 g。7 剂。

三诊　2020 年 6 月 2 日。述前日月经已净,经期腹痛较前减轻,纳可,二便调,夜寐可,舌淡红,苔薄白,脉细。

【处方】党参 15 g,黄芪 30 g,熟地 15 g,香附 10 g,陈皮 6 g,青

皮10g,当归10g,白术10g,炒白芍10g,狗脊10g,川楝子10g,续断10g,艾叶6g,炙甘草6g。14剂。

后随访3个月经周期,痛经未复发。

按 方中生蒲黄止血、化瘀、利尿,五灵脂活血止痛、化瘀止血,两药合为失笑散治疗瘀血痛经,柴胡解表退热、疏肝解郁、升举阳气,与香附合用为柴胡疏肝散;延胡索活血、行气、止痛。《本草纲目》称:"延胡索,能行血中之气滞,气中血滞,故专治一身上下诸痛,用之中的,妙不可言。盖延胡索活血化气,第一品药也。"没药活血止痛,其常与乳香配伍。《医学衷中参西录》中说:"乳香、没药同用,善治女子行经腹痛,产后瘀血作痛,月事不能时下。"赞其"虽为开通之药,不至耗伤血气,诚良药也。"乳香活血行气止痛,消肿生肌,《珍珠囊》称其"定诸经之痛",与没药、延胡索、香附合用为手拈散,《医学心悟》中称该方行气止痛之佳剂。徐长卿有行气止痛、活血解毒的功效,其性温而不燥,散中有补,补中有散,具有祛邪而不伤正、滋补而不碍邪的特性。最后本品加入全蝎,全蝎能通络止痛,主入肝经,通络止痛效力较强,且将诸药之性引于肝中,即通全身之经络,又行肝中之瘀滞,实为引药,直达病所。《素问·玉机真脏论》云:"脉道不通,气不往来。"经行顺达,不能不加活血化瘀、通经活络之剂,痛经方之用,一为疏肝,二为化瘀,三为行气通络,故而该方为化久病之瘀,舒畅肝之气滞,行气推动经血运行,通络使其有路而行,疏肝解其因,化瘀决其果,通络顺其路,故而叶氏称痛经方为"使月经达,痛经愈"。

（蔡艳整理）

案4 痛经(气滞血瘀)

方某,女,28岁。

初诊 2015年8月15日。

【主诉】经行腹痛 5 年。

【病史】患者 14 岁月经初潮,经汛如常,23 岁始发痛经,经期小腹胀痛,经血量少,瘀滞不下,色暗有块,时有经前乳胀,痛甚伴畏寒肢冷,脸色苍白,恶心。LMP 2015 年 7 月 25 日,5 日净,量少色暗,伴有腹痛。胃纳可,二便畅。舌质淡暗,苔薄,脉弦细。西医诊断:原发性痛经。中医诊断:痛经病。证属气滞血瘀。治拟理气行滞,化瘀止痛。

【处方】叶氏痛经方加减。柴胡 10 g,延胡索 10 g,生蒲黄 10 g,五灵脂 10 g,炙乳香 6 g,炙没药 6 g,全蝎 3 g,徐长卿 30 g,制香附 6 g,山药 30 g,生白术 10 g,茯苓 10 g,甘草 5 g,大枣 10 g,桃仁 10 g,红花 6 g,生地 10 g,白芍 10 g,当归 10 g,川芎 6 g,另冲服:鹿角胶颗粒 10 g,阿胶颗粒 10 g,紫河车 10 g 颗粒。7 剂,水煎,每日 1 次,分 2 次温服。

二诊 2015 年 8 月 22 日。LMP 8 月 22 日,经行第 1 日,量少色暗,腹痛减轻,伴轻微胀痛,纳可,二便调。舌淡,苔薄,脉细。上方加八月札 10 g,橘络、橘核各 10 g,7 剂。

三诊 2015 年 8 月 29 日。LMP 8 月 22 日至 8 月 26 日,量少色暗,经行腹痛缓解,治宗前法。至下次经汛临期,除乳房轻微胀,其余症状皆消。后随访 3 个月经周期,痛经愈。

按 一诊时时值经前,化瘀疏肝同用,古有"调经不先理气,非其治也"之说,故而应用痛经方加桃红四物汤加减。且有妇人有余于气,不足于血,故叶氏说处方不宜过用辛香燥烈之品,以免劫津伤阴,耗损肝血。处方用药不忘加补肝之药,方中常用白芍、当归等,而到达补肝而不伐肝。二诊时,八月札疏肝理气治腰痛,橘核、橘络加强理气解郁之用,且有气郁日久亦生痰气聚于胸中,初生之痰可用二药化之。再者叶氏认为,用胶可不计较季节之变,辨证有之即可用之,且血肉有情之品最能补养先天,但须慎用于脾虚,邪盛之时,避免虚补进补及滋腻恋邪。《神农本草经》中记载:"白胶,味甘,平。主伤中劳绝,腰痛,羸瘦,补中益女人血闭无子,止痛,安胎。久服,轻身,延年。一名鹿角胶。""阿胶,味甘,平。主心腹内崩,洒洒如疟状,腰腹痛,四肢酸疼,女子下血,安胎。久服,轻身,益气,一名傅致胶。"叶氏辨证喜寻证审因,寻找疾病的因果,该患者为工作后压力大而导致痛经,实为素体弱而后天失养所致,故而治疗时以后天之补益之剂,补先天之不足本,以解郁法以解致病之因,以化瘀法疗痛经之果,诸法相合,固本,解因,化果,则药到病除,且标本兼治。

(朱春兰整理)

闭　经

案1　闭经(肾虚,气血亏虚)

王某,女,37岁。

初诊　2020年5月12日。

【主诉】闭经3个月。

【病史】13岁初潮,周期30~35日,经期6日,量偏少,经色黯红,夹血块,色黑。LMP 2020年2月9日,查卵泡刺激素(FSH)24.25 mIU/mL,黄体生成激素(LH)9.8 mIU/mL,雌二醇(E_2)16 pg/mL。刻下:潮热,动则汗出较甚,纳可,夜寐欠安,二便调,白带量少,舌淡黯,苔薄白,脉细沉无力。既往史:1-0-2-1,2009年剖宫产。子宫B超示:子宫40 mm×35 mm×34 mm,内膜7 mm。西医诊断:卵巢早衰。中医诊断:闭经。证属肾虚,气血亏虚,精血不足。治拟补肾益气,养血安神。

【处方】柴胡 10 g,桂枝 10 g,龙骨 30 g,牡蛎 30 g,党参 15 g,黄芪 30 g,丹参 15 g,当归 10 g,淫羊藿 15 g,菟丝子 15 g,覆盆子 10 g,半夏 10 g,白术 10 g,白芍 10 g,砂仁 3 g,茯苓 15 g,紫河车 6 g(吞服)。7 剂,水煎,每日 1 次,分 2 次温服。

二诊 2020 年 5 月 17 日。患者夜寐较前好转,潮热出汗仍作,因工作繁忙,时有紧张焦虑感,记忆力下降,舌淡黯,苔薄白,脉细沉。继服前方,加石菖蒲 6 g。14 剂。

三诊 2020 年 5 月 31 日。昨日月经来潮,量少欠畅,色黯,夹血块,轻微腹胀,夜寐好转,潮热减轻,动则汗出,记忆力下降,舌淡黯,苔薄白,脉细。继服前方,减半夏,加熟地 10 g,生蒲黄 10 g(包煎),加强滋阴养血、活血化瘀之功效,14 剂。

后随访 2 个月,上述症状明显好转,FSH 15.08 mIU/mL,LH 7.5 mIU/mL,E$_2$ 20 pg/mL。月经每 35 日左右 1 次。

按 方中柴胡桂枝龙骨牡蛎汤中柴胡、桂枝和里解外,柴胡可调节神经系统障碍、机体功能紊乱。龙骨、牡蛎重镇安神,以治夜寐不安;党参、黄芪、当归益气养血,丹参活血化瘀,淫羊藿、菟丝子、覆盆子补肾填精,半夏、白术、砂仁、茯苓理气健脾,脾胃为后天之本,脾主生化,水谷精微可化生为精血,柴胡、白芍柔肝,防止柴胡截阴,叶氏喜用紫河车益气养血、补肾益精,紫河车有激素样作用可提高雌激素。对于卵巢早衰患者急需血肉有情之品相助。

(蔡艳整理)

案 2 闭经(气滞血瘀,肾阳不足)

王某,女,16 岁。

初诊 2022 年 11 月 9 日。

【主诉】闭经 5 个月。

【病史】月经初潮 12 岁,LMP 2022 年 6 月 29 日,7 日净,后月经一直未来,无痛经,量中等,形体渐胖,纳可,寐安,二便调。舌有瘀点,苔薄,脉细。既往史:既往体健。辅助检查:2022 年 9 月 17 日妇科超声报告示子宫前位,宫体大小,形态正常,肌层回声均匀,内膜厚约 8 mm,宫腔内未见异常回声,CDF1 未见明显异常。双侧附件未见异常回声。盆腔未见明显的无回声区。子宫周围组织未见明显异常。膀胱内无回声区,透声良好,未见明显异常。子宫附件未见明显异常。西医诊断:月经不规则。中医诊断:闭经。证属气滞血瘀合肾阳不足。治拟活血理气,补肾调经。

【处方】桃红四物汤、丹栀逍遥汤合行经方加减。熟地 10 g,当归 10 g,川芎 6 g,生白芍 10 g,赤芍 10 g,桃仁 10 g,红花 10 g,生栀子(捣碎)10 g,牡丹皮 10 g,丹参 15 g,柴胡 10 g,醋延胡索 10 g,白茯苓 15 g,甘草 6 g,川牛膝 10 g,泽兰 10 g,益母草 15 g,玫瑰花 6 g,月季花 6 g,生蒲黄(包煎)10 g。14 剂,水煎,每日 1 次,分 2 次温服。

二诊 2023 年 2 月 1 日。患者因住校原因,首诊后停药 2 个月,月经仍未来,舌有瘀点,苔薄,脉细。

【处方】上方去牡丹皮、生栀子,加鬼箭羽 30 g,皂角刺 15 g,淫羊藿 15 g,肉苁蓉 15 g,菟丝子 15 g,党参 15 g,艾叶 6 g,香附 10 g,桂枝 10 g。14 剂。

三诊 2023 年 2 月 15 日。LMP 2023 年 2 月 11 日,月经已来,未净,维持原方治疗。后维持原方治疗,月经恢复正常周期。

按 女子年逾 18 周岁,月经尚未来潮,或月经来潮后又中断 6 个月以上者,称为闭经。该患者四诊合参,诊断为闭经,气滞血瘀证。治拟活血化瘀,利气通滞。闭经活血必理气,泄实补虚贵时机。该患者年轻气盛者,正气充盛,正邪相搏,以实证为主,治疗当以攻法,方用桃红四物汤、丹栀逍遥散合行经方加减。处方中以强劲的破血之品桃仁、红花为主,力主活血化瘀;以甘温之熟地、当归滋阴补肝,养血调经;赤芍养血和营,以增补血之力;川芎、月季花活血行气,调畅气血,以助活血之功;栀子(炒焦)、牡丹皮清退血热;月季花、玫瑰花疏肝养血,健脾和胃;川牛膝、泽兰、蒲黄、益母草活血通经,使瘀血祛,新血生,气机畅。而青春期闭经责之根本为肾虚,患者形体渐胖,辨证为肾阳虚证。故二方去寒凉药牡丹皮、生栀子,加淫羊藿补肾阳,肉苁蓉、菟丝子补肾阳益精血,艾叶、香附、桂枝温中调经,鬼箭羽、皂角刺活血通络。

(张丹整理)

案3　闭经(阴虚血燥)

黄某,女,32 岁。

初诊　2018 年 7 月 8 日。

【主诉】月经周期紊乱 2 年余,心悸失眠半年。

【病史】月经周期紊乱,数月一行,量少,近半年因工作紧张,伴心悸失眠加重,每晚仅入睡 3～5 h,头晕耳鸣,阵发性烘热汗出,五心烦热,舌红少苔,脉细略数。月经史:15 岁初潮,每 28～30 日一行,每次持续 5～7 日。LMP 2018 年 2 月 17 日。婚育史:25 岁结婚,孕 2 产 1,人流 1 次。辅助检查:曾在外院查血 E_2 24 pg/mL,LH 23.10 mIU/mL,FSH 31.00 mIu/mL。2018 年 7 月 8 日妇科 B 超:内膜 5 mm。妇科检查:阴道黏膜变薄,子宫大小尚正常。西医诊断:卵巢早衰。中医诊断:闭经。证属阴虚血燥。治拟养阴清热,润燥调经。

【处方】大生地 12 g,牡蛎 15 g,山药 12 g,山茱萸 9 g,怀牛膝

10g,五味子5g,川续断10g,菟丝子10g,牡丹皮10g,茯苓10g,酸枣仁12g,钩藤15g,莲子心5g。14剂,水煎,每日1次,分2次温服。

二诊 2018年7月22日。患者伴纳谷不香,大便稀软,加党参10g、煨木香9g,并嘱患者测BBT,治拟滋肾助阳,调气和血。

【处方】补肾促排卵汤如减。当归10g,赤芍10g,白芍10g,枸杞子10g,山药10g,山茱萸9g,牡丹皮10g,茯苓10g,川续断10g,菟丝子10g,紫石英10g,煨木香9g,五灵脂10g,钩藤12g,莲子心5g。14剂。

三诊至五诊 略。

六诊 2018年10月12日。患者服药3月余,患者白带增多并出现锦丝带下,今日就诊患者BBT上升,有高温相。随之按经前期治疗,滋肾助阳,清心化瘀。

【处方】右归饮和钩藤汤加减。熟地10g,赤芍10g,白芍10g,山药10g,牡丹皮10g,丹参10g,茯苓10g,川续断10g,钩藤12g,紫石英10g,合欢皮10g,莲子心5g。14剂。

七诊 2018年10月26日。患者高温相维持10日后月经来潮,行经期则理气调经。

【处方】越鞠丸合五味调经散加减。制苍术10g,制香附10g,牡丹皮10g,山楂10g,丹参10g,赤芍10g,泽兰10g,钩藤12g,五灵脂10g,益母草10g。14剂。

此后按调周法治疗患者月经25~45日左右一潮,BBT高温相维持在9~12日,治疗1年后患者受孕,足月生产一女孩。

按 此例病案为"卵巢早衰",本病属中医学"闭经"范畴。患者人流手术损伤肾气,日久肾精亏耗,肾阴不足,肝血亦虚,冲任亏损,胞宫无血可下,正如《医学正传》云:"月经全借肾水施化,肾水既乏,则经血日以干涸。"但又与心有关,《素问·阴阳别论》云:"二阳之病发心脾,有不得隐曲,女子不月。"胞脉者属心而络于胞中,今心气不得下降,胞脉闭塞,月事不来。古人称血枯闭经,说明肾衰、心气不降乃此病机。予调整月经周期法,经后期滋阴养血,补肾填精,提高天癸水平,促进卵泡发育,经间期补肾助阳,调气和血,使气顺血动,促发排卵,经前期补肾助阳为主,健全黄体功能。患者有心烦、失眠等心肝郁火症状,肾之阴阳处在一种运动状态中,与心火有着特别重要的关系,所谓心肾相交,水火既济,才能保障肾阴阳的提高和正常运动。即欲补肾者,先宁心,心神安定,则肾能充足,故在调经方中都加入莲子心、合欢皮、炒酸枣仁等宁心安神之品,使其安定心神,保证在静的前提下较好地恢复肾阴。在治疗这类疾病时要注意到患者的精神心理变化,帮助患者稳定心理,放松情绪,使心气下通,胞脉畅达,则月经有望恢复来潮。

(朱春兰整理)

案4 闭经(痰湿阻滞)

张某,女,32岁。

初诊 2021年11月1日。

【主诉】经水逾期不行6月。

【病史】患者无明显诱因下6月来经未行,曾就诊,予以尿妊娠试验(一)。LMP 2021年4月6日,7日净。带下量多,色白质稠,形体肥胖,神疲肢倦,头晕目眩,心悸气短,胸脘满闷,纳可,二便调,夜寐安。建议患者完善子宫附件阴道超声检查,患者表示暂拒。舌淡胖,苔白腻,脉滑。生育史:已婚已育,1-0-0-1。辅助检查:(2021年5月23日)尿妊娠试验(一)。西医诊断:继发性闭经。中医诊断:闭经。证属痰湿阻滞证。治拟豁痰除湿,活血通经。

【处方】丹溪治湿痰方加减。苍术 10 g,白术 10 g,半夏 10 g,茯苓 15 g,滑石 10 g,香附 10 g,川芎 6 g,当归 10 g,瓜蒌皮 10 g,枳壳 10 g。7 剂,水煎,每日 1 次,分 2 次温服。

二诊 2021 年 11 月 8 日。药后神疲肢倦,头晕目眩,心悸气短较前好转,月经仍未行,舌淡胖,苔白腻,脉滑。上方加桃仁 10 g,红花 10 g,陈皮 10 g,7 剂。

三诊 2021 年 11 月 15 日。月经来潮,LMP 2021 年 11 月 10 日,未净,量中,无血块,无痛经。舌淡胖,苔白腻,脉滑。上方去桃仁、红花,加女贞子 10 g,墨旱莲 10 g,7 剂。

按此治疗 3 个月经周期后,患者月经如期而至,经期为 6～7 日。

按 本病患者月经中断 6 月,带下量多,色白质稠,形体肥胖,神疲肢倦,头晕目眩,心悸气短,胸脘满闷,舌淡胖,苔白腻,脉滑。以此为辨证要点。四诊合参,诊断为闭经,痰湿阻滞证。治以豁痰除湿,活血通经,方用丹溪治湿痰方。方中苍术、半夏燥湿化痰;白术、茯苓健脾祛湿;滑石渗利水湿;当归、川芎、香附行气活血。瓜蒌皮、枳壳宽胸理气。痰湿去则冲任、血海自无阻隔,而获通经之效。辅以叶氏经验用药,陈皮健脾化湿,桃仁、红花活血通经,女贞子、墨旱莲补益肝肾。《丹溪心法》云:"若是肥盛妇人,禀受身厚……经水不调,不能成孕,以躯脂满溢,痰湿闭塞子宫故也。"此患者痰湿阻于冲任,占住血海,经血不能满溢,故月经数月不行。所以治疗化痰祛湿贯穿始终,以健脾燥湿化痰为主,加用叶氏活血通经、养血痛经的经验用药,标本兼治,以达通经之效。

(郭张华整理)

经行前后诸证

案1 经行乳胀(胃虚痰滞)

刘某,女,39岁。

初诊 2020年6月17日。

【主诉】经期乳房胀痛1年。

【病史】患者平素从事脑力劳动,思虑较甚,1年前患者无明显诱因下出现经期乳房作胀,偶有痒痛,纳食欠佳,夜寐差,LMP 2020年5月20日,5日净,量正常,色淡,无腰酸腹痛。舌质淡胖,边有齿痕,苔白腻,脉弦细。西医诊断:经期综合征。中医诊断:经行乳胀。证属胃虚痰滞证。治拟健胃祛痰,活血止痛。

【处方】四物合二陈汤加减。当归15g,赤芍15g,川芎9g,生地15g,陈皮6g,半夏6g,茯苓15g,海藻15g,红花9g,香附6g,牡丹皮15g,景天三七15g,酸枣仁15g。7剂,水煎,每日1次,分2次温服。

二诊 2022年6月24日。LMP 2022年6月20日,未净,本次月经期乳房胀痛改善,夜寐差好转,胃纳增加,二便调。舌淡边有齿痕,苔薄白,脉弦细。上方加橘叶10g,橘核10g,7剂。

三诊 2022年7月1日。月经期乳房胀痛好转,夜寐改善,纳可,二便。治宗前法。至下次经汛临期,除略有纳差,其余症状皆消。后随访3个月经周期,经行乳胀愈。

按 患者脾为生痰之源,胃为贮痰之器。饮食不节,劳倦思虑,损伤脾胃,脾虚运化失职,水湿聚而成痰,经期冲气偏盛,冲束阳明,胃脉过乳,冲气挟痰湿阻络,乳络不畅,遂致乳房胀痛或乳头痒痛。方中陈皮、半夏、茯苓健胃祛痰;当归、赤芍、川芎、红花活血祛瘀通络;生地、牡丹皮凉血行滞;香附疏肝理气;海藻、橘叶、橘核软坚散结;景天三七、酸枣仁宁心安神。全方共奏健胃祛痰、理气活血、通络散结之效。诸症向愈。

（黄晓瑾整理）

案2 经行头痛（肝肾亏虚）

李某,女,32岁。

初诊 2018年11月18日。

【主诉】经行头痛逐渐加重半年。

【病史】患者近半年经行头痛逐月加重,痛甚头痛如裂,伴经行量多,LMP 2018年10月25日,5日净,性情烦躁易怒,夜寐不宁,梦多易醒,大便干结,2~3日一行,小便色黄。舌暗红,苔薄黄腻,脉弦数。辅助检查:暂无。西医诊断:经期综合征。中医诊断:经行头痛。证型:肝肾亏虚,阴虚阳亢。治拟滋肾平肝。

【处方】杞菊地黄汤加减。菊花10 g,枸杞子10 g,山茱萸15 g,山药10 g,熟地15 g,当归10 g,白芍10 g,女贞子15 g,桑椹15 g,茯神15 g,首乌藤15 g,香橼6 g。

二诊 2018年12月2日。LMP 2018年11月23日,5日净,经期量减少,经行头痛明显减轻,性情平稳,夜寐改善,大便干结,舌脉同前。治宗原法增进,续原方,14剂。后续方2个月经周期,经行头痛未发作。

按 唐荣川《中西汇通医经精义》曰:"头目咽喉胸中受病,均系心肝之火,挟冲脉上行也。"故经行头痛为冲任失调一表现。肝为将军之官,其滋生于水,疏养于土,阴常有余,阳常不足,平日赖肾水以滋养,柔其刚悍之性,肝木乏水濡养,肝阳遂致偏亢,沿经直上巅顶,患者头痛如裂。乙癸同源,治宜滋水涵木。方中以当归、白芍养血柔肝;菊花、枸杞子养血平肝;山药、山茱萸、熟地,取地黄汤三补以滋阴养肝益肾,滋水养血治其根本;女贞子、桑椹以滋补肝肾,滋阴止血;更加茯神,夜交藤安神宁心;香橼疏肝理气,疏理气机,使补而不滞。辨证治疗首次经转症情明显改善,守方治疗 3个月后经行头痛治愈未作。

（徐海霞整理）

案3　经行发热（血瘀）

龚某,女,32 岁。

初诊　2018 年 10 月 23 日。

【主诉】经期发热 2 月。

【病史】平素月经周期、经期尚准,13 - 6/30 日,量中,色暗,有血块,有痛经。近 2 月出现经期发热,低热不适,小腹胀痛,经色紫暗夹有血块。LMP 2018 年 10 月 20 日,正值经期,低热不适,小腹胀痛,经色紫暗夹有血块,口干不适,胃纳平,二便调。舌紫暗,舌边有瘀点,脉沉弦。辅助检查:暂无。西医诊断:经期综合征。中医诊断:经行发热。证型:血瘀证。

【处方】血府逐瘀汤加减。赤芍 10 g,桃仁 10 g,当归 15 g,生地 10 g,川芎 10 g,甘草 6 g,枳壳 10 g,柴胡 10 g,桔梗 6 g,牛膝15 g,葛根 15 g,西红花 1 g。7 剂,水煎,每日 1 次,分 2 次温服。

按　患者经行小腹胀痛,经色紫暗加有血块,结合舌脉,诊为血瘀证,瘀血发热的病机在于瘀血阻滞,气血壅遏而热,用药选用血府逐瘀汤,这是王清任的一个名方,活血化瘀,清热调经。主要组成有桃仁、红花、当归、川芎、生地、赤芍、牛膝、桔梗、柴胡、枳壳、甘草。方中桃仁、红花能够活血化瘀,当归、川芎、生地、赤芍能够养血活血调经,柴胡、赤芍、枳壳、甘草疏肝理气解郁。诸药合用,既能活血化瘀清热,又能理气解郁,从而使气通血和,经期也就不再发热了。

（徐海霞整理）

案 4　经行泄泻（脾肾阳虚）

王某,女,43 岁。

初诊　2019 年 8 月 26 日。

【主诉】经行泄泻 1 年。

【病史】患者 14 岁月经初潮,经汛如常,1 年前患者无明显诱因下出现经期腹泻,黎明前脐腹作痛,肠鸣即泻,便中夹杂有黏液,泻后则安,形寒肢冷,面色㿠白,腰膝酸软,LMP 2019 年 7 月 29 日,5 日净,量少色暗,伴有腹痛。舌质淡胖,苔白滑,脉沉细无力。既往史:无。西医诊断:经期综合征。中医诊断:经行泄泻。证属脾肾阳虚。治拟温肾健脾,除湿止泻。

【处方】四神丸加减。熟附子 9 g,党参 15 g,白术 12 g,茯苓 12 g,补骨脂 15 g,肉豆蔻 6 g,五味子 3 g,吴茱萸 3 g,厚朴 10 g,山药 30 g,干姜 6 g,砂仁 6 g,黄柏炭 9 g,陈皮 10 g,甘草 6 g。7 剂,水煎,每日 1 次,分 2 次温服。

二诊　2019 年 9 月 1 日。LMP 2019 年 8 月 29 日,未净,肠鸣腹痛减轻,便中黏液减少,纳可,二便调。舌淡,苔白滑,脉沉细。上方加白扁豆 15 g,7 剂。

三诊　2019 年 9 月 8 日。腹痛泄泻缓解,便中黏液已无,治宗前法,14 剂。至下次经汛临期,除腰膝略有酸软,其余症状皆消。后随访 3 个月经周期,经行泄泻愈。

按　患者经行之际,气血下注冲任,命火愈衰,不能上温于脾,脾失健运,遂致泄泻。方中补骨脂、吴茱萸、肉豆蔻、五味子取四神丸之意,温肾暖脾,涩肠止泻;党参、白术、茯苓、甘草益气健脾,与温中暖肠胃的熟附子、干姜、吴茱萸配合,运脾土,振奋中阳,中阳振复,升发运转,可使清升浊降,肠胃功能恢复正常;陈皮、砂仁理气健脾开胃;厚朴调气导滞;黄柏炭清化湿热毒邪,又苦以坚阴;甘草、大枣益气和中,调和诸药。上药合用,脾肾两补,温中寓涩,调气导滞,兼能清化湿热毒邪,使肠胃功能协调,诸症向愈。

(黄晓瑾整理)

案 5 经行吐衄(肝经郁火)

田某,女,28 岁。

初诊 2020 年 9 月 10 日。

【主诉】经前鼻出血半年。

【病史】14 岁月经初潮,平素月经周期 28～32 日,经期 3～5 日,经血色红,无血块,经量可。近半年于经前 1～2 日出现鼻出血,经净后出血停止,出血量多色鲜红,经量减少,经前头晕胀痛,心烦易怒,口苦咽干,胸胁胀痛,舌红苔黄,脉弦数,LMP 2020 年 8 月 12 日。患者近 1 年工作压力大,心情烦躁易怒。经五官科检查无异常发现。西医诊断:代偿性月经。中医诊断:经行吐衄。证属肝经郁火,迫血妄行。治拟疏肝解郁,清热凉血,引血下行。

【处方】丹栀逍遥散化裁。牡丹皮 15 g,栀子 10 g,黄芩 15 g,当归 20 g,白芍 20 g,柴胡 10 g,白茅根 20 g,茜草 20 g,麦冬 15 g,生地 20 g,香附 10 g,郁金 10 g,牛膝 6 g,甘草 6 g。6 剂,水煎,每日 1 次,分 2 次温服。

二诊 2020 年 9 月 16 日。上药 3 剂后出血量减少,月经来潮,经量少,继服 3 剂,鼻出血症状消失。胸胁胀痛症状好转,头痛症状消失,舌红苔黄,脉弦。前方去白茅根、牛膝,7 剂,嘱患者控制情绪,切勿过怒,嘱经前 5～7 日复诊。

三诊 2020 年 10 月 5 日。患者自诉情绪较前好转,头痛、胸胁胀痛症状缓解,考虑经期临近,首方去牡丹皮、栀子、黄芩,6剂。

月经于2020年10月11日来潮,衄血量较前减少,经量增多。治疗3个月经周期后,衄血症状消失,经量较前增多。

按 本医案属于典型的肝经郁火之证,患者工作压力较大,心情烦躁易怒,肝气不舒,久则郁热而化火,正值经期冲气旺盛,冲气挟肝火上逆,心烦易怒,口苦咽干;肝经布两胁,肝气不舒,气滞不通,则胸胁胀痛;舌红苔黄,脉弦数为肝经郁火之征象。故予丹栀逍遥散加减,以达疏肝解郁,清热凉血,引血下行之效。当归、白芍养血柔肝;栀子、黄芩清热降火;麦冬养阴除烦,清金制木;白茅根、茜草凉血止血;牡丹皮、生地清热凉血;柴胡、香附、郁金行气解郁;牛膝降逆平冲,引血下行;甘草调和诸药。诸药合用,共奏疏肝解郁、清热凉血、引血下行之功,药证相符,故获良效。

(蒋晓梅整理)

案6 经行情志异常(肝经郁热)

刘某,女,24岁。

初诊 2023年3月20日。

【主诉】经前烦躁半年余。

【病史】12岁月经初潮,月经周期规律,30日一潮,量中,色暗红,偶夹血块,或伴痛经。LMP 2023年2月25日。近半年来经前5～6日焦虑紧张,烦躁易怒,全身乏力,失眠,头晕,面部痤疮,食欲不振,经净后诸症消失。现经期将至,神志恍惚,焦虑烦躁,面部痤疮,入睡困难,易惊醒,眼眶青黑,纳少,舌质红,苔薄黄,脉弦数。西医诊断:经期综合征。中医诊断:经行情志异常。证属肝经郁热。治拟疏肝解郁,清热凉血,健脾安神。

【处方】牡丹皮10g,栀子10g,当归10g,白芍10g,柴胡10g,郁金10g,茯苓15g,白术15g,甘草6g,知母10g,生龙骨30g,生牡蛎 30 g,酸枣仁 15 g,合欢皮 10 g,蒲公英 30 g,金银花 15 g。7
剂,水煎服,每日 1 剂,分 2 次温服。

服药 1 周后,诸症缓解,再予原方继服 2 个疗程,症状消失,6
个月后随访未复发。

按 本病多为思虑劳倦,情志内伤,肝气不舒,郁而化火,肝胆
火炽,月经来潮前阴血下注冲任胞宫,致阴血不足,气火偏亢,肝火
夹冲气上逆扰乱神明所致,肝病最宜传脾,思虑劳倦,情志不畅皆
损伤心脾,日久肝郁脾虚,郁而化火,火热内壅。治应疏肝解郁,清
热凉血,健脾安神。丹栀逍遥散出自明代薛立斋《薛氏医案•内科
摘要》,是根据《太平惠民和剂局方》逍遥散的基础上加牡丹皮、栀
子而来,功效为疏肝健脾,清热凉血。临床报道丹栀逍遥散有抗抑
郁和焦虑的作用。丹栀逍遥散加减方中牡丹皮、炒栀子清肝泻热;
当归补血活血,润肠通便;白芍养血敛阴,柔肝止痛,平抑肝阳;柴
胡、香附疏肝解郁;薄荷助柴胡疏解肝郁;白术、茯苓健脾助运,使
气血有源;甘草补气和中,缓肝之急;知母清热除烦;郁金活血行
气,凉血降气;龙骨、牡蛎重镇安神,平肝潜阳。诸药合用,共奏疏
肝解郁、健脾安神、清热除烦之功,使气血通畅,阴阳调和,则情志
异常诸症消除。同时,应行心理疏导,使精神愉快,心胸开阔。

(蒋晓梅整理)

案7　经行浮肿(脾肾不足,血瘀)

唐某,女,35 岁。

初诊　2009 年 5 月 13 日。

【主诉】经行浮肿 3 年。平素月经周期正常,月经量偏少,经
行少量血块,每逢经行则面目及下肢浮肿,腰酸,经前乳房作胀,经
后头痛头晕,形体偏胖,面部色斑,LMP 2009 年 4 月 22 日。胃纳
可,二便调和。舌质淡暗,苔薄白,脉细沉。西医诊断:经期综合

征。中医诊断：经行浮肿。证属脾肾不足，兼血瘀。治拟益气健脾，利水活血。

【处方】党参 30 g，生黄芪 30 g，防己 10 g，生白术 10 g，猪苓 10 g，茯苓 10 g，车前子(包)10 g，川桂枝 6 g，泽泻 30 g，丹参 30 g，扦扦活 30 g，菝葜 30 g，鬼箭羽 30 g，生薏苡仁 30 g，桑枝 10 g，桑寄生 30 g，杜仲 10 g，益母草 30 g。14 剂，水煎服，每日 1 剂，分 2 次温服。

二诊 2009 年 5 月 27 日。LMP 2009 年 5 月 21 日，5 日净，经量较前稍增多，经期面目浮肿缓解，但下肢水肿无改善，舌淡暗胖，苔薄，脉细。证属脾肾不足，血瘀内阻。治拟健脾益肾，化瘀利水。上方加淫羊藿 10 g，仙茅 10 g，14 剂。

三诊 2009 年 6 月 10 日。经后头部隐痛，神疲乏力，舌质淡胖，苔薄，脉细小。证属脾肾不足，血瘀内阻。治拟健脾益肾，活血利水。初诊方改益母草 60 g，14 剂。

四诊 2009 年 6 月 24 日。LMP 2009 年 6 月 19 日，面目及下肢浮肿均不明显，经量正常，精神可，二便调畅，舌质淡胖，苔薄，脉细小。5 月 27 日方续服，14 剂。

如此按经前和经后方药调治 4 个周期，症情基本稳定，面部色斑亦减淡。

按 经行浮肿为妇科常见病之一，当行经前后或正值经期出现胫踝虚浮，压之有凹痕，并感双腿困乏沉重，以及眼睑颜面甚至全身浮肿为主者，中医学称"经行浮肿"，《竹林女科》第 30 症称其为"经来遍身浮肿"。历代文献将经行浮肿分为脾虚、肾虚、气滞三证。《校注妇人良方》又有气分、血分之异。脾主运化，肾司气化。劳累伤脾，房劳、产育伤肾，脾肾气虚，脾虚不能制水，肾虚不能行水，湿停水阻，发为浮肿。经行之际，精血下注胞宫，脾肾益虚，以至水湿泛滥,溢于肌肤,则浮肿更甚。该患者在经前给予党参、黄芪益气健脾,防己、白术、猪苓、茯苓、车前子、泽泻、桂枝化气利水,丹参、鬼箭羽、益母草活血利水,桑寄生、杜仲调补肝肾,扦扦活、桑枝、菝葜通络止痛,经后加用仙茅、淫羊藿温补肾阳。药后浮肿有所改善,但效果不满意。国医大师朱良春治疗慢性肾炎浮肿时曾提出:"水肿的消除,温阳益气,化瘀泄浊,渗湿养阴,均可利水。"朱老常用大剂量益母草(60~120 g)与黄芪为对,退水肿屡屡效著。该患者经量偏少,夹血块,经后更伴头晕头痛,舌质暗,异病同治,故增用益母草至 60 g,既取其活血、利水之意退浮肿,又具有清肝降逆之功止晕痛,药后显效明显。

(杨慰整理)

带 下 病

案 1　阴痒(肝肾阴虚)

王某,女,60 岁。

初诊　2013 年 9 月 9 日。

【主诉】阴痒 2 月余。

【病史】患者 49 岁绝经。2 月前无明显诱因下出现阴道瘙痒,伴黄色水样分泌物。于外院就诊,WBC(++),TCT(-),诊断为老年性阴道炎,予甲硝唑泡腾片阴道塞入治疗,药后黄水样分泌物稍有减少,但症状未见痊愈,阴道仍瘙痒难耐,今来我院就诊。刻下:阴部瘙痒,干涩,夜间加重,偶有头晕,腰酸,口干欲饮。舌红,苔薄,脉细弦。西医诊断:老年性阴道炎。中医诊断:阴痒。证属肝肾阴虚。治拟滋阴补肾,清肝止痒。

【处方】知柏地黄丸加减。知母 12 g,黄柏 12 g,熟地 15 g,山药 15g,栀子 10g,当归 10g,牡丹皮 15g,泽泻 15g,茯苓 15g,山茱萸 15g,椿根皮 15g,地肤子 15g,白鲜皮 30g。7 剂,水煎,每日 1 次,分 2 次温服,三煎外洗阴部。

二诊 2013 年 9 月 16 日。分泌物减少,阴痒较前明显好转,其余诸症均有改善,患者要求继续服药。

按 阴痒是妇科常见病。《肘后备急方》中就首载了治疗"阴痒汁出""阴痒生疮"的方药。阴痒者,内因脏腑虚损,肝肾功能失常,外因多见会阴局部损伤,带下尿液积,湿蕴而生热,湿热生虫,虫毒侵蚀,则致外阴瘙痒疼痛难忍。《傅青主女科·黄带》曰:"妇人有带下而色黄者,宛如黄茶浓汁,其气腥秽,所谓黄带是也。夫黄带乃任脉之湿热也。"妇人年老真阴已亏,相火偏旺,阴虚失守,复感湿邪,蕴而化热,相火挟湿热流注下焦,伤及任带,任脉不固,带脉失约,而致带下黄水腥臭,实为虚实错杂。故予知柏地黄丸加减,滋阴补肾,清热利湿,止带止痒。

(杨慰整理)

案2 带下病(湿热下注)

刘某,女,25 岁。

初诊 2022 年 5 月 17 日。

【主诉】白带色青有异味半年。

【病史】近半年白带色青,量多,有臭味。经前偶有下腹部坠胀。平时月经规则,每 30 日一行,量中,色可,无血块,持续 6 日,LMP 2022 年 5 月 9 日至 5 月 15 日。2020 年 2 月行人流,术后即置节育环。面色华,脉细而虚弦,舌苔薄白。妇检:外阴已婚未产式,阴道畅,阴道壁及宫颈充血。白带量多,呈豆腐渣样。子宫中位,正常大小,两侧附件(-),霉菌(+)。西医诊断:霉菌性阴道炎。中医诊断:带下病。证属湿热下注。治拟清热利湿止带。

【处方】黄柏 10g,知母 10g,牡丹皮 10g,赤芍 10g,白芍 10g,柴胡 10g,粉萆薢 12g,萹蓄 12g,丹参 10g,川芎 5g,熟地 12g,当归 12g,川续断 15g,桑寄生 15g,甘草 5g。7 剂,水煎,每日 1 次,分 2 次温服。

二诊 2022 年 5 月 28 日。带下大减,无味,色转白,无其他不适,脉细,舌苔白腻。治以燥湿清热止带。

【处方】苍术 10g,白术 10g,姜半夏 15g,茯苓 15g,黄柏 10g,知母 10g,牡丹皮 10g,赤芍 10g,白芍 10g,丹参 10g,粉萆薢 15g,当归 12g,川芎 5g,制香附 15g,杜仲 15g,甘草 5g。14 剂。

按 该患者经检查见霉菌滴虫性阴道炎。血虚肾亏,下焦湿热。治拟清热利湿,佐以益肾养血。予中药方加减,疗效明显。临床该类患者常见,患者反复塞药后菌群紊乱,并伴随焦虑不堪,叶氏稍佐以中药往往事半功倍。黄柏、知母滋阴降火,清热祛湿;牡丹皮、赤芍、白芍活血化瘀,凉血止血。当归、川芎、香附活血化瘀,行气止痛。甘草调和药性。全方共奏清热利湿止带、凉血化瘀等功效。

(蒋晓梅整理)

案 3　带下病(湿热下注,瘀血内阻)

顾某,女,37 岁。

初诊 2017 年 4 月 20 日。

【主诉】白带增多 3 月余。

病史摘要:3 月前患者无明显诱因出现带下增多,经期时出现痛经,近 3 月来白带增多反复,未行系统性治疗,LMP 2017 年 3 月 28 日,7 日经净,月经量正常,痛经较前加重,故前来就诊。刻下:

患者小腹坠胀,白带多,绵绵不断,有异味,胃纳可,二便调,夜寐安,察其舌质红,边有齿痕,苔黄稍腻,诊其脉数。生育史:1-0-0-1。西医诊断:阴道炎。中医诊断:带下病。证属湿热下注,瘀血内阻。治拟清热利湿,活血止痛。

【处方】慢盆方加曙光红藤方加减。败酱草 30 g,皂角刺 30 g,鬼箭羽 30 g,王不留行 30 g,菝葜 30 g,红藤 30 g,生牡蛎 30 g,桃仁 10 g,香附 10 g,牡丹皮 10 g,生蒲黄 15 g,延胡索 20 g,甘草 6 g,大枣 10 g。7 剂,水煎,每日 1 次,分 2 次温服。

二诊 2017 年 4 月 27 日。LMP 2017 年 4 月 25 日,经量正常,服初期 7 剂药后痛经明显改善,基本消失,白带正常,无异味。查其舌脉同前,为进一步巩固,治宗前方。

按 带下的量明显增多,色、质、气味发生异常,或伴全身,局部症状者,称为"带下病""带下"之名,首见于《黄帝内经》,如《素问·骨空论》曰:"任脉为病……女子带下瘕聚。"《女科证治约旨》曰:"若外感六淫,内伤七情,酝酿成病,致带脉纵弛,不能约束诸脉经,于是阴中有物,淋漓下降,绵绵不断,即所谓带下也。"

此为湿邪为患,脾失健运,水湿内停,下注任带,引起带下,如《傅青主女科》曰:"夫带下俱是湿症。"其病缠绵,反复发作,不易速愈。加之患者伴随痛经,考虑为瘀血内阻,"不通则痛"。方用慢盆方加曙光红藤方加减。临床上叶氏常用慢盆治疗妇女盆腔炎性疾病。方中败酱草清热解毒排脓,活血消痈。现代研究表明,败酱草、皂角刺均有抗菌消炎作用;菝葜有祛风湿、利小便、消肿毒作用;鬼箭羽有破血通经、解毒消肿之效;王不留行活血通经,有镇痛、消炎作用;红藤清热解毒,活血通络,常用于经闭、痛经,现代药理表明,红藤对诸多菌群均有高敏感抑菌作用。牡蛎敛阴潜阳、止汗固涩、化痰软坚,常用于治疗带下病,《本草纲目》曰其"化痰软坚,清热除湿,止心脾气痛,痢下,赤白浊,消疝瘕积块,瘰疬结核";香附行气解郁,止痛调经;牡丹皮清热凉血,活血化瘀;延胡索理气活血止痛;生蒲黄,止血,化瘀,通淋;生蒲黄有止血作用。临床常用曙光红藤方治疗痛经病,且疗效显著。甘草、大枣调和诸药,甘草亦有缓急止痛之功。慢盆方合曙光红藤方,两方合用,既清热利湿、抗菌消炎、涩带,以治患者带下绵绵,又活血化瘀、理气止痛,缓解患者痛经,药方对症,疗效极佳。

(张慧君整理)

产 后 病

案1 产后恶露不绝(血瘀)

瞿某,女,30岁。

初诊 2020年8月26日。

【主诉】产后两个半月恶露未净。

【病史】2020年6月25日剖宫产,术后46日阴道出血止,7日后再次出血2日,间断10日阴道再次出血3日。1周前阴道少量出血夹血块,小腹胀痛,乳汁少,乏力腰酸,胃纳平,夜寐欠安,二便调。舌暗红,苔薄,脉细涩。辅助检查:产后妇科B超子宫附件未见明显异常。西医诊断:产后恶露。中医诊断:产后恶露不绝。证属血瘀证。治拟活血化瘀止血。

【处方】生化汤合失笑散加减。当归15 g,赤芍10 g,熟地10 g,川芎6 g,生蒲黄(包)20 g,五灵脂10 g,茜草炭10 g,仙鹤草30 g,杜仲12 g,菟丝子12 g,补骨脂12 g,炮姜10 g,灵芝10 g,甘草6 g。14剂,水煎,每日1次,分2次温服。

二诊 2020年9月11日。药后恶露已止,色暗,呈咖啡色,小腹坠痛,纳增便调。脉细软,舌淡,苔薄腻。

【处方】当归 15 g,赤芍 10 g,熟地 10 g,川芎 6 g,杜仲 12 g,菟丝子 12 g,补骨脂 12 g,炮姜 10 g,生黄芪 20 g,白术 10 g,灵芝 10 g,甘草 6 g。14 剂。

按 产后气血耗损,脉络失和。气血虚弱不能濡养经脉,气为血帅,虚不摄血,虚则推动无力,而致血瘀。产后多虚多寒,寒性收引,致血瘀内阻,新血不得归经,故而产后恶露不绝;失血致肝血不足,肝失条达,心血不足,心神失养,故致产后夜寐不安;气血不足,经脉失养故见乏力腰酸。治疗上化瘀生新,补养气血,瘀血去新血生,气血充足则诸症自除。

(徐海霞整理)

案 2　产后自汗、盗汗(气阴两虚)

张某,女,35 岁。

初诊 2017 年 9 月 30 日。

【主诉】产后 6 周,自汗、盗汗 1 周。

【病史】2017 年 8 月 13 日剖腹产 1 胎,哺乳中,产后恶露 37 日净,产后 6 周出现自汗、盗汗,动则汗出,肩颈及腰脊酸楚,神疲乏力,纳尚可,便调略干。舌淡,苔薄腻少津,脉细缓。辅助检查:产后妇科 B 超子宫附件未见明显异常。中医诊断:产后自汗、盗汗。证属产虚未复,气阴两虚。治拟益气养阴,固表敛汗。

【处方】牡蛎散加减。太子参 10 g,石斛 10 g,麦冬 10 g,黄芪 15 g,麻黄根 20 g,淮小麦 30 g,糯稻根 15 g,煅牡蛎 15 g,甘草 6 g。7 剂,水煎,每日 1 次,分 2 次温服。

二诊 2017 年 10 月 8 日。服药后,盗汗已除,仍有自汗,腰背酸楚,脉舌同前,治宗原法增进。太子参 10 g,石斛 10 g,麦冬

10 g,黄芪 15 g,麻黄根 20 g,淮小麦 30 g,糯稻根 15 g,煅牡蛎 15 g,甘草 6 g,川续断 15 g,杜仲 10 g,桑寄生 15 g,14 剂。

三诊 2017 年 10 月 23 日。服药后,盗汗、自汗已除,腰背酸楚改善,夜寐尚安,纳可便调,脉舌同前,治宗原法增进。上方 14 剂。

按 自汗、盗汗是由于阴阳失调,腠理不固,而至阴液外泄失常的一种病证。白昼时时汗出,动辄益甚者为自汗;寐中汗出,醒来自止者为盗汗。本患者为新产后,因产时气血耗伤,气虚则卫阳不固,腠理疏泄,阴液外泄进一步致气阴两虚,治宜补气滋阴,固表止汗。牡蛎散由黄芪、麻黄根、淮小麦、煅牡蛎敛阴止汗,益气固表,适合自汗、盗汗。太子参、石斛、麦冬益气养阴,恢复产后体虚。二诊时症情明显改善,治宗原法增进,三诊时自汗、盗汗已除,正气恢复,产后病愈。

(徐海霞整理)

案 3 产后抑郁(肝气郁滞)

张某,女,41 岁。

初诊 2023 年 1 月 21 日。

【主诉】心情抑郁 6 月余。

【病史】患者产后 6 月,因早产后与婴儿分离 3 月被迫断奶,又因育儿琐事及理念与家人不合而致心情抑郁,常独自流泪,无法入睡。13 岁初潮,每 28 日一行,每次持续 3 日,LMP 2023 年 1 月 6 日,3 日净,月经量少,色深,夹有血块,无腹痛,0-1-0-1。心情抑郁,烦躁,喜悲伤,欲哭,神疲乏力,纳差,小便调,大便干,夜寐差,寐梦多。舌淡暗,苔薄白,脉弦。生育史:已婚已育,0-1-0-1。西医诊断:抑郁状态。中医诊断:产后抑郁。证型:肝气郁滞证。

治拟疏肝解郁,镇静安神。

【处方】逍遥散加减。当归 12 g,白芍 15 g,赤芍 15 g,柴胡 10 g,朱茯神 15 g,白术 10 g,炙甘草 6 g,薄荷 3 g,首乌藤 15 g,合欢皮 10 g,酸枣仁 15 g,合欢皮 10 g,磁石 15 g,郁金 10 g,陈皮 10 g,香附 10 g,佛手 10 g,景天三七 30 g,红景天 30 g。7 剂,水煎,每日 1 次,分 2 次温服。

二诊 2023 年 1 月 31 日。药后喜悲伤,欲哭,神疲乏力较前好转,心情抑郁,烦躁,夜寐仍差,寐梦多。舌淡暗,苔薄白,脉沉涩。上方加玫瑰花 15 g,太子参 15 g,14 剂,配合健康宣教。

按 产后抑郁在中医属"郁证"范畴,《古今医统大全·郁证门》曰:"郁为七情不舒,遂成郁结,既郁之久,变病多端。"此病多因七情不随,肝气郁结,气机逆乱,经络不通,郁而化火生痰,导致五脏功能失调;五志分属五脏,五脏失调,则出现精神情绪上一系列表现。肝主疏泄,患者怀孕生产过程不顺,产后又与婴儿分离,无法进行母婴互动,加之家庭琐事烦扰,至肝气郁结不舒,予逍遥散对症治疗,本方既有柴胡疏肝解郁,使肝气得以调达,为君药;当归甘辛苦温,养血和血;白芍酸苦微寒,养血敛阴,柔肝缓急,为臣药。白术、茯苓健脾祛湿,使运化有权,气血有源,炙甘草益气补中,缓肝之急,为佐药。用法中加入薄荷少许,疏散郁遏之气,透达肝经郁热,为使药。

（王琦整理）

案 4 产后抑郁（肝气郁结）

李某,女,31 岁。

初诊 2022 年 9 月 13 日。

【主诉】家属代诉剖宫产后 25 日,抑郁少言 15 日。

【病史】患者夫妻结婚5年,婚后未避孕,孕前多次因不孕不育就诊于本院,后经促排,指导同房后妊娠,妊娠期因孕酮较低,妊娠剧吐,长期请假于家中休养。25日前因"孕38＋5周,胎心异常半日"剖宫产下一女,母女均安,但因疑心公婆不喜孙女,且产后丈夫因公出差1周,15日前始,其丈夫发现患者情绪日益低落,少言寡语,暗暗垂泪,时而烦躁易怒,现乳汁明显减少,恶露色暗量少未净,胃纳欠馨,二便尚调,夜寐欠安,体温正常。舌黯,苔薄白,脉细。西医诊断:抑郁状态。中医诊断:产后抑郁。证属肝气郁结证。治拟疏肝解郁,和合气血。

【处方】逍遥散加减。柴胡9g,当归12g,炒白芍12g,炒白术12g,通草6g,路路通12g,陈皮9g,砂仁6g,夜交藤30g,柏子仁9g,合欢皮12g,生姜3片,薄荷6g,炙甘草6g,炮山甲粉3g(吞服)。7剂,水煎,每日1次,分2次温服。

告知每日可予花生猪脚汤、鲤鱼汤、鸡汤等服食,同时予劝慰开导,其夫与其公婆亦表示喜爱孩儿,并给予理解和支持。

二诊 1周后,患者自诉药后情绪好转,胃纳可,乳汁增加,夜寐可,舌脉同上。继服1周。后复诊,上述症状基本消失,言语间时有笑容。

按 患者妊娠不易,本多思虑,产后血虚血瘀,情志不畅,肝气郁结,魂失潜藏,而致抑郁。逍遥散疏肝解郁,健脾和营,加入通草、路路通、炮山甲粉散结通乳,陈皮、砂仁开胃醒脾,夜交藤、柏子仁、合欢皮养心安神。诸药合用,配伍得当,使解郁与开胃,宁神同用,气血和合,而诸症自除。中医药对产后抑郁的治疗有其独特的优势,不影响患者哺乳,甚少有不良反应,是西医学使用抗抑郁药物治疗所不能媲美的。叶氏认为本病的发生主要是由于产妇在经历生产这一特殊过程中,机体元气亏虚、气血失调,心神损伤,或心脾两虚,或瘀血内阻,或肝气郁结,而临床又以肝气郁结多见。治疗上注重心理抚慰,耐心开导和鼓励,辨证论治,调节情志,加以中药调和气血,安神定志,或健脾益气,或活血逐瘀,或疏肝解郁,时又兼顾通乳,体现了《妇人大全良方》"改易心志,用药扶持"这一观点。

(蒋晓梅整理)

妇科杂病

案 1　脏躁(肾阴亏虚)

胡某,女,49 岁。

初诊 2023 年 11 月 14 日。

【主诉】子宫切除术后不适 2 年余。

【病史】2021 年因子宫腺肌病行子宫切除,术后不久开始出现烘热出汗,神疲乏力,夜卧欠短,伴头晕目眩,胸闷心慌,胃纳可,大便不畅,腹胀矢气,小便正常。舌红有齿印,苔薄,脉细数。既往史:2023 有黄体破裂史 1 次;有心脏早搏史,未服药。西医诊断:围绝经期综合征。中医诊断:脏躁。证属肾阴亏虚。治拟滋阴补肾敛汗。

【处方】精牡止汗方合生脉散加减。黄精 30 g,煅牡蛎 30 g,淫羊藿 10 g,醋龟甲 10 g,仙茅 10 g,巴戟天 10 g,知母 10 g,黄柏 10 g,红景天 15 g,赤芍 15 g,降香 3 g,徐长卿 30 g,丹参 15 g,太子参 10 g,麦冬 10 g,五味子 6 g,代代花 12 g,娑罗子 10 g,乌梅 10 g,甘草 6 g,蒲公英 15 g,夏枯草 10 g。7 剂,水煎,每日 1 次,分 2 次温服。

二诊 2023 年 11 月 21 日。药后诸症好转。舌质偏红,苔薄,脉细弦。

【处方】煅牡蛎 30 g,醋龟甲 10 g,辛夷 6 g,肉桂 6 g,巴戟天 10 g,知母 10 g,黄柏 10 g,红景天 15 g,赤芍 15 g,丹参 15 g,糯稻根 10 g,石斛 10 g,五味子 6 g,黄芩 10 g,当归 10 g,黄芪 10 g,娑罗子 10 g,甘草 6 g,蒲公英 15 g,麦冬 10 g,瘪桃干 10 g,煅龙骨 15 g,莲子心 6 g,桑叶 10 g,黄连 6 g,防风 16 g,生白术 10 g。14 剂。

按 脏躁最早可以上溯到《金匮要略》,《金匮要略·妇人杂病脉证并治》曰:"妇人脏躁,喜悲伤欲哭,象如神灵所作,数欠伸。"对于脏躁病证的认识,古今说法不同,历有分歧,而根据"心主神明"的理论认识,《医宗金鉴》谓:"脏,心脏也,心静则神藏,若为七情所伤,则心不得静,而神躁扰不宁。"得到主流学界的认可。患者正值七七,首诊时诉因妇科手术后开始出现烘热出汗,反复发作,并伴有情志不舒,心失所养,汗出伤津,结合年龄,考虑脏躁,故予以叶氏精牡止汗方滋阴补肾敛汗,方由黄精、仙茅、淫羊藿、煅牡蛎、巴戟天、龟甲、知母、黄柏组成,为围绝经期烘热汗出验方,方由黄精伍煅牡蛎为君药,滋阴补肾敛汗。龟甲长于滋补肾阴,兼能滋养肝阴,黄柏入肾经而善泻相火,退骨蒸,用治阴虚火旺,潮热盗汗,与滋阴降火之知母同用,共为臣药。巴戟天、仙茅、淫羊藿温补肾阳,阳中求阴,此三药同为反佐药。合生脉散益气养阴生津,补养心气;代代花、娑罗子、乌梅理气敛阴止汗,且乌梅、五味子酸敛阴柔,与甘草合用,有"酸甘化阴"之用意;心脏早搏史,由于心气失养,心阳上扰,故予以红景天益气活血,降香、徐长卿定心阳,宽胸中之气闷,二者与甘草合用,有"辛甘化阳"之用意;蒲公英、夏枯草清热定眩,诸药合用,共起补益气阴之用。二诊时上证好转,但仍有汗出发热,故改用当归六黄汤养阴止汗,另予肉桂温补肾阳,糯稻根、瘪桃干增敛汗之功,石斛生津止汗,莲子心清心安神,去夏枯草加桑叶清上焦之热,防风、生白术、黄芪取玉屏风之意固表止汗,调理阴阳。脏躁一证,主治以甘缓,从《素问·脏气法时论篇》中"肝苦急,当食甘以缓之",若阴血不足者,配伍甘寒之麦冬、北沙参等,以滋阴养液而濡养肝体,则肝木得以调达;又或佐白芍,五味子味酸柔肝,补肝体以泄肝阳;若阳气不潜或化风扰动太过,则再佐以龙骨、牡蛎等介类重镇潜阳之属;叶氏遵从甘缓之大法,依据患者不同阶段症状,灵活加减,得效甚佳。

(张罡整理)

案 2　不孕症(痰湿内阻)

方某,女,28 岁。

初诊　2018 年 4 月 3 日。

【主诉】婚后 3 年未孕。

【病史】结婚 3 年,夫妇同居,未避孕也未受孕,男方检查正常,婚后月经往往后延,常 2～3 月一行,持续 2～3 日干净,经量较少,近 2 年来,身体逐渐肥胖,体重增加 10 余千克,平日带下量多,质黏稠,胸闷泛恶,头晕心悸;舌质淡,苔白腻,脉滑。月经史:15 岁月经初潮,婚前周期尚正常,近 2 年来常月经后期,量少,不痛经,LMP 2018 年 3 月 29 日。既往史、个人史、家族史无特殊。妇科检查:未发现异常。西医诊断:不孕症。中医诊断:不孕。证属痰湿内阻。治拟燥湿化痰,调经助孕。

【处方】苍附导痰丸促合卵方加减。苍术 15 g,香附 10 g,陈皮 10 g,天南星 10 g,枳壳 12 g,半夏 10 g,川芎 6 g,白茯苓 15 g,党参 30 g,丹参 30 g,生黄芪 30 g,仙茅 10 g,菟丝子 10 g,沙苑子 10 g,枸杞子 10 g,锁阳 10 g,石楠叶 10 g,石菖蒲 10 g。14 剂,水煎,每日 1 次,分 2 次温服。

二诊　2018 年 4 月 17 日。患者无特殊不适,故仍以原方,

14 剂。

三诊 2018 年 5 月 12 日。LMP 2018 年 5 月 1 日,6 日净,量中,经后无不适。但时觉胃脘闷胀。舌质淡,边有齿印,苔薄腻,脉濡。仍属痰湿内阻,治法以健脾燥湿化痰,调经助孕。

【处方】苍术 15 g,香附 10 g,陈皮 10 g,天南星 10 g,枳壳 12 g,半夏 10 g,川芎 6 g,白茯苓 15 g,党参 30 g,丹参 30 g,生黄芪 30 g,仙茅 10 g,菟丝子 10 g,沙苑子 10 g,石楠叶 10 g,山楂 15 g,神曲 15 g,石菖蒲 10 g。14 剂。

四诊至十一诊 守前法出入,徐徐图之。

十二诊 2019 年 3 月 21 日。LMP 2019 年 2 月 9 日,现停经 42 日,自测尿 HCG 阳性。2019 年 3 月 20 日查血 HCG 16 252 mIU/mL,P 76.8 nmol/L。自觉纳差欲呕,便溏,每日 2～4 次。脉细尺弱,舌淡边有齿印。治拟健脾益气,补肾安胎。

【处方】炒党参 15 g,炒白术 9 g,白芍 9 g,炒怀山药 12 g,陈皮 6 g,制半夏 6 g,炒川续断 12 g,杜仲 12 g,菟丝子 12 g,桑寄生 12 g,覆盆子 12 g,南瓜蒂 12 g,谷芽 12 g。7 剂。

十三诊 2019 年 4 月 4 日。停经 55 日,2019 年 4 月 2 日查血 HCG 105 303 mIU/mL,P 78.37 nmol/L,便溏较前好转,略有腰酸,纳呆泛恶,食后胃脘作胀。脉弦细,舌质暗,略有齿印,苔薄腻。治拟健脾益肾,和胃安胎。

【处方】炒党参 15 g,黄芪 15 g,炒怀山药 12 g,陈皮 6 g,姜半夏 6 g,炒白术 9 g,白芍 9 g,桑寄生 12 g,菟丝子 12 g,炒川续断 12 g,炒杜仲 12 g,南瓜蒂 12 g。7 剂。

十四诊 2019 年 4 月 25 日。孕 11 周,B 超可见胎心,脉细滑,舌暗红,苔薄腻。证属脾虚血少,肾气虚弱。治拟健脾益气,补肾固胎。

【处方】炒党参20g,焦白术9g,炒怀山药12g,枸杞子12g,菟丝子12g,覆盆子12g,补骨脂12g,川续断12g,桑寄生12g,炒杜仲12g,桑螵蛸12g,南瓜蒂12g。14剂。

按 肥人多痰,冲任阻滞,或脾阳不振,湿聚成痰,壅滞冲任,故婚久不孕;痰阻冲任胞宫,则月经周期延后或闭经;湿浊下注,则带下量多,质黏稠;痰湿中阻,清阳不升,则胸闷泛恶,头晕心悸;舌质淡,苔白腻,脉滑均为痰湿内停之征。叶氏促卵方组成为党参、丹参、生黄芪、仙茅、菟丝子、沙苑子、枸杞子、锁阳、石楠叶、石菖蒲组成,应用于经后期,此期胞宫气血由虚至盈,子宫藏而不泻,肾水、天癸、阴精、气血等渐复渐盛,乃阴长阳消之期。此期相当于卵泡期,且卵泡为有形之质,其发育成熟是物质积累的过程,需阴精的充养。故在治疗上以滋补肝肾之阴,养天癸,调冲任为主。方中党参、黄芪健脾气,培中土,补气血;仙茅、菟丝子、沙苑子锁阳益肾填精;丹参活血调经,善调妇女经水,"一味丹参散,功同四物汤",加强补血功效;石楠叶、石菖蒲均有益肾宁神,调神助孕。患者孕后出现纳呆便溏脾肾两虚见证,肾以系胎,血以养胎,投以健脾益气、益血之源以荣养胚胎。补肾固本系胎安胎,用党参、白术、怀山药健脾益气。川续断、桑寄生、菟丝子、覆盆子补肾安胎,陈皮、姜半夏和胃降逆。如法调治至孕13周,B超提示见胎心,保胎成功,于2019年12月15日顺产一男婴。

(朱春兰整理)

案3 子宫肌瘤(气血两亏)

李某,女,41岁。

初诊 2008年8月15日。

【主诉】发现子宫肌瘤3年,月经半月未净。患者有子宫肌瘤史 3 年,近半年肌瘤有所增大,平素月经周期正常,月经量稍多于正常。LMP 2008 年 7 月 24 日,经量较前增多,淋漓至今未净,经量中等,经色仍鲜红,无血块,无痛经。神疲乏力,面色少华,胃纳可,二便调和。舌质淡暗,苔薄黄腻,脉细沉。经产史:15 岁初潮,每 28 日一行,每次持续 5～7 日,痛经(一),血块(一)。1-0-0-1。西医诊断:子宫肌瘤。中医诊断:癥瘕。证属气血两亏,统摄无权,癥积胞中,冲任不固。治拟急则治其标,治拟益气养血,化瘀止血。

【处方】生黄芪 30 g,当归 10 g,女贞子 10 g,墨旱莲 15 g,生地 10 g,地骨皮 10 g,生地榆 10 g,桑螵蛸 10 g,海螵蛸 10 g,仙鹤草 30 g,花蕊石 30 g,黄芩 10 g,三七粉(吞)2 g。7 剂。

二诊 2008 年 8 月 20 日。月经仍淋漓不净,但量减少,色减淡,精神不振,面色少华,舌质淡苔花剥,脉细,患者出血日久,恐阴血亏耗,故治拟益气养血、祛瘀止血为主,兼予散结消癥。

【处方】全当归 10 g,生黄芪 30 g,女贞子 10 g,墨旱莲 30 g,藕节炭 10 g,血余炭 10 g,花蕊石 30 g,赤石脂 30 g,蒲黄炭(包)10 g,三七粉(吞)2 g,白芥子 10 g,昆布 10 g,夏枯草 10 g,白花蛇舌草 30 g。7 剂。

三诊 2008 年 8 月 27 日。8 月 24 日月经净止,稍腰酸,无腹痛,精神欠振,面色少华,胃纳可,二便畅。舌质淡,苔薄腻,脉细。治拟养血调经、消癥散结为法。

【处方】全当归 10 g,赤芍 10 g,白芍 10 g,大生地 10 g,大川芎 6 g,白芥子 10 g,昆布 10 g,石见穿 30 g,夏枯草 10 g,白花蛇舌草 30 g,生黄芪 30 g,制首乌 10 g,桑椹 10 g,制香附 10 g。7 剂。

四诊 2008 年 9 月 5 日。腰酸缓解,精神较前好转,夜眠欠安,二便调,舌淡,苔薄腻,脉细。续服上方,14 剂。

五诊 2008 年 9 月 19 日。LMP 2008 年 9 月 16 日,未净,经量较前减少,少量血块,稍感腰酸,无腹痛,胃纳可,二便畅,舌淡红,苔薄腻,脉细。

【处方】女贞子 10 g,墨旱莲 15 g,大生地 10 g,地骨皮 10 g,生地榆 10 g,桑螵蛸 10 g,海螵蛸 10 g,仙鹤草 30 g,花蕊石 30 g,黄芩 10 g,白芥子 10 g,昆布 10 g,石见穿 30 g,夏枯草 10 g,白花蛇舌草 30 g,桑椹 10 g,青皮 10 g,陈皮 10 g。7 剂。

经中药调治 4 月,该患者周期准,月经量正常,经期 5~8 日,年底体检复查 B 超,子宫肌瘤未增大。

按 子宫肌瘤属癥瘕积聚。多因正气虚弱,风寒湿热之邪内侵,或情志因素,气机郁阻,血运迟滞,津行不畅,聚而为痰,气血痰瘀相互搏结,经脉闭阻,停聚胞宫,发为癥瘕。癥瘕日久,正气愈伤,成虚实错杂之候。《医宗金鉴·妇科心法要诀》云:"凡治诸癥积,宜先身形之壮弱,病势之缓急,而治之。妇人虚,则气血虚弱,不任攻伐,病势虽盛,当先扶正气,而后治其病;若形证俱实,宜先攻其病也。"本例患者平素经量较多,气血已虚弱,统摄无权,冲任不固,故经量增多,崩漏不止。治疗上不宜一味攻伐,宜寓攻于补,缓收其功。急则治其标,给予黄芪、当归益气养血,桑螵蛸、海螵蛸益肾涩冲,仙鹤草补血止血,花蕊石、三七粉化瘀止血,三七又有补虚之功,女贞子、墨旱莲补养肝血,生地、地骨皮、生地榆、黄芩凉血止血。药后经血减少,减去凉血止血之品,加入蒲黄炭、藕节炭、血余炭、赤石脂以化瘀止血兼温肾,并以扶正散结消癥,用白芥子、昆布、石见穿、夏枯草、白花蛇舌草等。经期侧重化瘀止血,以减少经量,血止不留瘀;经后注重于扶正消癥散结,使气血恢复。

(杨慰整理)

案4　腹痛（瘀阻胞宫）

史某,女,38岁。

初诊　2012年6月11日。

【主诉】反复少腹胀痛2年。

【病史】有慢性盆腔炎病史2年,平素反复发作,时感少腹胀痛,腰酸,每逢劳累则症情发作或加重,月经量少,带下正常,纳可寐安便畅。LMP 2012年5月31日,4日净,量少,经行腹痛稍作,刻下:两侧少腹疼痛,腰酸,白带不多,舌质红,苔薄,脉细。西医诊断:慢性盆腔炎。中医诊断:腹痛。证属瘀阻胞宫。治拟清热散结,理气止痛。

【处方】败酱草30g,皂角刺30g,鬼箭羽30g,王不留行30g,菝葜30g,当归10g,川芎10g,赤芍10g,生地10g,柴胡10g,延胡索10g,牡丹皮10g,栀子10g,乌药10g,徐长卿30g,杜仲10g。7剂,水煎,每日1次,分2次温服。

二诊　2012年6月18日。少腹疼痛有缓解,腰酸减轻,口感明显,舌质红苔花剥,脉细弦。大量清热药物,略有伤阴,加用养阴之品。上方加石斛10g,7剂。

三诊　2012年6月25日。LMP 2012年6月23日,未净,量不多,腹痛稍作,腰酸不明显,口干欲饮,苔花剥质红,脉细弦。续予清热化瘀,散结止痛,养阴治疗。

【处方】败酱草30g,皂角刺30g,鬼箭羽30g,王不留行30g,菝葜30g,当归10g,川芎10g,赤芍10g,生地10g,石斛10g,麦冬30g,红藤30g,7剂。

四诊　2012年7月2日。经后乳房胀,少腹隐痛不明显,口干欲饮好转,B超:子宫肌瘤,盆腔积液;苔薄质红,脉细。证属治拟清热化瘀、消癥养阴为法。上方加柴胡10g,延胡索10g,生龙骨 30 g,生牡蛎 30 g,7 剂。

五诊 2012 年 7 月 9 日。劳累后腹痛复作,腰酸,苔薄质红,脉细弦。上方 7 剂,妇科盆腔炎外敷方 7 剂。

六诊 2012 年 7 月 16 日。症情稳定,腹痛基本未作,腰不酸,带下正常,苔薄质稍红,脉细,续从原治。上方 7 剂,妇科盆腔炎外敷方 7 剂。

此后继续治疗 2 月,经前清热化瘀,理气止痛,并予理气止痛盆腔炎外敷方治疗,经后加用活血调经之药,患者腹痛偶有发作,不影响生活和工作,经量亦有所增加,复查 B 超:子宫肌瘤未增大,盆腔积液消失。

按 慢性盆腔炎在中医属"带下""腹痛""癥瘕""月经不调""痛经""不孕"等病症范畴,汉代张仲景《金匮要略》中记载的"带下经水不利,少腹满痛"的病症即与本病极为相似。根据中医理论,多由湿热下注或湿浊邪毒未尽,瘀积胞宫脉,以致脏腑功能失常,气血失调,冲任受损,迁延不愈,瘀滞日久,经脉不通,则形成粘连和包块。本病临床证候复杂,但瘀、热、湿三个方面为其主要因素。故以清热利湿、化瘀软坚法为主要原则。败酱草、皂角刺、鬼箭羽、王不留行、菝葜为叶氏慢盆方,其中败酱草为君药,能清热解毒排脓,活血消痈;皂角刺,《本草纲目》记载,其能"治痈肿,妒乳,风疠恶疮,胞衣不下,杀虫";菝葜有祛风湿、利小便、消肿毒作用;鬼箭羽有破血通经、解毒消肿之效,以上三药为佐药;王不留行入肝、胃经,有镇痛、消炎作用,以善于行血知名,但流血不止者,它又可以止血,为使药。五药组方相得益彰,桴鼓即应。该患者因经量偏少而加用四物汤活血调经,经后因乳胀而加用疏肝之品。并用外敷方来改善症状,宋代《太平惠民和剂局方》中有透皮吸收的膏药记载;清代名医徐灵胎曾谓之:"用膏贴之,闭塞其气,使药性从毛孔而入其腠理,此至妙之法也。"明确地阐述了皮肤吸收药物的机制。清代外治名家吴师机指出:"外治之理即内治之理,外治之药即内治之药,所异者,法耳。"中药外敷下腹部能促进局部血液循环,改善盆腔组织营养状况,提高新陈代谢,以利于炎症的吸收和消退。

(杨慰整理)

失 眠 篇

案 1　围绝经期失眠(肝肾阴虚,肝胆湿热)

王某,女,48 岁。

初诊　2022 年 1 月 6 日。

【主诉】月经紊乱半年伴失眠 1 月。

【病史】患者半年来月经紊乱,近 1 月来感夜寐欠佳,精神倦怠,伴胸胁胀满,不欲饮食,口苦咽干,失眠健忘,自服阿普唑仑,胃纳差,二便调。舌质淡,苔黄略腻,脉弦紧。西医诊断:围绝经期综合征。中医诊断:绝经前后诸症。证属肝肾阴虚,肝胆湿热。治拟疏肝祛湿,益肾安神。

【处方】更年失眠方合小柴胡汤、四逆散加减。黄芩 10 g,柴胡 10 g,延胡索 10 g,生白芍 10 g,半夏 10 g,陈皮 10 g,牡丹皮 10 g,枳实 10 g,生栀子 10 g,茵陈 15 g,茯神 10 g,砂仁 6 g,丹参 30 g,广郁金 10 g,景天三七 30 g,甘草 6 g,大枣 10 g。14 剂,水煎,每日 1 次,分 2 次温服。

二诊　2022 年 1 月 20 日。药后,夜寐转安,精神渐振。口干口苦较前缓解。察其舌质淡,苔黄略腻,脉弦紧。治宗原方,14 剂。

药后患者寐安,精神佳,精力充沛,诸症悉减,守方巩固。

按 围绝经期综合征的主要病机以肾虚为主,肾的阴阳失调常常涉及其他脏腑,尤以心、肝、脾为主。本患者年过七七,天癸已竭,肾精亏于下,髓海失养于上,则失眠健忘,精神倦怠;古人云:"肾为先天之本,女子以肝为先天。"且肾为肝之母,肝为肾之子,肝肾之间关系密切,肝肾阴阳,息息相通,相互制约。肝体阴而用阳,其体不足,则其用失常,易气郁化火,胆火上炎,故可见:胸胁胀满,不欲饮食,口苦咽干,苔黄略腻,脉弦紧。四诊合参辨证属肝肾阴虚,肝胆湿热,治拟疏肝祛湿,益肾安神,拟定更年失眠方合小柴胡汤、四逆散加减。方有柴胡、延胡索活血行气而柔肝,配以黄芩清泻少阳半里之热,白芍敛阴养血柔肝,佐以半夏和胃降逆,枳实理气解郁,泻热破结,取小柴胡、四逆散之意,牡丹皮、生栀子、茵陈、郁金清利湿热,活血化瘀,丹参有益气活血,补血安神之能,"一味丹参功同四物"历代广泛用于治疗妇科疾病;景天三七有镇静安神,止血化瘀之用,现代药理提示可能有黄酮类成分存在,酸枣仁、茯神加强养心安神之功,砂仁顾护脾胃,甘草调和诸药。

(鲁婵婵整理)

案 2　**围绝经期失眠(阴虚火旺,心肾不交)**

陈某,女,49 岁。

初诊 2021 年 3 月 20 日。

【主诉】月经紊乱伴夜眠不佳 1 年。

【病史】患者 1 年来月经紊乱,35～60 日一行,夜寐不佳,夜间难以入睡,伴燥热烦闷,心慌心悸,夜间易醒,醒来汗出,平素腰膝酸软,耳鸣,自服百乐眠、甜梦胶囊未见好转,胃纳差,二便调。舌质红,苔少,脉沉细。辅助检查:暂无。西医诊断:围绝经期综合征。中医诊断:绝经前后诸症,不寐。证属阴虚火旺,心肾不交。

治拟滋阴降火,养心安神。

【处方】叶氏宁神方加减。女贞子 10 g,桑椹 10 g,夜交藤 30 g,景天三七 30 g,丹参 15 g,制香附 10 g,香橼 10 g,柏子仁 9 g,熟地 10 g,牡蛎 30 g,磁石 30 g,肉桂 3 g,黄连 3 g,甘草 6 g。14 剂,水煎,每日 1 次,分 2 次温服。

二诊 2021 年 4 月 3 日。患者服初期 14 剂药后,夜寐情况未见明显改善,夜间汗出耳鸣较前缓解。口干口苦较前缓解。察其舌质红,苔少。上方去牡蛎,磁石,加酸枣仁 30 g,14 剂。

药后患者寐安,精神佳,精力充沛,诸症悉减,守方巩固。

按 中医心肾不交型失眠,在围绝经期中比较常见,中医治疗心肾不交型失眠的主要理论依据是:"心火下降,肾水上升,水火既济,达到水火阴阳之平衡"。从目前中医治疗围绝经期综合征的研究资料来看,中医不仅在疗效上能与雌激素媲美,而且在安全性上有过之而无不及。更重要的是中药对围绝经期综合征的性腺轴有调节作用,尤其通过卵巢内调节能使"垂死"的卵泡复苏,延缓卵巢老化。叶氏善用益肾养心之宁神方治疗围绝经期失眠综合征。由于其本在肾,故补精生髓为其本,用女贞子、桑椹滋补肝肾,又有安神功能,因脑为髓海,所以在补肾的同时,脑海也得到充养。现代医学研究提示,两者具有提高女性激素,提高机体免疫功能,夜交藤也有滋补肝肾及安神功能,丹参有益气活血,补血安神功能,"一味丹参功同四物",历代广泛用来治疗妇科疾病,景天三七具有镇静安神,止血化瘀的作用,现代药理提示可能有黄酮类成分存在,制香附有行气解郁作用,有"气病之总司,妇科之主帅也"之云,香橼有疏肝和胃作用。本方诸药配合,同奏益肾柔肝,养心宁神,达到标本兼治的目的,此为宁神方临床改善睡眠作用的机理。夜间伴燥热烦闷,心慌心悸加柏子仁加重养心安神之效。伴腰膝酸软加用熟地滋阴补肾,伴耳鸣,加用牡蛎、磁石重镇潜阳安神。合用交泰丸交通心肾,安神助眠。诸法相合,药到病除,标本兼治。

(鲁婵婵整理)

案3 围绝经期失眠(肾阴阳亏虚,心肾不交)

李某,女,49岁。

初诊 2021年10月19日。

【主诉】月经失调伴夜寐不安1年余。

【病史】患者近1年来出现月经失调,先后不定期,伴夜寐不佳,夜间入睡困难,睡后易醒,多梦以噩梦为主,夜间汗出,五心烦热,平素多怕冷,四肢不温,自服枣仁安神胶囊未见好转,胃纳尚可,小便调。舌淡胖,苔少,脉沉。辅助检查:暂无。西医诊断:围绝经期综合征。中医诊断:绝经前后诸症,不寐。证属肾阴阳亏虚,心肾不交。治拟益肾扶阳,滋肾潜阳。

【处方】甘麦大枣汤合叶氏精牡止汗方加减。仙茅10g,淫羊藿10g,黄精30g,煅牡蛎30g,龟甲10g,巴戟天10g,知母10g,黄柏10g,女贞子10g,墨旱莲10g,淮小麦30g,大枣10g,甘草6g。14剂,水煎,每日1次,分2次温服。

二诊 2021年11月2日。患者服药后,夜寐情况略有改善,夜间烦躁汗出未见缓解。四肢不温较前缓解。察其舌质红,苔少。上方加郁金10g,14剂。

药后患者夜间易醒较前缓解,精神佳,精力充沛,诸症悉减,守方巩固。继续连服14剂收功。

按 中医心肾不交型失眠,在围绝经期中比较常见,正常情况下,机体肾水在肾阳的鼓动下,可上奉于心,发挥"滋心阴,抑心阳"的作用;其中心阳可下交于肾,具有"助肾阳,制肾阴"的功效,可保肾水不寒;通过阴升阳降的机制,可达到水火既济的效果,促使机体夜寐得安。但若机体肾阴阳两虚,肾阳虚衰将无法鼓动肾阴上济于心,由此导虚火妄动,阳不入阴的情况,从而引起失眠的产生;而肾阴虚则无法滋养心阴,机体往往处于心神失养的状态,从而导致失眠的情况发生。因此,中医认为"肾阴阳亏虚"是导致女性围绝经期失眠的根本病因,叶氏善"滋补肝肾,温补肾阳,调理冲任"之精牡止汗方治疗围绝经期综合征。方中仙茅、淫羊藿、巴戟天温肾助阳而益肾;龟甲滋阴潜阳而益肾,牡蛎重镇潜阳安神。知母、黄柏滋阴清肝而柔肝;而墨旱莲与女贞子可泻相火,辅以黄精养肾阴;甘麦大枣汤养心安神,和中缓急,方中大枣养肝血,调冲任等功效,加上淮小麦则为肝之谷,可养心气。诸药合用,寐得安。

(鲁婵婵整理)

案 4　围绝经期失眠(肝肾阴虚,虚火上扰,肝气郁结)

熊某,女,53 岁。

初诊　2021 年 6 月 30 日。

【主诉】停经 3 年余,烘热伴夜寐不佳 3 月余。

【病史】患者 3 月夜间不易入睡,睡后易醒,醒后难以再次入睡,多梦,白天精神差,伴心烦口渴,烘热汗出,急躁易怒,胸胁满闷胀痛不适,时有头晕目眩,疲劳乏力,心情低落,悲伤欲哭,食纳可,喜喝热饮,大便稍干,小便尚调。舌尖红,苔少,脉弦细。辅助检查:暂无。西医诊断:围绝经期综合征。中医诊断:绝经前后诸症,不寐。证属肝肾阴虚,虚火上扰,肝气郁结。治拟养血安神,清热除烦,疏肝解郁。

【处方】叶氏宁神方合酸枣仁汤方加减。女贞子 10 g,桑椹10 g,夜交藤 30 g,炒酸枣仁 30 g,知母 10 g,茯神 30 g,川芎 6 g,黄芪 30 g,当归 6 g,柴胡 10 g,枳壳 10 g,香附 10 g,甘草 6 g。14 剂,水煎,每日1次,分2次温服。

二诊 2021年7月15日。患者诉药后夜间睡眠的时间较前长,夜间醒的次数减少,头晕乏力好转,但食欲欠佳,二便尚可,舌红,脉弦细。原方加砂仁6g,焦三仙各30g,14剂。

三诊 2021年8月5日。患者诉诸症好转。继续二诊方药,5剂,巩固疗效。

按 《内经》中有记载:"肝藏血,血摄魂,人卧血归于肝。"围绝经期女性,天癸竭,生理功能减退,肝藏血,疏泄功能失常,易出现肝血不足,肝气郁结的症状,血属阴,故患者表现为阴虚内热的征象。虚热为标,阴血不足为本,因此叶氏坚持以滋阴血为主,辅以退虚热、疏肝的治疗原则,选用叶氏宁神方合酸枣仁汤加减,宁神方中女贞子、桑椹滋阴柔肝,方中重用酸枣仁养血补肝,宁心安神,茯神则入心之用多,有宁心安神之功,专用于心神不安、健忘、惊悸、失眠等证,知母苦寒质润,滋阴润燥,清热除烦。川芎味辛以发散行气,调肝血而疏肝气。另该患者气血虚症状明显,加入黄芪、当归按照5:1益气补血。四诊合参考虑患者肝气郁结的征象明显,方中加用疏肝解郁的药物,柴胡、枳壳、香附、甘草和中缓急,调和诸药。全方辛散与酸收并用,补血与行血结合,具有养血调肝之妙。

(鲁婵婵整理)

案5 围绝经期失眠(阴虚火旺)

孙某,女,48岁。

初诊 2023年11月2日。

【主诉】夜卧欠安2年加重1周。

【病史】患者诉2年前绝经,后开始失眠,潮热盗汗,近一周以来,潮热发作时难以忍受,周身如蚁咬,辗转反侧,胡思乱想而彻夜不寐,易醒,伴有急躁易怒,口舌生疮,烘热汗出,手足心热诸症。刻下患者精神差,饮食欠佳,小便正常,大便偏干,1~2日一行,舌质红,苔薄,脉细数。既往体健。西医诊断:围绝经期综合征。中医诊断:绝经前后诸症,不寐。证属阴虚火旺。治拟滋肾阴清心火。

【处方】黄连阿胶汤加减。黄连10g,黄芩10g,阿胶6g,当归10g,白芍10g,枸杞子10g,菟丝子15g,黄精15g,野葡萄藤15g,猫人参10g,茯神10g,首乌藤10g,远志10g,山药15g。14剂,水煎,每日1次,分2次温服。

二诊 2023年11月17日。患者诉失眠症状缓解,但情绪低落,原方加郁金15g,醋香附15g,合欢皮15g,14剂,连服2周后,诸症明显减轻,续服1月巩固疗效。

按 患者年近七七,肾精渐虚,天癸渐竭,肾水不足,心火独亢,心神不宁则夜寐不宁,心烦不安。《景岳全书·不寐》曰:"真阴精血不足,阴阳不交,而神有不安其室尔",围绝经期女性肾精亏虚,肾阴虚则见烘热汗出,手足心热,阴虚血燥生风,故周身如蚁咬。心火上炎而致口舌生疮。综上,此属于不寐病,阴虚火亢,治宜滋肾阴泻心火。方以黄连阿胶汤为主方,滋肾阴,泻心火,合入枸杞子、菟丝子补阴滋肾水,山药、黄精补肾益精,葡萄藤、猫人参清热利湿,茯神、首乌藤养心安神,远志宁心安神,交通心肾。全方以平调阴阳为大法,补虚泻实,滋阴泻火,交通心肾。二诊时见情绪低落,故而加醋香附、郁金、合欢皮解郁安神。

(董哲整理)

案6 围绝经期失眠(心肾不交)

李某,女,55岁。

初诊 2012年9月6日。

【主诉】失眠 5 个月。

【病史】患者绝经 3 年，近 5 月来失眠，每日入睡困难，睡眠浅，易醒，每日入睡 4～5 h，醒后精神疲乏，手足心热，偶有潮热，感胸闷心烦，胃纳可，二便调。舌质偏红，苔薄，脉细弦。西医诊断：围绝经期综合征。中医诊断：绝经前后诸症，不寐。证属心肾不交。治拟交通心肾，益肾柔肝，养心安神。

【处方】丹参 30 g，女贞子 10 g，桑椹 10 g，夜交藤 30 g，景天三七 30 g，香附 10 g，香橼 10 g，川连 3 g，莲子心 3 g，肉桂 3 g，五味子 5 g，酸枣仁 10 g。7 剂，水煎，每日 1 次，分 2 次温服。

二诊 2012 年 9 月 13 日。药后睡眠入睡好转，睡眠加深，醒后精神状况好转，轰热汗出仍作，舌质偏红，苔薄，脉细弦。治拟交通心肾、另加重镇固涩之品。上方加淫羊藿 10 g，生龙骨 30 g，生牡蛎 30 g，黄精 30 g，7 剂。

三诊 2012 年 9 月 20 日。药后睡眠好转，轰热汗出减少，舌质偏红，苔薄黄腻，脉细。治从原法。上方加灵芝 30 g，14 剂。

如此按此法调治 3 个月，睡眠恢复正常，入睡快，夜眠馨香，每日可入睡 7 h 以上。

按 失眠症是指经常不能获得正常睡眠为特征的一类症状。临床表现主要为睡眠时间、睡眠深度不足以及醒后体力和精力不充沛，轻者入睡困难，或寐而不甜，时寐时醒，或醒后不能再寐，重则彻夜不寐，部分妇女围绝经期有此症状，且持续时间长达数月至数年不等，甚至严重影响工作和生活，属于中医文献中"不得眠""目不瞑"等范畴。《灵枢·大惑论》云："黄帝曰：'病而不得卧者，何气使然？'岐伯曰：'卫气不得入于阴，常留于阳则阳气满，阳气满则阳跷盛，不得入于阴则阴气虚，故不目瞑矣。'"《景岳全书·不寐》中说："不寐证虽病有不一，然惟知邪正二字则尽之矣，盖寐本乎阴,神其主也,神安则寐,神不安则不寐,其所以不安者,一由邪气之扰,一由营气之不足耳……真阴精血之不足,阴阳不交,而神有不安其室耳……无邪而不寐者,必营气之不足也,营主血,血虚则无以养心,心虚则神不守舍。"由于妇女围绝经期脏腑功能紊乱,阴阳二气不平衡,脏腑气血不协调导致。在围绝经期中,心肾不交型失眠比较常见。治疗上以调理为主,也就是使"心火下降,肾水上升,水火既济",得以维持人体正常水火、阴阳之平衡。宗益肾养心法之宁神方,用女贞子、桑椹、首乌藤滋补肝肾,兼有安神功效;丹参活血安神;景天三七镇静安神化瘀,香附行气解郁;香橼疏肝和胃。川连、肉桂交通心肾,五味子、酸枣仁酸甘化阴,养心安神。该患者另有手足心热、轰热汗出等症,故加用莲子心清心火,淫羊藿、黄精、灵芝益肾填精,生龙牡既可重镇安神,又有敛汗作用,诸药配合,同奏益肾柔肝、养心宁神之效,达到标本兼治的目的。

(杨慰整理)

案7　围绝经期失眠(心肾不交)

饶某,女,55 岁。

初诊　2017 年 3 月 16 日。

【主诉】失眠反复 10 余年,加重 1 个月。

【病史】患者 10 余年来反复失眠,未行系统性治疗,近来 1 月加重,故今来就诊,患者绝经 6 年,烘热出汗明显,五心烦热,偶有头昏,夜寐不安,神疲乏力。胃纳可,二便调,察其舌质红,尖尤甚,苔薄黄,诊其脉细。既往史:既往否认高血压、糖尿病、冠心病病史。西医诊断:围绝经期综合征。中医诊断:绝经前后诸症,不寐。证属心肾不交。治拟交通心肾,平衡阴阳。

【处方】叶氏宁神方加失眠方加减。女贞子 30 g,桑椹 30 g,夜交藤 30 g,丹参 30 g,制香附 10 g,香橼 6 g,景天三七 30 g,黄连

· 218 ·

6 g,肉桂 2 g,酸枣仁 10 g,灵芝 10 g,柴胡 10 g,延胡索 10 g,茯苓 10 g,茯神 10 g。7 剂,水煎,每日 1 次,分 2 次温服。外治配合中药泡脚粉泡脚,每日 1 次。

二诊 2017 年 3 月 23 日。患者服药后,夜卧好转,精神渐振,刻下:患者心中烦闷,稍有头昏,烘热出汗,口中黏腻。察其舌质红,尖尤甚,苔黄稍腻,诊其脉细。此为心肾不交,心神不宁,湿热内阻。治以交通心肾,宁心安神,清热燥湿。原方加砂仁 5 g,黄芩 10 g,大枣 10 g,淮小麦 30 g,甘草 6 g,7 剂。

三诊 2017 年 3 月 30 日。患者服药后夜卧已安,头昏亦缓,烘热出汗好转。察其舌质淡红,苔薄黄,诊其脉象细。病机同前,治宗原方。

该患者调理 1 个月后,症情好转。

按 该患者年过七七,天癸竭,肾精亏于下,心火亢于上,心肾不交,心失所养,阴阳失衡而出现夜卧不安。《素问·上古天真论》曰:"女子七七,任脉虚,太冲脉衰少,天癸竭,地道不通,故形坏而无子也。"《难经·四十六难》认为老人不寐的病机为:"血气衰,肌肉不滑,荣卫之道涩,故昼日不能精,夜不得寐也。"治疗以交通心肾、宁心安神、平衡阴阳为主。方用宁神方加失眠方加减,宁神方为名老中医叶景华总结其多年临床经验的精粹,方中女贞子、桑椹、夜交藤滋补肝肾,夜交藤亦有养心安神之功;丹参祛瘀止痛,活血通经,清心除烦,中医有"一味丹参功同四物"之说,现代药理研究表明,丹参有雌激素样作用;景天三七散瘀止血,安神镇痛;香附理气止痛,调经和血,香橼舒肝理气,宽中;失眠方为叶氏临床治疗不寐病的经验总结,方中黄连、肉桂取交泰丸之意以交通心肾,酸枣仁宁心安神,敛汗生津,现代药理表明酸枣仁有镇静、催眠的作用,灵芝补肾安神,现代医学研究表明灵芝有提高免疫力,延缓衰老作用。二诊患者诉心中烦闷,情志抑郁,烘热出汗,方用淮小麦、甘草、大枣,取甘麦大枣汤之意补益心气,养心安神。治疗中配合外治之泡脚粉泡脚,疏通经脉,使患者心神安定,疗效显著。

(张慧君整理)

案8 不寐(脾虚痰热)

李某,男,24岁。

初诊 2012年12月10日。

【主诉】失眠2月余。

【病史】患者大学毕业不久,自觉工作压力大,生活不规律,近2月出现失眠,多方求治不效,遂来求诊。刻下证见:失眠多梦早醒,入睡困难,每晚入睡需1~2h,口干口苦,不欲饮,心烦,大便黏滞不爽,食后腹胀,舌红边有齿痕,瘀斑,苔黄腻,脉滑细数。西医诊断:睡眠障碍。中医诊断:不寐病。证属肝郁脾虚,痰郁化热。治拟疏肝健脾,清热化痰。

【处方】半夏15g,茯苓10g,橘红10g,枳壳10g,黄连10g,石菖蒲10g,郁金15g,远志15g,白术10g,党参15g,栀子10g,炒酸枣仁20g。7剂,水煎,每日1次,分2次温服。

二诊 2012年12月17日。服药后,失眠,入睡困难好转。仍有腹部胀闷,劳累后腰酸。上方去郁金,加砂仁6g,狗脊15g,14剂。

三诊 2012年12月31日。已无多梦早醒症状,入睡时间明显缩短,腹胀、腰酸减轻,大便间或成形,纳可,舌淡红,边有齿痕,苔薄,脉细。嘱其服香砂六君子丸以巩固疗效。

按 不寐是以失眠为主要表现的一种病症,其与心、肝、脾三脏关系最为密切。可因心脾两虚、血虚肝旺、心虚胆怯、痰热内扰、胃气不和等所致。本案患者为青年男性,刚刚工作,自觉压力大,且平素饮食生活不规律,致肝木侮土,肝气郁滞,脾胃损伤。气机升降失和则见食后腹胀,脾之运化失司,水液敷布转输不归正化,则生痰浊而见口干,不欲饮,大便黏滞不爽,痰气相互搏结,郁久化热,则见口苦,痰火内盛,扰乱心神,则失眠,入睡困难,痰热郁阻,血液运行不畅则见舌上瘀斑,舌红边有齿痕,有瘀斑,苔黄腻,脉滑细数为脾虚痰热内扰兼有瘀血之象。《血证论·卧寐》云:"肝经有痰,扰其魂而不得卧者,温胆汤加枣仁治之。"故予温胆汤加减施治。方中酌加党参、白术配伍茯苓,取四君子汤之意,以健运脾土,以化痰浊。取菖蒲郁金汤之石菖蒲配郁金疏肝解郁化痰,破其气郁痰结,使气机得畅,合栀子清上焦之热;远志、酸枣仁安神,佐黄连以清中焦之热。本案辨证叶氏抓住肝郁脾虚之本,痰热互结之实,以温胆汤合四君子汤、菖蒲郁金汤,全方疏肝健脾、清化痰热辅以安神之药,则不寐可愈。

(杨慰整理)

案9 不寐病(心肾阴虚)

杨某,女,66岁。

初诊 2023年11月21日。

【主诉】夜卧欠安半年。

【病史】2023年1月感染新冠病毒阳性后患抑郁症,目前用阿普唑仑及舍曲林,夜卧欠安,心不宁,时有头晕耳鸣,口干且苦,二便调,胃纳不宣,晨起胃脘胀满,无恶心呕吐。舌质暗瘀,苔白,脉细沉。既往史:有高血压病史,糖尿病病史,否认冠心病病史。有心律失常,早搏。有胃炎及胃息肉。西医诊断:睡眠障碍。中医诊断:不寐。证属心肾阴虚,兼有血瘀。治拟滋补心肾,活血化瘀。

【处方】当归10 g,菟丝子15 g,砂仁5 g,大枣10 g,猫人参

10 g,人参片 6 g,制黄精 15 g,野葡萄藤 30 g,防风 10 g,葛根 30 g,盐杜仲 10 g,槲寄生 15 g,忍冬藤 30 g,石斛 15 g,薏苡仁 30 g,山药 15 g,生白术 10 g,陈皮 10 g,枸杞子 10 g,丹参 15 g,14 剂。

二诊 2023 年 12 月 2 日。诉药后腹泻,无腹痛。夜眠稍有改善,口干苦缓解,舌质暗瘀,苔白,脉细沉。

上方去生白术,加炒白术 10 g,神曲炭 15 g,14 剂。

按 失眠症是指睡眠不足或睡眠质量不好的病症,表现为入睡困难,夜间多次觉醒,不能再入睡,清晨早醒,睡醒后不能恢复精力。中医称为不寐,是指脏腑功能紊乱,气血亏虚,阴阳失调,而不能获得正常的睡眠。常伴有头痛、头昏、心悸、健忘、多梦等症。各系统和实验室检查常无异常。在古代文献中亦有称为"不得卧""不得眠"以及"目不瞑"等。叶氏认为不寐的病机是:"若暴怒,思虑、忧郁、劳倦等,伤及诸脏,精血内耗,病因与病症彼此互相影响,每多形成顽固性不寐。可见不寐之证,虚者尤多,尤其阴虚更为多。"临床实践也证实,以阴虚为主者最为多见,或有兼证,辨证加减,屡试中的。治疗从心肾着手,滋养心肾,佐以柔肝,共奏养心宁神之功,加上心理疏导,并适当辅以外治等疗法,进行全方位综合治疗。故予以制黄精、野葡萄藤、防风、石斛等养阴安神,佐以盐杜仲、葛根等从阳引阴,使阴阳调和,山药、白术、陈皮等健脾开胃,治疗兼症,减缓焦虑情绪。

(张罡整理)

内科及杂病篇

案 1 　围绝经期冠心病(心肾不交)

杨某,女,51 岁。

初诊 2022 年 12 月 14 日。

【主诉】反复胸闷心慌半年余。

【病史】患者半年来反复出现胸闷心慌,心烦易怒,伴烘热汗出,偶有头昏,月经渐不规律,LMP 2022 年 8 月。近 1 月患者胸闷心慌发作次数增加,每日发作 10 余次,每次持续 3 min 以上,心烦不安,动辄心悸汗出,夜卧梦扰,纳可,二便调。舌质红,偏干,苔薄,脉细弦。既往史:既往甲状腺结节、乳腺结节、肺结节、肝囊肿病史;否认高血压、糖尿病、高脂血症等病史。西医诊断:围绝经期冠心病。中医诊断:心悸。证属心肾不交。治拟交通心肾,滋阴降火。

【处方】黄连阿胶汤加减。黄连 6 g,黄芩 10 g,生地 10 g,白芍 10 g,女贞子 15 g,墨旱莲 15 g,栀子 10 g,淡竹叶 10 g,黄柏 10 g,知母 10 g,酸枣仁 10 g,石菖蒲 10 g,川芎 10 g,阿胶珠 6 g,甘草 6 g。7 剂,水煎,每日 1 次,分 2 次温服。

二诊 2022 年 12 月 21 日。胸闷心慌发作次数较前减少,心烦好转,仍烘热汗出,夜卧梦扰,纳可,二便调。舌质红,苔薄,脉细弦。上方加牡蛎 15 g,五味子 10 g,丹参 15 g,14 剂。

三诊至五诊 略。

六诊 2023 年 1 月 18 日。胸闷心慌明显缓解,偶有烘热汗出,夜卧渐安,其余症状皆消。

按 围绝经期冠心病病位在心,病本在肾。《格致余论》提及:"人之有生,心为火居上,肾为水居下,水能升而火有降,一升一降,无有穷已,故生意存焉。"肾主水,心主火,肾水上升,心火下降,水火相济,心肾交通,才能阴阳平衡。"七七任脉虚,太冲脉衰少,天癸竭,地道不通",天癸渐衰,升降失常,心肾不交,心火亢盛,而致心慌,烘热汗出,头昏。治疗应采用交通心肾的法则,滋阴补肾,清心降火,调理阴阳。叶氏用方以黄连阿胶汤加减,该方证出自《伤寒论》,"少阴病,心中烦,不得卧",少阴属心肾,肾阴不足,心火独亢。黄连、黄芩苦寒,泻心火;生地、阿胶滋肾阴;白芍酸甘化阴,养血滋阴;女贞子甘平,墨旱莲甘寒,二者合用入足少阴经,滋补肝肾之阴;知母、黄柏清相火,滋肾阴,取知柏地黄丸之义;栀子、淡竹叶入心经,清热除烦;酸枣仁宁心安神,配石菖蒲调心气;酸枣仁、知母、甘草、川芎,养血安神,滋阴清热,含酸枣仁汤"虚劳虚烦不得眠"之义。二诊仍夜卧梦扰,烘热汗出,叶氏予五味子、牡蛎镇惊安神,收敛止汗,五味子酸敛收涩,滋阴生津,牡蛎先煎,性寒质重,敛阴清热,镇惊安神,二药同用,加强补肾宁心之效。叶氏强调,该病当从肾论治,肾为病机之本,但病位在心,治疗当兼顾活血化瘀。古有"一味丹参散,功同四物汤"之说,丹参苦寒,入心、肝经,既可清心凉血,亦可养血活血。诸药合用,共奏交通心肾、滋阴清火、活血化瘀之功,药后诸症缓解。

(陶莹整理)

案2　新冠后心悸(枢机不利,心气不足)

杨某,女,62岁。

初诊　2024年4月30日。

【主诉】反复心悸1年,加重2月。

病史摘要:患者2023年新冠病毒感染后一直心悸,反复发作,神疲乏力,运动或劳累后加重,自觉气短。2月前新冠病毒二次感染后心悸加重,胸闷不适,至我院心血管内科门诊,查心电图:窦性心律,24h动态心电图未见明显异常,心超未见明显异常,夜眠欠安,二便畅。舌淡红,苔薄,脉细。既往史:糖尿病、高血压病史,血糖、血压控制较稳定。中医诊断:心悸病。西医诊断:长新冠综合征。证属枢机不利,心气不足。治拟和解少阳,益气养心。

【处方】小柴胡汤合生脉饮加减。柴胡 20 g,黄芩 10 g,半夏 10 g,大枣 10 g,人参须 9 g,五味子 6 g,麦冬 10 g,灵芝 15 g,首乌藤 15 g,远志 12 g,丹参 30 g,甘草 5 g,葛根 15 g,升麻 6 g,黄芪 15 g。7 剂,水煎服,每日 1 剂,分 2 次温服。

二诊 2024 年 5 月 7 日。药后诸症有改善,但觉口干苦缓解,舌质淡,苔薄,脉细。上方去升麻、黄芪,加旋覆花 10 g,代赭石 15 g,红景天 15 g,7 剂。

三诊 2024 年 5 月 13 日。药后口苦缓解,感口干。舌质淡,苔薄,脉细。上方加石斛 10 g,珍珠母 30 g,14 剂。

后随访,服上药诸症消。

按 目前将新冠病毒感染后症状持续 3 个月以上,并且无法用其他疾病解释的一系列综合征称为长新冠综合征。长新冠综合征患者的常见症状有疲劳,咳嗽,心悸,胸闷,胸痛,头痛,关节痛,肌痛和虚弱,失眠,腹泻,皮疹或脱发,神经认知问题,包括记忆力和注意力问题以及生活质量下降,其中心悸症状者较为常见。临床表现为患者自觉心中悸动,惊惕不安,甚至不能自主,常伴心神不定、易惊、气短、胸闷等,且经相关检查不符合病毒性心肌炎的诊断。《诸病源候论》曰:"心藏神而主血脉,虚劳损伤血脉,致令心气不足,或为邪气所乘,则使惊而悸动不定。"正气不耐攻伐,肺病传至心经为病。结合舌脉症,考虑为本虚标实、虚实夹杂之证,"虚"为人体本质虚弱,"实"为余邪侵袭少阳,以致少阳枢机不利,气机升降出入失常,心神受扰或心神失养,引发心悸。予以小柴胡汤合生脉饮加减。小柴胡汤和解少阳,通利枢机,生脉饮益气养心,灵芝、首乌藤、远志养心安神定志,黄芪、升麻、葛根益气升阳,丹参清心安神。叶氏指出小柴胡汤中柴胡一味药,需要重用,才能达到显著效果,效如桴鼓。小柴胡汤寒温并用,攻补兼施,升降协调。外证得之,重在和解少阳,疏散邪热;内证得之,疏利三焦,条达上下,宣通内外,运转枢机。

(杨慰整理)

案3 咽神经症(气郁痰阻)

高某,女,66岁。

初诊 2023年9月12日。

【主诉】咽干、咽痒1年余。

【病史】患者1年来咽干,咽痒,少痰,痰黏,如物梗阻,似有梅核,嗳气频频,舌糜疼痛,喜叹气,纳可,夜卧一般,二便调。舌淡,苔白腻,脉弦。既往史:既往甲状腺结节病史;否认高血压、糖尿病、高脂血症等病史;否认冠心病病史;否认家族遗传病史。辅检:喉镜未见异常。血常规+C反应蛋白:正常。西医诊断:咽神经症。中医诊断:梅核气。证属气郁痰阻。治拟疏肝理气,祛痰化瘀。

【处方】丹栀逍遥散合半夏厚朴汤加减。牡丹皮10g,栀子10g,制半夏9g,制厚朴6g,黄芩10g,柴胡9g,白术10g,白茯苓15g,当归10g,白芍10g,木蝴蝶6g,凤凰衣6g,制香附10g,陈皮10g,甘草6g。7剂,水煎,每日1次,分2次温服。

二诊 2023年9月19日。咽干,咽痒,痰少质黏,咽中如物梗阻,舌糜疼痛,药后好转,夜卧欠安,偶有心慌梦扰,舌淡,苔白腻。上方加茯神15g,红景天15g,景天三七15g,14剂。

三诊 2023年10月10日。咽中如物梗阻明显缓解,稍有咽干、咽痒,夜卧渐安,舌淡,苔薄腻,脉细。续用前方。

四诊 略。

五诊 2023年11月7日。诉停药后反复,咽中异物感,伴咽干,口干。予前方去木蝴蝶、凤凰衣,加石斛 15 g,紫苏叶 10 g,广郁金 10 g,玫瑰花 12 g,14 剂。

按 梅核气多由七情郁结,痰气交阻所致。《医宗金鉴》云:"咽中如有炙脔,谓咽中有痰涎,如同炙肉,咯之不出,咽之不下者,即今之梅核气病也。此病得于七情郁气,凝涎而生。"梅核气病位在咽喉,与肝、脾、胃、肺密切相关。肝喜条达,脾胃主运化输布,肺主通调水道。若肝气郁结,脾胃运化失司,肺胃失于宣降,津液输布失常,聚而成痰,阻于咽喉,则咽中如有"炙脔",吐之不出,咽之不下。患者于 1 年前因家中变故,情志不遂,肝气郁结,气机不畅,故而咽中如物梗阻。肝气乘脾犯胃,运化失司,则嗳气频频;气之不通,津液失于输布,凝结成痰,痰气互结于咽喉,则咽中痰黏。舌淡,苔白腻,脉弦皆为佐证。治宜疏肝理气,祛痰散结。《金匮要略》提及:"妇人咽中如有炙脔,半夏厚朴汤主之。"叶氏用方以丹栀逍遥散合半夏厚朴汤加减。逍遥散乃调和肝脾第一方,方中柴胡为君药,入肝经,疏肝解郁;白芍柔肝缓急;当归养血和血,且能行气,为血中之气药;白术、白茯苓健脾益气;诸药合用,行疏肝解郁、养血健脾之功;逍遥散加味牡丹皮、栀子兼清郁热之效。制半夏辛温,入肺、胃经,化痰散结;厚朴行气除满;半夏、厚朴结合降逆化痰,痰气并治;制香附理气疏肝;陈皮健脾益气;木蝴蝶、凤凰衣合用以清热利咽,敛疮生肌。诸药合用,共奏疏肝理气、祛痰散结之功。二诊咽中如物梗阻,舌糜疼痛,夜卧欠安,偶有心慌梦扰,叶氏予茯神宁心安神;红景天、景天三七益气活血,养心安神。诸药合用,诸症缓解。

(陶莹整理)

案4 咳嗽(风寒犯肺)

顾某,女,39 岁。

初诊 2023 年 11 月 7 日。

【主诉】咳嗽气喘 1 周。

【病史】未婚未育,有过敏性鼻炎,荨麻疹史,疫苗后有过敏性喘,有咳喉鸣声,夜卧安,梦绕乏力,LMP 2023 年 9 月 17 日,7 日净,无痛经,胃纳可,二便调。舌暗,苔薄,脉细。既往史:无。西医诊断:变异性哮喘。中医诊断:咳嗽。证属风寒犯肺。治拟解表散寒。

【处方】复方鱼桔汤加减。香豆豉 10 g,炒牛蒡子 10 g,薄荷 6 g,荆芥 10 g,桔梗 6 g,前胡 10 g,芦根 15 g,青连翘 10 g,陈皮 10 g,细辛 3 g,干姜 6 g,鱼腥草 15 g,金荞麦 15 g,制半夏 5 g,制五味子 6 g,射干 10 g,枇杷叶 10 g,燀苦杏仁 10 g,浙贝母 10 g,丹参 10 g,香薷 20 g,炒紫苏子 10 g,郁金 10 g。7 剂,水煎,每日 1 次,分 2 次温服。

二诊 2023 年 11 月 14 日。药后咳喘喉鸣好转,夜卧欠安,梦绕乏力,PMP 2023 年 9 月 17 日,7 日净,LMP 2023 年 10 月 16 日,6 日净,无痛经,量稍少,胃纳可二便调。舌暗红,苔薄,脉细。

【处方】宁神丹香方加减。女贞子 30 g,桑椹 30 g,丹参 30 g,首乌藤 30 g,制香附 10 g,景天三七 30 g,炒酸枣仁 10 g,灵芝 10 g,柴胡 10 g,醋延胡索 10 g,茯神 10 g,珍珠母 30 g,龙骨 15 g,牡蛎 15 g,玫瑰花 6 g,紫苏叶 10 g,郁金 10 g,牡丹皮 10 g,生栀子 15 g,川牛膝 10 g,泽兰 10 g,生蒲黄 10 g,益母草 15 g,当归 10 g,熟地 10 g,赤芍 10 g,艾叶 6 g。14 剂。

按 咳嗽是一种常见的呼吸系统疾病,是因肺宣肃失权,气逆于上所致的以咳嗽为主要表现的肺系病,归属中医"咳嗽病"范畴。咳嗽变异性哮喘的病因病机,以及其临床的症状表现都具有以"风"为主的特点,因此医家们多将咳嗽变异性哮喘归为"风咳"。

既为咳,病机当在肺气失宣。复方鱼桔汤解表清肺止咳降气,哮喘一证,在于伏痰,肺中有寒饮伏肺,故需小青龙温肺化饮,香豆豉、炒牛蒡子、薄荷、荆芥解表散寒,射干、枇杷叶解表止咳,辨证得当,加减灵活,效果佳,二诊时咳嗽已好大半,但睡眠变差,故二诊时转向治疗不寐,《灵枢·大惑论》云:"黄帝曰:'病而不得卧者,何气使然?'岐伯曰:'卫气不得入于阴,常留于阳。留于阳则阳气满,阳气满则阳跷盛,不得入于阴则阴气虚,故目不瞑矣。'"说明了阴虚阳盛则不寐也。叶氏予宁神丹香方起滋肾柔肝、养心宁神之功,又联合柴胡桂枝龙骨牡蛎汤加减重镇潜阳安神,炒酸枣仁养肝血,灵芝宁心,茯神安神,玫瑰花疏肝,泽兰、郁金养血调经,牡丹皮、栀子清热,在不同阶段,根据临床表现进行加减,侧重点有所不同。

(张罡整理)

案5 咳嗽(风寒束肺证)

申某,女,46 岁。

初诊 2023 年 4 月 20 日。

【主诉】反复咳嗽 4 个月。

【病史】患者年初感染新冠病毒阳性,转阴后出现反复咳嗽,入夜及遇冷后加重,干咳无痰,时有恶寒,流清涕,无胸闷,无发热,纳可,二便调,夜寐尚可。舌淡暗,苔薄,脉细。既往史:否认高血压、糖尿病、高脂血症等病史;否认冠心病病史;否认家族遗传病史。西医诊断:感染后咳嗽。中医诊断:咳嗽。证属风寒束肺证。治拟祛风散寒,宣肺止咳。

【处方】小青龙汤加减。炙麻黄 9g,桂枝 6g,细辛 3g,干姜 6g,五味子 5g,僵蚕 9g,半夏 9g,射干 12g,玄参 12g,款冬花 15g,紫菀 15g,鱼腥草 15g,金荞麦 15g,甘草 6g。7 剂,水煎,每日 1 次,分 2 次温服。

二诊 2023 年 4 月 27 日。药后咳嗽明显减少,咽喉舒爽,舌脉同前。上方加百合 15 g,7 剂。

按 患者新冠病毒感染后急性期症状消失,咳嗽迁延不愈,表现为刺激性干咳,冷空气刺激后咳嗽加重。根据患者主诉及主要伴随症状,中医诊断为咳嗽,病位在肺。《素问·生气通天论》曰:"风者,百病之始也。"患者病初外邪袭肺,累及肺脏,肺失宣降,肺气上逆,故至咳嗽。新冠病毒转阴后,正虚邪恋,风邪伏肺,阻遏肺气,肺脏功能未恢复正常,故咳嗽迁延不愈。又因风邪的特点变化无常,易夹杂其他病邪。患者时有恶寒,流清涕,可辨为寒邪,故该患者是"风寒束肺证"。叶氏予小青龙汤加减,叶氏认为"有一分恶寒就有一分表证",故用麻黄、桂枝温肺解表散寒,干姜温肺散寒,细辛温通肺气,五味子敛肺止咳,半夏降逆止咳,射干、玄参利咽润喉,紫菀、款冬花专治久咳,百合润燥止咳,鱼腥草、金荞麦清肺化痰,预防邪气郁而化热,甘草润肺止咳,调和诸药。加上叶氏咳嗽经验用药僵蚕,一能疏风化痰,解痉止咳,二能活血通络。同时叶氏认为久咳必瘀,该患者咳嗽 4 月,舌淡暗,有瘀阻肺络之症,故加用僵蚕。诸药合用,共奏祛风散寒、宣肺止咳之功,药后诸症缓解。

(郭张华整理)

案 6　咳嗽(风邪犯肺证)

张某,女,55 岁。

初诊 2016 年 11 月 8 日。

【主诉】咳喘反复 3 年,加重 2 周。

【病史】患者 3 年来反复咳喘,近来 2 周因受风加重,前来就诊,刻下:患者咳喘频频,夜卧尤甚,恶风,自汗,咳痰不爽,痰稍黄,口干欲饮,咽痛,鼻流黄涕,纳呆,夜寐欠佳,二便尚调,舌质红,苔薄黄,脉浮滑。西医诊断:上呼吸道感染。中医诊断:咳嗽病。证属风邪犯肺证。治拟疏风清肺,止咳平喘,益气固表止汗。

【处方】银翘散加止咳方加减。金银花 10g,连翘 10g,荆芥 10g,前胡 10g,牛蒡子 10g,豆豉 10g,桔梗 6g,竹叶 10g,姜半夏 10g,陈皮 10g,五味子 6g,细辛 3g,干姜 6g,鱼腥草 30g,开金锁 30g,黄芪 15g,防风 10g,生白术 10g。14 剂,水煎,每日 1 次,分 2 次温服。

二诊 2016 年 11 月 15 日。患者服用上药后,反复咳喘好转,但咳痰仍有,恶风汗出症状稍有减轻,纳呆,夜卧欠佳,舌质红,苔黄腻,脉浮滑。病症同前,痰热仍有,治拟清热燥湿化痰。原方加陈皮 6g,砂仁 5g,黄连 6g,7 剂。

三诊 2016 年 11 月 21 日。药后患者精神好转,出现口腔溃疡,咳喘好转但仍有,痰少黏腻,汗出减少,咽痛,纳呆,夜卧仍差,舌质红,苔黄腻,脉濡滑。考虑其为久病肺脾肾虚,心肾阴虚,虚火上炎。原方加莲子心 6g,凤凰衣 6g,木蝴蝶 6g,7 剂。

四诊 2016 年 11 月 29 日。服药 7 剂后,患者咳喘明显好转,口腔溃疡转好,咽痛减轻,胃纳稍有好转,夜卧一般,察其舌脉同前,治宗同前,14 剂。

五诊 2016 年 12 月 12 日。药后诸证明显好转,嘱患者继续原方服用 7 剂以进一步巩固,平素忌服辛辣刺激,肥甘厚腻,注意锻炼身体,增强体质。

按 咳嗽是指外感或内伤等因素,导致肺失宣肃,肺气上逆,冲击气道,发出咳声或伴咯痰为临床特征的一种病证。《素问·宣明五气》曰:"五气所病……肺为咳。"《素问·咳论》指出:"五脏六腑皆令人咳,非独肺也。"强调了肺脏受邪以及脏腑功能失调均能导致咳嗽的发生。

患者初期外感风邪,邪气干肺,肺气不清,肺失宣肃,肺气上逆迫于气道而为咳。"脾为生痰之源,肺为贮痰之器",久病化热,痰热内郁,脾失健运,肺气亏虚,肺脾两虚,气不化津,则痰浊更易滋生,故痰湿加重。咳嗽日久,延及于肾,加之患者年过半百,肾精亏虚,抵御外邪之力弱,久病气阴亏虚而至肺不主气,肾不纳气,故由咳致喘。肺主皮毛,肺失宣肃,皮毛腠理开合失司,故汗出恶风。夜间咳嗽尤甚,故夜卧欠安,脾失健运,故胃纳较差。此为外感风邪,咳嗽气喘,久病肺脾两虚,痰热较盛,汗出不固。方用银翘散加止咳方加玉屏风散加减。方中金银花、连翘辛凉轻宣,透泄散邪,清热解毒;薄荷、牛蒡子辛凉散风清热,荆芥、豆豉辛散透表,解肌散风;桔梗、甘草以清热解毒而利咽喉;竹叶清热除烦,生津止渴;黄芪益气固表止汗;白术补气健脾;防风走表而散风邪,合黄芪、白术以益气祛邪,且黄芪得防风,固表而不致留邪;防风得黄芪祛邪而不伤正,有补中寓疏、散中寓补之意。诸药相合,共成固表敛汗、辛凉解肌、宣散风热、除烦利咽之功。凤凰衣补肺止咳,敛疮生肌,善治咳嗽日久,口疮口疳;木蝴蝶利咽润肺,敛疮生肌,定喘镇咳。现代药理研究表明,玉屏风散能够调节机体免疫功能;银翘散有解热、抗炎、促进免疫功能的作用,用药对症则药到病除。

(张慧君整理)

案7　眩晕病(肝肾阴虚,肝阳上亢)

郦某,女,43岁。

初诊　2016年12月6日。

【主诉】头晕反复3年,加重2周。

【病史】患者3年前无明显诱因出现头晕,至社区卫生服务中心就诊,被诊断为"高血压病",最高血压175/105mmHg,3年来多次更换降压药,均出现过敏现象,血压控制不佳,2 周前因活动后头晕加重,今至门诊就诊。刻下:患者头晕,视物旋转,稍有耳鸣,头痛头胀,烦躁易怒,时有心慌胸闷,无眼前黑矇,无恶心呕吐,胃纳可,二便调,夜卧梦扰。舌质红,苔黄,脉弦细。既往史:既往有冠心病病史。西医诊断:原发性高血压病。中医诊断:眩晕。证属肝肾阴虚,肝阳上亢。治拟补肾滋阴,平肝潜阳,活血化瘀。

【处方】降压方合冠心方加减。杜仲 30 g,桑寄生 30 g,葛根 10 g,夏枯草 10 g,川芎 6 g,泽兰 15 g,丹参 30 g,红景天 30 g,赤芍 30 g,降香 3 g,徐长卿 30 g,甘松 10 g,三七粉 2 g,枸杞子 10 g,菊花 10 g,天麻 10 g,钩藤 30 g,白蒺藜 30 g,景天三七 30 g。7 剂,水煎,每日 1 次,分 2 次温服。外治配合中药泡脚粉泡脚,每日 1 次。

二诊 2016 年 12 月 15 日。服药后,患者血压控制尚可,夜卧梦扰仍有,余无不适,舌质红,苔黄稍腻,脉细弦。治宗同前,7剂。外治配合吴茱萸粉贴涌泉穴以引火归元,每日 1 次。

三诊 2016 年 12 月 22 日。药后患者血压控制佳,夜寐梦扰较前好转,余无不适,舌脉同前,嘱上方继服,维持血压稳定。

按 眩晕是由于情志、饮食内伤、血虚劳倦等原因,引起的风、火、痰、瘀上扰清空,或精亏血少,清窍失养,以头晕、眼花为主要临床表现的一类病证。眩晕病证,历代医籍记载颇多,如《素问·至真要大论》认为:"诸风掉眩,皆属于肝。"汉代张仲景认为痰饮是眩晕发病的原因之一,后世又有"无痰不作眩"的论述。

该患者考虑为情志抑郁,长期忧郁恼怒,气郁化火,使肝阴耗伤,肝阳上亢,阳升风动,上扰清空,发为眩晕。肝肾之阴不足,肝阳亢逆无制,气血上冲,故眩晕耳鸣,头痛头胀;阴虚心失所养,神不得安,则见夜卧梦扰,烦躁易怒。加之患者有冠心病病史,故治拟补肾滋阴,平肝潜阳,活血化瘀。治以自拟降压方合冠心方加减补益肝肾,平肝降火,活血行气止痛。

(张慧君整理)

案8　呕吐(脾胃虚寒,肝气横逆)

童某,女,72岁。

初诊　2010年8月13日。

【主诉】食后呕吐3月。

【病史】患者年已古稀,素体虚弱,饮食少进,去年因老伴过世而情绪不遂,抑郁多虑,遇寒易胃脘不适,大便偏干,小溲时黄。近3月来,食后呕出胃内容物,胃镜检查提示慢性浅表性胃炎,无反酸,无胃胀,无腹痛。舌淡红,苔薄,脉虚而微弦。西医诊断:慢性浅表性胃炎。中医诊断:呕吐。证属脾胃虚寒,肝气横逆。治拟温中健脾,降逆和胃法。

【处方】党参15g,炒白术15g,茯苓20g,陈皮10g,姜半夏12g,绿萼梅12g,豆蔻5g,炒稻芽30g,代赭石15g,炮姜5g,炙甘草5g。7剂,水煎,每日1次,分2次温服。

二诊　2010年8月18日。药后未见呕吐,二便亦转正常,其他无不适之感。原方7剂。

随访2周,呕吐再未出现。

按　呕吐一证,有客邪与内伤之别,客为卒然,内伤则由饮食、情志、脾胃虚寒等因所致。如《素问·至真要大论》所说:"太阴之复,湿变乃举……饮食不化……唾吐清液。"而《金匮要略》对呕吐脉证治疗更详,不仅提出一些现在仍行之有效的方剂,而且指出虚则应止,实不止呕(如在《呕吐哕下利病篇》中说"夫呕家痈脓,不可治呕,脓尽自愈")。这说明有时人体排出有害物质是保护性反应,故此时治疗,不应止呕。可见治呕需明辨虚实寒热。本例实为脾

· 234 ·

胃虚寒、肝气横逆之证,治用六君子汤合代赭石加减,以暖中和胃,镇逆止呕。因挟有肝气,故用代赭石,并以炮姜佐之,以防其苦寒之性伤于胃。可谓全方合力,以取效应。

（杨慰整理）

案9 呃逆（中阳不振，升降失常）

林某,男,74 岁。

初诊 2012 年 11 月 29 日。

【主诉】呃逆半年。

【病史】患者胃癌术后半年余,经 6 次化疗,一般情况尚好。唯呃逆频作,胃脘痞堵。寐安便畅。苔薄质淡,脉细。西医诊断:胃肠功能紊乱。中医诊断:呃逆。证属中阳不振,升降失常。治拟建中和胃,降逆调中。

【处方】旋覆花 12 g,代赭石 15 g,丁香 5 g,柿蒂 10 g,炙黄芪 15 g,桂枝 10 g,白芍 15 g,当归 10 g,苏梗 10 g,淡吴茱萸 3 g,怀山药 15 g,石见穿 15 g,炙鸡内金 10 g,白花蛇舌草 20 g,炙甘草 5 g,大枣 10 g。14 剂,水煎,每日 1 次,分 2 次温服。

二诊 2012 年 12 月 13 日。呃逆次数减少,胃脘疼痛,苔薄白,脉细。上方加高良姜 5 g,制香附 10 g,14 剂。

三诊 2012 年 12 月 27 日。胃已不痛,呃逆仍作,此胃气虚弱,气机上逆。

旋覆花 12 g,代赭石 15 g,丁香 5 g,柿蒂 10 g,竹茹 10 g,化橘红 10 g,白芍 10 g,当归 10 g,桂枝 5 g,白花蛇舌草 30 g,半夏 10 g,枳壳 10 g,石见穿 15 g,炙甘草 5 g。14 剂。

四诊 2013 年 1 月 10 日。呃逆已止,食欲尚好,苔薄白,脉细。12 月 27 日方加鸡内金 10 g,大枣 15 g,7 剂。

按 呃逆,是指因气逆动膈,致喉间呃呃有声,声短而频,不能自控的病证。古称"哕",又称"哕逆",至明代以后称"呃逆"。呃逆的病因较为复杂,其病机主要由于胃气上逆动膈。患者基础病是胃癌术后,呃逆难愈。四诊合参,证属中阳不振,升降失常。故以黄芪建中汤合旋覆代赭汤、丁香柿蒂汤意加减,意图建中和胃,降逆调中。旋覆代赭汤源自《伤寒论》,是仲景为治疗误治后"心下痞硬,噫气不除"而设。其中旋覆花苦、辛、咸,微温,归肺、脾、胃、大肠经。主消痰行水,降气止呕,是治疗呕逆上气的一味引药。药谚有"诸花皆升,旋覆独降"之说。代赭石味苦甘,性微寒,归肝心经。主平肝潜阳,重镇降逆,凉血止血。《本草新编》云:"代赭石,虽能旋转逆气,然非旋覆花助之,亦不能成功,二味并用为佳。"张锡纯在《医学衷中参西录》中论胃气不降治法时,特别推崇代赭石,认为:"阳明胃气以息息下行为顺,治胃气不降,非重用代赭石不能奏效也。"

（杨慰整理）

案10 胃痞病(肝气犯胃证)

黄某,女,35岁。

初诊 2016年11月9日。

【主诉】胃脘胀满不适2月余。

【病史】2月前患者因长期饮食不节出现胃脘胀满,至某院就诊,行胃镜提示糜烂性胃炎,未进行系统性治疗,其间患者时有胃脘部胀满不适,无口干口苦,无嗳气吞酸,面部重度痤疮,纳呆,夜寐一般,二便尚调。舌质红,苔稍黄腻,脉细弦。既往史:有乳房小叶增生,偶有乳胀。否认高血压、糖尿病、高脂血症等病史;否认冠心病病史;否认家族遗传病史。西医诊断:糜烂性胃炎。中医诊断:胃痞病。肝气犯胃证。治拟疏肝解郁,行气消痞。

【处方】丹栀逍遥汤加减。牡丹皮10 g,生栀子10 g,柴胡

10 g,延胡索 10 g,白茯苓 10 g,赤芍 10 g,白芍 10 g,当归 10 g,炙甘草 5 g,黄连 6 g,莲子心 6 g,紫苏叶 10 g,鸡内金 10 g,马齿苋 30 g,砂仁 5 g,垂盆草 30 g,野菊花 10 g,薏苡仁 15 g,白花蛇舌草 30 g,连翘 10 g,金银花 10 g,凤凰衣 6 g,炒九香虫 10 g。14 剂,水煎,每日1 次,分 2 次温服。

二诊 2016 年 11 月 23 日。患者自诉胃脘不适好转,面部痤疮稍有好转,舌质淡,苔白,边有齿痕,脉沉细。叶氏根据患者的症状体征,结合舌脉,辨为胃痞病,证属脾胃虚弱,治拟补益脾胃。

【处方】香砂六君子汤加减。制香附 10 g,砂仁 5 g,党参 30 g,茯苓 30 g,白术 10 g,甘草 6 g,陈皮 6 g,姜半夏 10 g,代赭石 30 g,牡丹皮 10 g,佛手 6 g,九香虫 10 g,薏苡仁 30 g,生栀子 10 g,白花蛇舌草 30 g,生蒲黄 10 g,蒲公英 30 g。14 剂。

三诊 2016 年 12 月 12 日。患者自诉近日来感冒,刻下:发热,咽喉疼痛,鼻塞喷嚏,咳嗽痰黄,舌苔薄黄,脉浮。叶氏遵"急则治其标,缓则治其本"的原则,根据患者目前的症状,四诊合参,辨为感冒病,证属外感风热,治拟辛凉解表,宣肺清热。

【处方】银翘散加减。金银花 10 g,连翘 10 g,淡竹叶 10 g,荆芥 10 g,牛蒡子 10 g,淡豆豉 10 g,薄荷 6 g,芦根 30 g,桑叶 10 g,野菊花 6 g,鱼腥草 30 g,开金锁 30 g,佛手 6 g。7 剂。

四诊 2017 年 2 月 12 日。患者感冒好转,自诉就诊以来胃脘不适好转,面部痤疮严重,刻下:患者腰酸较显,小腹坠胀,腹痛不显,白带绵绵,舌质红,苔稍黄,脉细数。叶氏根据其临床表现,考虑为盆腔炎,辨为带下病,证属湿热下注,治拟清热化湿,燥湿止带。

【处方】自拟慢盆方加曙光红藤方加减。败酱草 30 g,皂角刺 30 g,鬼箭羽 30 g,王不留行 30 g,菝葜 30 g,红藤 30 g,生牡蛎 30 g,

桃仁 10 g,香附 15 g,牡丹皮 10 g,生蒲黄 15 g,延胡索 20 g。

五诊 2017 年 2 月 25 日。患者自诉胃脘不适已经明显好转,面部痤疮减少,腰酸稍减轻,小腹坠胀稍好转,白带稍减,舌脉同前。叶氏综合患者情况,辨病证同前,考虑其痤疮仍有,治则在燥湿止带的基础上,加疏肝理气、清热化湿之法。

【处方】 丹栀逍遥汤加慢盆方加减。牡丹皮 10 g,生栀子 10 g,柴胡 10 g,延胡索 10 g,白茯苓 10 g,赤芍 10 g,白芍 10 g,当归 10 g,炙甘草 5 g,败酱草 30 g,皂角刺 30 g,鬼箭羽 30 g,王不留行 30 g,菝葜 30 g,薏苡仁 30 g,土茯苓 30 g,白花蛇舌草 30 g,蒲公英 30 g,夏枯草 10 g,大枣 10 g。14 剂。

六诊 2017 年 3 月 14 日。患者面部痤疮明显好转,小腹坠胀、白带、腰酸等盆腔炎症状显著减轻,余无不适。舌质红,苔薄黄,脉细数。辨病证同前,治宗同前,方药同前。

治疗后随访,患者预后良好,面部痤疮与盆腔炎近期未复发,无明显不适。

按 该患者临床表现较多,病症涉及中医内科和中医妇科等,以胃脘不适、痤疮和盆腔炎症状为主。首次就诊时,患者主诉胃脘胀满不适,偶有乳胀,考虑其在基础慢性胃炎的基础上,七情失和,肝气疏泄,横逆犯胃,致肝胃不和而成胃痞,加之患者重度痤疮,考虑为肺热、肝火旺行,故用丹栀逍遥汤加减,牡丹皮、栀子清肝火,柴胡、延胡索疏肝气,赤白芍养血柔肝,鸡内金、九香虫消食和胃,金银花、连翘清肺热,薏苡仁、白花蛇舌草清热利湿。二诊患者胃脘不适好转,考虑其久病素虚,致脾胃虚弱,失于健运,以补本为主,故用香砂六君子汤加减,白术、茯苓、甘草益气健脾,陈皮、木香、砂仁行气畅中,半夏消痞散结,以及叶氏针对痤疮的临床经验用药薏苡仁、白花蛇舌草、牡丹皮、栀子等。用药 2 月后,胃脘不适显著改善,面部痤疮仍有,且出现腰酸、白带等,考虑其为脾虚湿盛,湿热下注。方用叶氏自拟慢盆方加曙光红藤方以清热化湿,现代药理研究表明,败酱草、鬼箭羽、菝葜等有明显消炎作用。治疗后患者腰酸不显,白带减少,面部痤疮仍有,结合症状,考虑其为肝气不舒,肝火旺行,故在慢盆方基础上加丹栀逍遥汤以疏肝气,清肝火。调治一阶段后,患者面部痤疮显著改善,且预后良好。

(张慧君整理)

案 11　胃痛(脾胃虚弱,寒热错杂)

戚某,男,52 岁。

初诊　2009 年 7 月 15 日。

【主诉】饥饿胃痛进食后缓解 10 月余。患者 2009 年 4 月因"饥饿胃痛进食后缓解半年余"于某院门诊就诊,胃镜检查提示:慢性浅表性胃炎,胆汁反流,十二指肠球部溃疡(A1),HP(+)。予以质子泵抑制剂及抗菌三联治疗,但效果不佳,疼痛依然。就诊时患者饥饿则胃痛明显,进食能缓解,稍食饱胀,且饮食稍有不慎即腹泻。大便偏稀,每日 2 次。腹部充实,心下按之不适。舌质暗紫,苔白厚,脉细。西医诊断:慢性浅表性胃炎。中医诊断:胃痛。证属脾胃虚弱,寒热错杂。治拟调和脾胃。

【处方】半夏泻心汤加减。黄连 3g,黄芩 10g,姜半夏 10g,党参 15g,干姜 6g,生甘草 6g,肉桂 6g,厚朴 6g,大枣 10 枚。7 剂,水煎,每日 1 次,分 2 次温服。

二诊　2009 年 7 月 22 日。药后自觉效果甚佳,诉服药第 5 日即胃痛明显缓解,稍觉胃胀,纳食可,大便仍偏稀,每日一行,舌质淡暗,苔薄白,脉细。治拟调和脾胃,佐加理气之品。上方加佛手 6g,7 剂。

三诊 2009 年 7 月 29 日。胃痛不显,偶有胃胀,大便已成形,稍软,纳可。舌淡稍暗,苔薄白,脉细。治拟健脾和胃。给予香砂养胃片 4 片,每日 3 次,口服。

按上法调治 2 月,症情稳定,无胃脘不适,纳可,大便成形,日行 1 次。

按 半夏泻心汤出自《伤寒论》:"伤寒五六日,呕而发热者,柴胡证具,而以他药下之,柴胡证仍在者,复与柴胡汤。此虽已下之,不为逆,必蒸蒸而振,却发热汗出而解。若心下满而硬痛者,此为结胸也,大陷胸汤主之。但满而不痛者,此为痞,柴胡不中与之,宜半夏泻心汤。"为伤寒误下所致,脾胃之气受损,邪气乘机内陷,寒热错杂阻于中焦,脾胃升降失常,气机痞塞,而出现心下痞之症。现临床上常用于寒热错杂之消化系统疾病出现胃脘不适、饥饿痛、嗳气、泛酸等症状。半夏泻心汤由半夏、干姜、黄连、黄芩、人参、甘草、大枣七味药组成,为辛开苦降甘调的代表方,又为寒温并用、补泻兼施之方。黄连、黄芩性寒味苦,能降逆胃气;半夏、干姜性温味辛,散脾气之寒;人参、甘草、大枣味甜,补中益气,调和脾胃。此方为小柴胡汤去柴胡,加黄连,生姜改干姜,意在调和脾胃,故亦属和解剂。该患者饥饿胃痛,但有腹泻,且舌质紫暗,苔白厚,故用半夏泻心汤调和脾胃,加用肉桂温补脾阳,厚朴燥湿理气,佛手理气和胃,大枣调和诸药,诸药合用,药到症除。

(杨慰整理)

案 12　便秘(阴虚肠燥)

区某,男,74 岁。

初诊 2023 年 9 月 10 日。

【主诉】大便秘结 10 余年。

【病史】患者大便干结 10 余年,数日一解,干结努责,平素依赖开塞露。刻下:大便秘结,干结难解,偶有腹胀,无明显腹痛,口干,心烦,夜卧欠安,纳差,形体偏瘦。舌质暗红,偏干,苔少,脉细数。既往史:高血压病史;否认冠心病、糖尿病、高脂血症等病史;否认家族遗传病史。西医诊断:功能性便秘。中医诊断:便秘。证属阴虚肠燥。治拟滋阴养血,润肠通便。

【处方】五仁润肠丸合增液汤加减。桃仁 10 g,火麻仁 30 g,郁李仁 10 g,当归 10 g,苦杏仁 10 g,肉苁蓉 30 g,地黄 30 g,柏子仁 15 g,冬瓜子 15 g,玄参 15 g,麦冬 10 g,大黄 10 g(后下),陈皮 10 g,玉竹 10 g,石斛 15 g。7 剂,水煎,每日 1 次,分 2 次温服。

二诊 2023 年 9 月 17 日。口干自觉好转,大便努责,腹胀,夜卧梦扰,纳差。舌质暗红,偏干,苔少,脉细数。上方加太子参 30 g,黄芪 10 g,瓜蒌子 30 g,酸枣仁 10 g,14 剂。

三诊 2023 年 9 月 30 日。大便努责较前改善,肠鸣矢气,口干缓解,夜卧渐安,偶有心烦。舌质暗红,偏干,苔少,脉细数。续上方,14 剂。

四诊、五诊 略。

六诊 2023 年 11 月 18 日。大便秘结缓解,便软成形,依赖开塞露次数减少,偶有腹胀,夜卧渐安,其余症状皆消。舌红,苔少,脉细。

按 功能性便秘中医又称"大便难""脾约""阴结"等。便秘病位在大肠,与脾、胃、肺、肝、肾密切相关。《济生方》提及:"夫五秘者,风秘、气秘、湿秘、寒秘、热秘是也。"历代医家对便秘的认识逐渐完善,现代多将便秘分为实秘和虚秘。实秘为热秘,气秘,寒秘;虚秘为气虚秘,血虚秘,阴虚秘,阳虚秘。《医宗必读·大便不通》曰:"更有老年津液干枯,妇人产后亡血,及发汗利小便,病后血气未复,皆能秘结。"该患者年老体衰,便秘日久,津液干枯,阴血亏虚,故大便秘结,数日一行,伴口干心烦。治疗当采取滋阴养血、润肠通便的原则。叶氏用方以五仁润肠丸合增液汤加减。五仁润肠丸中,五仁皆质润多脂;杏仁开降肺气,肺与大肠相表里,利大肠传导之司;桃仁润燥滑肠;生地甘寒质润,养阴生津;当归养血,亦可润肠;肉苁蓉益肾填精,温润通便;陈皮理气行滞;大黄泻下导滞;诸药合用,共奏润肠导滞之效。增液汤出自《温病条辨》,"温病不大便,偏于阴亏液涸之半虚半实证",主增水行舟之功效。方中玄参味苦性寒,壮水制火,滋肾水,通二便;麦冬、生地滋阴润燥;三者合用,增水则舟自行。患者津液亏虚,口干,方中加玉竹、石斛滋阴生津,助养阴之力。二诊仍大便努责,腹胀,且夜卧梦扰,口干自觉好转。叶氏又予太子参、黄芪益气生血;瓜蒌子润肠;酸枣仁宁心安神,兼能生津润肠。诸药合用,共奏滋阴养血、润肠通便之功,药后诸症缓解。

(陶莹整理)

案13 代谢综合征(肝郁脾虚)

朱某,男,46岁。

初诊 2013年9月5日。

【主诉】体检发现血压、血糖、血脂异常1月。

【病史】患者 2013 年 8 月初单位体检发现血压高150/100 mmHg,空腹血糖 6.2 mmol/L,TG 6.7 mmol/L;HDL 0.93 mmol/L, LDL 4.93 mmol/L, TC 5.38 mmol/L, ALT 78 U/L,B超:脂肪肝,BMI 27.8 kg/m²。其父有冠心病及脑梗死病史。近日因工作繁忙,应酬较多,感头闷重,四肢困倦,胸脘满闷,胃脘部及右上腹隐痛。刻下:精神欠佳,面色暗,双颊偏红,形体偏胖,腹围尤大,舌暗偏胖边有齿痕,苔薄白腻,舌尖红,脉滑微数。西医诊断:代谢综合征。中医诊断:湿阻。证属肝郁脾虚兼痰瘀阻络。治拟疏肝达郁,运脾和胃,利湿化瘀。

【处方】生黄芪 30 g,柴胡 6 g,香附 15 g,生麦芽 15 g,党参 15 g,生山药 15 g,鸡内金 10 g,白术 10 g,郁金 10 g,厚朴 10 g,全瓜蒌 15 g,丹参 15 g,西红花 0.5 g,7 剂,水煎,每日 1 次,分 2 次温服。

二诊 2013 年 9 月 12 日。服药后,患者精神明显改善,头闷重,倦怠较前好转,效不更方,上方续服,14 剂。

其后因工作繁忙,家属前来转方,共服药 3 月,同时嘱患者调整饮食结构,控制体重,每周固定运动。2014 年初复查,上述异常指标均大致正常,病情稳定。

按 本例患者虽无明显自觉症状,但经检查可明确患者代谢综合征诊断。患者每因饮酒、劳累症状加重,长期病变,影响脾胃运化,同时由于长期受工作、环境压力的影响,患者多伴肝郁气滞,进而乘脾土,又肥甘厚味损伤脾胃,内生湿浊,日久郁而化热,故辨为肝郁脾虚兼痰瘀阻络之证。脾统血,主运化,为气血生化之源,肝藏血,主疏泄,条畅全身气机,肝木疏泄,助脾运化,脾土养木,成肝疏泄之用。湿热内阻,脾失健运,脾虚不能养气,影响肝木之条达,肝郁则气机不畅,气滞则湿阻。故予以上方扶正祛邪,柴胡、香附、郁金等疏肝达郁理气,以复肝木条达之性,黄芪、党参、白术益气健脾,配用生麦芽、鸡内金健脾化湿治肝实脾,再配丹参、西红花等活血化瘀之品,促进循环,对已经沉积的脂肪有促进吸收和消除的作用。方证相符,疗效满意。此类病症,生活方式的长期干预是很重要的措施。

(杨慰整理)

案 14　脂肪肝（肝郁气滞，痰瘀积聚）

薛某,男,56 岁。

初诊　2013 年 8 月 15 日。

【主诉】右胁作胀 1 年余。

【病史】患者平素形体偏胖,腹部尤甚,近 1 年来右胁作胀,神疲乏力,伴腰酸,寐安,纳食可,1 周前体检 GPT 102 μ/L,GOT 96 U/L,胆固醇 6.53 mmol/L,低密度脂蛋白 5.02 mmol/L,B 超:脂肪肝,乙肝病毒:阴性。舌质边尖红,苔薄黄腻,脉细弦。西医诊断:脂肪肝。中医诊断:积证。证属痰瘀互结,湿毒犯肝。治拟清热解毒,化痰活血。

【处方】绞股蓝 20 g,决明子 30 g,郁金 10 g,丹参 30 g,生山楂 15 g,荷叶 10 g,垂盆草 30 g,平地木 30 g,田基黄 30 g,泽泻 10 g,冬瓜皮 10 g,陈皮 10 g,川楝子 15 g,连翘 15 g,黄芩 10 g,杜仲 15 g。14 剂,水煎,每日 1 次,分 2 次温服。

二诊　2013 年 8 月 29 日。胁胀缓解,精神可,腰酸改善,偶有头晕,血压正常,舌尖红,苔薄黄,脉细弦,上方加钩藤 15 g,14 剂。

三诊　2013 年 9 月 13 日。右胁不胀,精神好,便畅。舌质淡红,苔薄,脉细。续服上方,14 剂。

1 个月后复查肝功能正常,3 个月后,体重减轻 7.5 kg,复查胆固醇 5.75 mmol/L,低密度脂蛋白 3.42 mmol/L。B 超:肝脏未见明显异常。

按　脂肪肝属于中医学"痰证""瘀证""积证"范畴,该患者平素膏粱厚味,酒食内积,肝郁气滞,痰瘀积聚,毒邪犯肝,肝络不和,治疗上以清热解毒、化痰逐瘀并治。肝功能异常,多为热毒内盛所致,故给予垂盆草、平地木、田基黄、连翘、黄芩清肝解毒、决明子、泽泻、丹参、郁金、生山楂、冬瓜皮化痰活血,荷叶升清降浊,陈皮和胃,众药化痰活血,清热解毒,疏理肝络,使肝功能正常,肝脏浸润消失。

（杨慰整理）

案15　尿失禁（脾肾亏虚）

苏某,女,76岁。

初诊　2013年11月28日。

【主诉】尿失禁近1年。

【病史】患者近一年来,渐感疲倦,少气懒言,且小便失禁,控制不能,痛苦异常,体质虚弱。刻下:神倦形瘦,面色少华,纳谷不馨,大便不调,舌淡苔白,脉细无力。西医诊断:尿失禁。中医诊断:遗溺。证属:脾肾亏虚。治拟健脾益气,补肾固涩。

【处方】升陷汤加味。炙黄芪30g,柴胡10g,升麻15g,桔梗10g,知母10g,党参15g,益智仁15g,山药15g,桑螵蛸15g,煅牡蛎30g,芡实30g,大枣10g。7剂,水煎,每日1次,分2次温服。

二诊　2013年12月5日。药后自觉气力有增,食欲增加,稍有少腹作胀,舌淡苔白,脉细无力。上方加乌药15g,14剂。

三诊　2013年12月19日。小便渐能控制,舌淡,苔薄白,脉细。续服上方,14剂。后小便正常,嘱口服补中益气丸,金匮肾气片以资巩固。

按　患者年近耄耋,脾肾已衰,大气不足,精气虚衰,肾虚关门失约,脾虚尿失统摄,而成小便失禁。正如《明医指掌》所云:"小水不禁,出而不觉,赤者为热,白者气虚。"依"中气不足,溲便为之变"立论,以益气固摄之法。升陷汤出自张锡纯《医学衷中参西录》,功能升阳举陷,用治胸中大气下陷,气短不足以息等证。加入桑螵蛸、山药、芡实固涩缩尿健脾,益智仁温补肾气,乌药温肾散寒行补,山药、乌药、益智仁为缩泉丸组方,温肾缩尿,药证相合,取得满意疗效。

(杨慰整理)

案16　尿频(肺脾肾气虚)

张某,女,32岁。

初诊　2012年7月16日。

【主诉】反复尿频,少腹坠胀4年加重1月。

【病史】4年前自然分娩,之后时感尿频,少腹坠胀,伴神疲乏力,劳累后尤甚,更伴腰酸,经期延长,约8～12日方止,经量偏少,经色淡,血块(一),痛经(一)。近1个月来症情加重,稍劳症复作,面色㿠白,纳少懒言,大便正常,夜眠欠安,曾多次查尿常规均正常,口服清热利湿通淋中成药,无效。舌质淡稍胖,苔薄白,脉细小。西医诊断:膀胱过度活跃。中医诊断:尿频。证属肺脾肾气虚。治拟益气健脾补肾。

【处方】举元煎加味。党参30g,炙黄芪30g,炒白术15g,炙甘草3g,升麻6g,桔梗6g,川续断15g,覆盆子15g,菟丝子15g,台乌药10g。7剂,水煎,每日1次,分2次温服。

二诊　2012年7月23日。尿频有所减少,但未正常,少腹坠胀明显减轻,精神好转,因临经前,其经期较长,舌质淡稍胖,苔薄白,脉细。证属三脏气虚,冲任不调,治拟益气健脾,补肾固涩。上方加煅牡蛎30g,海螵蛸15g,7剂。

三诊　2012年7月30日。药后6日经净,余症状亦较前改善。舌质淡,苔薄白,脉细。效不更方,续服28剂,诸症消。

按　尿频属排尿节律紊乱疾病。尿液的形成与肺、脾、肾关系密切,在正常情况下,津液的代谢过程是通过胃的摄入,脾的运化和传输,肺的宣散和肃降,肾的蒸腾气化,以三焦为通道,输送到全身。若肺、脾、肾的节律功能失调,则排尿节律改变,出现尿频。明代张介宾《景岳全书·遗溺》云:"凡小便不尽者,古方多用固涩,此固宜然,然固涩之剂不过固其门户,此治标之意,而非塞源之道也。盖小水虽利于肾,而肾上连于肺,若肺气无权,则肾水终不能摄,故治水者必须治气,治肾者必须治肺。宜以参、芪、归、术、桂、附、干姜之属为主。"本例患者无尿痛,尿常规正常,无湿热下注之症,查其四诊,有肺、脾、肾三脏气虚之证,故予举元煎加补肾固涩药治疗。举元煎出自《景岳全书》,由人参、炙黄芪、炙甘草、升麻、白术组成,功效益气升提,主治气虚下陷、血崩血脱、亡阳垂危等证,临床上常用于妇科崩漏、先兆流产、月经量多等疾病,全方补中益气,升提健脾。此患者另有腰酸、经期延长等肾气亏虚、冲任不固之象,故加用川续断、菟丝子、覆盆子、海螵蛸、煅牡蛎以补肾固涩,另加桔梗以开宣肺气以行水,诸药合用,共奏益气健脾升提、补肾固涩止淋之功。

(杨慰整理)

案 17　劳淋(肾阴亏虚,湿热下注)

史某,女,56岁。

初诊　2013年1月17日。

【主诉】反复尿频尿急4年,加重1周。患者有2型糖尿病史10年,肾功能不全(失代偿期)病史1年。长期尿蛋白(+++),潜血(+)。多次住院检查确诊为慢性肾盂肾炎。近1周来感排尿不适,口中灼热,排尿灼热感,无发热,无腰痛,偶有排尿后尿道口灼热涩痛。舌淡,苔白腻,脉沉细。既往史:有高血压,糖尿病病史,自诉血糖、血压控制良好。辅助检查:(2013年1月17日)尿常规,白细胞(＋＋＋),尿蛋白(＋＋＋),潜血(＋＋),镜检白细胞28 个/HP。西医诊断:泌尿道感染。中医诊断:劳淋。证属肾阴亏虚,湿热下注。治拟养阴清热利湿。

【处方】猪苓汤加减。猪苓 30 g,茯苓 30 g,滑石 30 g,泽泻20 g,阿胶 12 g,牛膝 30 g,乳香 3 g,萆薢 30 g,石韦 30 g。7 剂,水煎,每日 1 次,分 2 次温服。

二诊 2013 年 10 月 24 日。自诉药后明显好转,口中仍冒火感,发黏,小便有灼热感,下午双下肢有轻度浮肿。舌淡苔白,脉沉弱。今日尿常规示蛋白(＋＋＋),潜血(＋),白细胞(一)。考虑湿热已清,以肾阴亏虚为主。治宜补肾养阴,少佐温阳。

【处方】用六味地黄丸合左归丸加减。黄芪 30 g,太子参20 g,山茱萸 30 g,泽泻 15 g,生地 15 g,牡丹皮 15 g,山药 15 g,补骨脂 15 g,菟丝子 15 g,淫羊藿 15 g,枸杞子 15 g,熟地 30 g,五味子6 g,茯苓 15 g,巴戟天 15 g,天冬 30 g,麦冬 30 g。20 剂。

三诊 2013 年 11 月 25 日。复查尿常规,蛋白(＋),潜血(＋),白细胞(一),口中已无冒火,黏腻感,小便无灼热感,双下肢浮肿消退。未再开药,诸患者注意休息,勿劳累,控制饮食,控制血糖。

后随访 1 年,无排尿不适感,多次复查尿常规白细胞阴性。

按 本例初诊为劳淋之肾阴亏虚,湿热下注者,阴虚则虚火上炎,故口中灼热;湿热下注膀胱,则排尿灼热,方用猪苓汤,以清热育阴利湿。劳淋发作时须清利为主,故又配伍可分清别浊、祛风除湿之萆薢,利水通淋之石韦、牛膝引药下行,直达膀胱。乳香一味,辛香走窜,味苦通泄,既入血分,又入气分,能行血中气滞,内能宣通脏腑气滞,外能透达经络,利于膀胱气化功能的恢复,又有减轻血尿作用。该患者糖尿病、糖尿病肾病多年,脾肾亏虚,运化不足,湿浊久蕴,缠绵难愈,非短期可清除。二诊苔白而不腻,脉仍沉弱,湿邪减轻,应针对患者本身体质,补虚为主。健脾补肾,恢复脾肾运化功能,则水湿自除;阴复则虚火自消。故以六味地黄丸合左归丸以补肾养阴,黄芪、太子参以健脾益气,并用淫羊藿、巴戟天以旺命门之火,于阳中求阴,使阴得阳生而泉源不绝。患者病情复杂,久病体虚,故服药20剂,脾肾功能逐渐恢复,水湿得化,虚火得除,故口中冒火感、黏腻感及小便灼热感消失,下肢水肿消失,尿白细胞阴性,尿蛋白、尿潜血减少。脾肾功能健旺,体质增强,"正气存内,邪不可干",故随访1年无复发。

(杨慰整理)

案18 黄褐斑(肝郁肾虚型)

周某,女,48岁。

初诊 2023年2月19日。

【主诉】发现面部色斑1年余。

【病史】患者1年前发现面部出现淡褐色色斑,形状不规则,两侧眼周对称分布,无瘙痒等自觉症状,日晒后加重。近半年来患者自述工作压力加大,色斑加重,夜卧梦扰,偶有胸闷,心烦,气短,喜叹气,纳一般,大便偏干。1-0-1-1,LMP 2023年1月20日,量少,少量血块,无痛经。舌暗红,边有瘀斑,苔少,脉细弦。西医诊断:黄褐斑。中医诊断:肝斑。证属肝郁肾虚型。治拟调肝益肾,活血祛瘀。

【处方】逍遥散合桃红四物汤加减。柴胡10 g,制香附10 g,延胡索10 g,桃仁10 g,红花6 g,生地10 g,白芍10 g,当归10 g,白茯苓15 g,紫苏叶10 g,广郁金10 g,酸枣仁10 g,熟地10 g,黄精10 g,茯神6 g,炙甘草6 g。7剂,水煎,每日1次,分2次温服。

二诊 2023年2月26日。药后夜卧渐安,偶有五心烦热,月经第1日,无痛经,少许血块。舌暗红,苔少,脉细弦。上方加女贞子15 g,墨旱莲15 g,合欢花15 g,7剂。

三诊 2023年3月20日。续服上方月余,患者色斑颜色渐淡,夜卧安,胸闷气短改善,纳食可,舌暗,苔薄,脉弦。治宗前法。

按 叶氏认为,黄褐斑发病与肝、脾、肾三脏功能失调有关。《临证指南医案》云:"女子以肝为先天。"《医宗金鉴》提及:"黧黑,面尘,源于忧思抑郁,血弱不华,火燥结滞而生于面上,妇女多有之。"《张氏医通》认为:"面尘脱色,是主肝。"肝藏血,喜条达而恶抑郁。工作紧张,精神抑郁,致肝气郁结不舒,郁久化热,灼伤阴血,使颜面气血失和,气血瘀滞发为本病。《外科正宗》指出:"黧黑斑者,水亏不能制火,血弱不能华面,以致火燥结成斑黑,色枯不泽。"该患者压力大,劳烦过度,日久耗气伤阴,肝阴不足,肾阴亏损,精血不能上荣,颜面失养,则黑斑加重,伴心烦梦扰。患者首诊时胸闷气短,喜叹气为肝郁气滞之象,虽肝郁为主,但日久伤阴,肾阴不足,则心烦,夜卧梦扰,月经量少。舌暗红,边有瘀斑,苔少,脉细弦,皆为肝郁肾虚之佐证,故治疗中当肝肾同治,调肝兼顾补肾。因此方用逍遥散合桃红四物汤加减,取疏肝解郁、理气活血之效,同时加用滋阴补肾之品。方中柴胡、当归、白芍养血疏肝,补肝而不伐肝,柴胡辛温助肝用;桃仁、红花养血活血;熟地、黄精平补肾阴,补而不腻;酸枣仁酸甘化阴,养肝宁心。二诊时,夜卧渐安,仍五心烦热,加女贞子、墨旱莲补益肝肾,滋阴养血,二者皆归肝、肾经,合用加强滋阴补肾之用。三诊时诸症缓解,效不更方。叶氏认为该患者发病在肝,虽以肝郁为主,久病伤阴,日久肾阴虚损,但究其根本,仍是先天不足,肾阴有亏,且辨证年龄,该患者为围绝经期妇女,肾气渐衰,故发病病机当考虑肝肾同病,治疗时当注重标本兼治,重在调肝,不忘补肾。

(陶莹整理)

案19 痤疮(肝郁脾虚)

杨某,女,28岁。

初诊 2022年10月11日。

【主诉】反复颜面痤疮半年余。

【病史】患者反复颜面部出现红色丘疹,经期加重,近1月面部红色丘疹加重,可见脓疱,皮损以面颊两侧和口周尤甚,部分质地变硬,患者神疲乏力,胸闷不舒,胃脘嘈杂,胀满,嗳气则舒,颜面部油腻,大便不爽。LMP 2022年9月30日,量中,无痛经,无血块,经前期乳胀。舌质淡暗红,苔薄腻,脉弦滑。西医诊断:痤疮。中医诊断:面疱。证属肝郁脾虚。治拟疏肝健脾,清解散结。

【处方】丹栀逍遥散加减。牡丹皮12g,栀子10g,当归10g,赤芍10g,柴胡10g,白茯苓15g,白术10g,陈皮10g,香附10g,炒薏苡仁30g,蒲公英30g,紫花地丁30g,连翘15g,赤小豆15g,蜂房10g。7剂,水煎,每日1次,分2次温服。

二诊 2022年10月24日。红色丘疹仍有,面颊及口周分布较多,脓疱渐消,痤疮小结节变软,胸闷不舒,胃脘胀满较前改善,大便黏腻。舌质淡暗红,苔薄腻,脉弦滑。上方加山楂炭15g,神曲炭15g,炒麦芽15g,7剂。并嘱饮食清淡,温水洗脸,避免熬夜。

三诊 2022年10月30日。经行第1日,无乳胀,无痛经,无血块,量中,治宗前法,10剂。

四诊 2022年11月8日。LMP 2022年10月30日,5日,无经前乳胀。面颊两侧红色丘疹脓疱消退,较前明显改善,胃脘胀满好转。舌质淡红,苔薄,脉弦。续方3个月,药后疹消。

按《素问·生气通天论》谓:"劳汗当风,寒薄为皶,郁乃痤。"患者工作压力较大,生活不规律,长期情志不舒,肝气郁结,气郁化火,上行于面,加之肝郁乘脾,脾失健运,内生湿热,湿热上蒸,故发为面颊及口周痤疮,颜面油腻;脾虚气滞,运化失司,则胃胀,嗳气;湿热内阻,湿性重浊黏腻,故大便不爽;胸闷不舒,经前乳胀,为肝经气郁之象;舌质淡暗红,苔薄腻,脉弦滑为佐证。治疗当疏肝解郁,健脾化湿,清解散结。叶氏予丹栀逍遥散加减以肝脾同治,清解郁热。栀子、牡丹皮入心、肝经,通利三焦,清心肝郁热;柴胡、香附疏肝解郁;当归、芍药养血柔肝;白茯苓、白术、陈皮健脾化湿;蒲公英、紫花地丁清热解毒;连翘解表透邪,赤小豆"主下水,排痈肿脓血",清热排脓,利水渗湿,二者合用,亦清亦通;蜂房散结消肿。诸药合用,共奏疏肝解郁,健脾化湿,散结消痈之功。叶氏认为痤疮病机以气机为根本,热、痰、湿、瘀为标,临床多标本兼夹,治疗当理气兼清热、化痰、利湿、祛瘀为主,该患者肝气郁结为本,临床用丹栀逍遥散加减治疗效果显著。

(陶莹整理)

第五章
膏 方 诊 治

膏方概述

膏方是根据中医原理将中药饮片反复煎煮,去渣取汁,经蒸发浓缩后,加糖、蜂蜜或阿胶等制成的半流体剂型,具有独特的滋补和防治疾病作用。膏方的使用时间也是根据《黄帝内经》的"春生,夏长,秋收,冬藏"的养生理论确定的,宜在主收藏之令的冬季服用,效果更佳。膏方因人而异,整体调理,兼顾人体气血阴阳,五脏六腑,且膏方口感好,服用方便,便于保存,是冬令进补,治疗慢性病的首选,广泛应用于养生延年和防病治病。

(一) 适合人群

1. 慢性病患者 各科、各系统慢性病,如内科的心脑血管病、高血压病、高脂血症、糖尿病、慢性肾病、慢性肝胆胃肠病、肿瘤、血液病、慢性支气管炎、肺气肿、风湿免疫病、妇科的围绝经期综合征、痛经、月经不调及产后体虚、手术后调理等。

2. 亚健康状态者 现代生活节奏快,压力大,许多人身体透支,出现头晕目眩、腰痛腿软、神疲乏力、心悸失眠及记忆减退等亚健康状态,进补膏方可增强体质,防止早衰。

治未病针对不同的体质特征,通过膏方的调理可改善体质,预防慢性病。中医把人的体质分成九种:如平和质、气虚质、阴虚质、阳虚质、痰湿质、湿热质、气郁质、血瘀质、特禀质。根据人体体质不同,膏方针对不同体质进行调理,使其免疫力增强,精神愉悦,健康长寿。还可延缓衰老,老年人气血衰退,精力不足,脏腑功能低下者,可以在冬令进补膏滋药。

(二) 膏方与疾病

1. 膏方与围绝经期综合征　围绝经期综合征又称更年期综合征,中医可归属于"脏躁""百合病""郁证"等范畴。临床表现为绝经前后出现月经紊乱、面部潮红、烘热汗出、头晕、心悸失眠、烦躁易怒和腰膝酸软等症状,严重影响身心健康。中医认为其病机以肾虚为主,且肾的阴阳失调常涉及心、肝、脾等。膏方可平衡阴阳,调和气血,培补五脏,改善围绝经期诸多不适,帮助女性平稳度过围绝经期。

2. 膏方与失眠　失眠,中医称为"不寐""不得眠""不得卧"或"目不瞑",是指经常不能获得正常睡眠为特征的一种病症。失眠的证情轻重不一,轻者仅为入眠困难,易醒,或醒后不能再寐,亦有时寐时醒等,严重者则彻夜不能入眠。长期失眠会使人脾气暴躁,记忆力减退,精神疲劳,严重影响人际关系、学习能力和工作效率,严重的还会导致悲观厌世,使人免疫力下降,疾病丛生。

膏方主要适用于慢性失眠或反复发作的失眠,临床辨证为虚证或虚实夹杂的患者,或失眠与季节有关的患者,适用于膏方调理。失眠患者坚持服用膏方,既可以提高睡眠质量,又能增强体质,调畅情绪,减少安眠药的副作用以及停药后戒断反应的出现。无论是长期失眠的老年患者,还是处于紧张、繁忙工作中的中青年上班族人群,膏方调理不失为一个有效的治疗方法。

3. **膏方与脑血管病**　中医学认为脑血管病是因肝肾不足,五脏气血阴阳失调,以致气滞、血瘀、痰阻,导致脑功能失常。临床表现多为虚实夹杂,出现头晕头痛,记忆力减退,感觉和运动障碍等症状。根据临床辨证原则,治疗上针对肝肾不足、瘀血、痰饮等不同病理机制,采取滋补肝肾、活血化痰等方法,标本同治,疗效显著。

膏方用于脑血管疾病防治历史悠久,具有高效、安全、副作用小的优势。膏方不是单纯补药,而是防治慢性疾病的一种有效剂型,为防治脑血管等慢性疾患之最佳。在脑血管病发病风险高的冬季,请资深中医开出膏方调理,能帮助脑血管病患者安度"严冬",并能促成病情向好的方向转化,具有良好的防治作用。

(三) 膏方与肥胖

肥胖是一种常见的慢性代谢性疾病,当人体摄取量多于消耗量时,多余热量就以脂肪的形式储存于体内,逐渐超过正常生理需要而演变成肥胖,常伴发高血压、糖尿病、高脂血症等疾病(代谢综合征),会导致严重的心脑血管病,危害人体健康。中医学认为,肥胖病的主要病机是本虚标实、饮食不节、久卧少动、忧思劳倦等与禀赋体质因素共同作用,可导致脾、肝、肾三脏功能失常,脾失健运,肝失疏泄和肾精不足,引起机体气血津液输布,运化失常,以致气滞、痰阻、血瘀,而发为肥胖病。

肥胖患者身体状况比较复杂,应用膏方对其进行调治,可兼顾虚实,具有明显的优势。中青年肥胖患者,多以实证为主,常有消谷善饥、腹胀中满、大便秘结等湿热中阻症状,在控制饮食和加强运动的同时,膏方主要以清热利湿健脾为主,辅以理气、化痰、通便。中老年肥胖患者,多以虚证为主,常有畏寒怕冷、腰膝酸软等肾气不足症状,膏方应以益气健脾温肾为主,辅以疏肝、化痰、利湿、化瘀等法。

(四)膏方与血管性痴呆

血管性痴呆是指由缺血性卒中与出血性卒中引起的认知功能障碍,患者以语言、记忆、视空间技能、情感、人格和计算力、抽象判断力等认知功能受损为主要临床表现。血管性痴呆在中医学中称为"痴呆""呆病""善忘"等。本病的发病以肾虚为本,涉及心、肝、脾、肺四脏,以痰瘀为标,其病位在脑,病性属本虚标实,虚实夹杂的一类病症。主要从"虚、痰、瘀"三个方面入手,结合临床,辨证论治,应用"补肾、祛痰、化瘀"之膏方,疗效显著。

(五)膏方与肿瘤

膏方能结合肿瘤的不同时期辨证施治,调节机体微环境的动态平衡,从而延缓肿瘤的生成及进展,并对放疗、化疗所产生的不良反应有较好的作用。手术后未放疗、化疗者,多用补脾肾、养气血之品,以扶正固本;手术合并放疗、化疗后,多用益气养阴、滋补肝肾、调和脾胃药物,以减轻放化疗的不良反应,增强治疗效果,达到减毒增效的目的;对无法手术及放疗、化疗患者,选用软坚散结、活血化瘀、扶正固本之品,并结合患者的不同症状加减组方制膏,以改善症状,提高生存质量,延长生存期。

(六)膏方与消化系统疾病

胃肠主要负责消化食物、吸收营养和排泄废物,属中医的脾胃范畴。脾胃对水谷的消化吸收功能直接影响人体全身功能,所以有"脾胃为气血生化之源""脾胃乃后天之本""四季脾旺不受邪""脾胃损伤百病由生"的说法。消化系统疾病可以通过服用膏方来达到治疗目的,如慢性胃炎、反流性食管炎、胃肠功能紊乱、胆囊炎、胆结石等。在服用膏方之前,若有胸脘闷胀、食欲不振、舌苔厚腻等症状,应先服用运脾化湿、消食导滞的中药,如苍术、厚朴、半夏、陈皮、山楂、神曲、谷麦芽等煎汤服用,以改善脾胃的运化功能,即"开路方"。运用膏方治疗消化系统疾病时,在健脾和胃的基础上,按照不同的胃肠疾病,不同的患者,仔细辨证,适当予以祛邪,或清热泻火,或消食导滞,或理气化湿,或活血化瘀,做到虚实兼顾,标本同治。

(七)膏方与肾病

慢性肾脏病,虽然其临床表现和病理改变不尽相同,但从中医学角度分析,其发生不外乎内外二因。正气不足、脾肾亏虚是发病的内因,正如《黄帝内经》所云:"正气存内,邪不可干""邪之所凑,其气必虚"。外邪侵袭是诱发、加重本病的重要因素。本病病理属性为本虚标实,虚实夹杂。脾肾亏虚为本,湿热、浊邪、瘀血为标。因此,应用膏方治疗慢性肾脏病时,在调补脾肾的基础上同时加入理气活血、化湿清热等药配合调治,可明显提高疗效。

膏方医案选析

案1 月经先期(肾虚血瘀)

李某,女,36岁。

初诊 2021年1月19日。

【主诉】月经先期半年。

【病史】患者近半年来无明显诱因下月经提前,经期提前10~15日,LMP 2021年1月12日,5日净,量中,色红,无痛经,平素腰酸,劳累后头痛,夜卧欠安,纳可,二便调。舌淡红,苔薄,脉细。既往史:无。个人史:已婚已育,育有1子1女,2-0-0-2。中医诊断:月经先期。证属肾虚血瘀。治拟补肾益气,活血安神。

【处方】当归 100 g,白芍 100 g,地黄 100 g,熟地 100 g,川芎 100 g,艾叶 100 g,香附 100 g,女贞子 100 g,桑椹 100 g,酸枣仁 150 g,延胡索 100 g,柴胡 100 g,茯神 100 g,刺五加 100 g,五味子 60 g,羚羊角粉 10 g,灵芝 100 g,太子参 100 g,麦冬 100 g,百合 100 g,知母 100 g,墨旱莲 100 g,菟丝子 100 g,沙苑子 100 g,茯苓 100 g,党参 100 g,黄精 100 g,牡蛎 100 g,龙骨 100 g,丹参 100 g,景天三七 300 g,黄芩 100 g,黄芪 100 g,黄连 60 g,肉桂 20 g,莲子心 60 g,石斛 50 g,砂仁 50 g,陈皮 100 g,珍珠母 100 g,枸杞子 100 g,山茱萸 100 g,山药 100 g,徐长卿 100 g,生甘草 60 g,大枣 100 g,龟甲胶 100 g,阿胶 100 g,紫河车粉 30 g,黄明胶 200 g,龙眼 50 g,核桃仁 100 g,黑芝麻 100 g,西洋参 50 g,珍珠粉 20 g,蜂蜜 200 g,饴糖 100 g,黄酒 200 g。服用方法:每次 1 包,1 日 2 次,冲服。

按 月经先期责之冲任不固,经血失于制约,月经提前而至。常见的证型有气虚和血热。调治以安冲为大法,或补脾固肾益气,或清热泻火,或滋阴清热。本病患者肾气虚弱,肾虚则冲任不固,不能制约经血,遂致月经提前而至。四诊合参,辨证属肾虚血瘀证,治拟补肾益气、活血安神,拟四物汤、六味地黄汤、自拟宁神方、龙骨牡蛎汤等加减。方中黄芪、党参、当归、白术、白茯苓、赤芍、白芍、地黄、熟地、川芎、山药益气补血;枸杞子、桑椹、女贞子、墨旱莲、山茱萸、制黄精补肾填精,滋肝养血;红景天、景天三七、灵芝、酸枣仁、甘草、大枣、龙眼、砂仁、陈皮健脾养心安神;桂枝、肉桂补命门之火。全方补气养血,健脾益气补肾,以益生发之气,使阳生阴长,精充血旺,经候自调。宁神方由女贞子、桑椹、夜交藤、丹参、景天三七和香橼组成,女贞子、桑椹有滋补肝肾之效,据现代医学研究,可提高女性激素,提高机体免疫功能;夜交藤有滋补肝肾安神之力;丹参有益气活血、补血安神之能,"一味丹参功同四物",历代广泛用于治疗妇科疾病;景天三七有镇静安神、止血化瘀之用,现代药理提示其可能有黄酮类成分存在。徐长卿祛风止痛,随证加用交泰丸以交通心肾,并用苦寒之莲子心助黄连以降心火;酸枣仁、灵芝、茯苓神养心安神。桂枝、芍药通阳固阴;甘草、大枣和中、上焦之营卫,使阳能生阴,而以安肾宁心之龙骨,牡蛎为辅阴之主。陈皮、砂仁理气和胃,以防滋腻碍胃。

（黄晓瑾整理）

案2　闭经（脾肾阳虚,气血不足）

陈某,女,29岁。

初诊　2023年12月2日。

【主诉】闭经半年余。

【病史】PMP 2023年1月,服中药及黄体酮月经来潮,LMP 2023年10月27日,6日净,有血块,腰膝酸软,形体渐胖,自初潮以来月经不规律,平素神疲乏力,形寒怕冷。夜寐欠安,小便多,易腹泻。舌体大质暗,苔薄边有齿痕,脉沉细。既往病史:多囊卵巢综合征病史。中医诊断:闭经。证属脾肾阳虚,气血不足。治拟温补脾肾,补益气血。

【处方】党参100 g,生白术100 g,茯苓100 g,当归100 g,赤芍100 g,熟地100 g,川芎60 g,干艾叶100 g,醋香附60 g,桃仁90 g,红花100 g,玫瑰花100 g,生山茱萸100 g,山药100 g,枸杞子100 g,桑椹100 g,刺五加100 g,沙棘100 g,淫羊藿100 g,生巴戟天100 g,龙眼60 g,丹参100 g,牡丹皮100 g,生栀子100 g,生黄芩60 g,柴胡60 g,桂枝100 g,锁阳100 g,人参片100 g,阿胶100 g,鹿角胶100 g,黄明胶100 g,阳春砂60 g,鬼箭羽100 g,佛手60 g,百令孢子粉20 g,金蝉花60 g,紫河车粉30 g,紫苏叶100 g,郁金100 g,生黄芪100 g,制黄精100 g,生甘草60 g,大枣100 g,陈皮100 g,冰糖

150 g,红糖 100 g,黄酒 200 g,核桃肉 50 g,黑芝麻 50 g,皂角刺 100 g,姜半夏 60 g,山慈菇 60 g,净山楂 60 g,炒酸枣仁 60 g,生王不留行 60 g,鳖甲胶 100 g,破壁灵芝孢子粉 60 g。

按《陈素庵妇科补解》认为室女年过二十经闭,其原因之一为"先天父母精血不足,先天不足,则血气衰耗,津液枯竭,经血枯闭而不通也"。该患者为 29 岁女性,自月经初潮以来月经不规律,平素腰膝酸软,形寒怕冷,小便频多,大便稀薄,辨证由于先天肾气不足导致脾肾阳虚,气血不足,故用八珍汤打底,加黄芪、黄精补益气血;予以党参、白术、茯苓、黄芪、人参健脾益气;当归、赤芍、熟地、川芎补血活血;患者有多囊卵巢综合征,予以刺五加、沙棘、淫羊藿、巴戟天、锁阳补肾阳,促排卵;山茱萸、山药、枸杞子、桑椹、黄精、鹿角胶、鳖甲胶、紫河车、百令孢子粉、核桃肉、黑芝麻、金蝉花补益肝肾;桂枝温通经脉;山慈菇化痰通络;患者易焦虑,故加丹栀逍遥丸及药对紫苏叶、广郁金疏肝理气;患者月经后期,予以艾叶、醋香附、燀桃仁、红花、玫瑰花、丹参、王不留行、皂角刺、鬼箭羽活血调经,龙眼补气健脾,佛手行气化痰,阳春砂、陈皮、半夏、山楂促进中焦运化以促进膏方吸收,偶有夜卧欠安,予以酸枣仁养心安神。

（张丹整理）

案 3　多囊卵巢综合征（痰郁内阻,肾元不足）

严某,女,26 岁。

初诊　2013 年 12 月 17 日。

【主诉】月经稀发 1 年余。

【病史】患者有多囊卵巢综合征,月经稀发,经水二至三月一行,甚则继发闭经。LMP 2013 年 10 月 6 日,面部痤疮,经前乳胀,胃纳尚可,两便调和,夜寐尚可,苔薄白,脉细。中医诊断:月经后期。证属痰瘀内阻,肾元不足。治拟补肾调血,兼以调肝化痰活血。

【处方】党参 300 g,丹参 300 g,生黄芪 300 g,淫羊藿 100 g,仙茅 100 g,肉苁蓉 100 g,菟丝子 100 g,沙苑子 100 g,枸杞子 100 g,锁阳 100 g,当归 100 g,赤芍 100 g,炒白芍 100 g,川芎 60 g,生地 100 g,熟地 100 g,桃仁 100 g,红花 100 g,皂角刺 100 g,王不留行 100 g,菝葜 100 g,鬼箭羽 100 g,白花蛇舌草 300 g,玫瑰花 60 g,生薏苡仁 300 g,生白术 100 g,山药 300 g,茯苓 300 g,鸡血藤 300 g,砂仁 50 g,青皮 100 g,陈皮 100 g,郁金 100 g,泽兰叶 100 g,泽泻 100 g,炙甘草 60 g,红藤 100 g,三七粉 20 g,紫河车 30 g,生晒参 50 g,西洋参 50 g,阿胶 200 g,鹿角霜 200 g,蜜糖 400 g,黄酒 500 mL,莲肉 300 g。服用方法:每次 15 g,1 日 2 次,冲服。

按 多囊卵巢综合征,以月经稀发,甚至多毛、肥胖、闭经、不孕等为临床表现,中医以肾虚为多见,尤以肾虚夹痰湿更多见。《校注妇人良方》曰:"女子二七而天癸至,肾气全盛,冲任流通,经血既盈,应时而下,否则不通也。"肾精亏虚,天癸不足,阴虚及阳,阳虚则痰湿壅阻,月经后期甚至稀发,而阴虚心肝气郁,则经前乳胀,又易化火,火旺则面部痤疮,病变迁延日久则痰湿成瘀。在膏方治疗上,以补肾调经为法。党参、黄芪补气生血;四物汤养血活血;薏苡仁、白术、山药、茯苓健脾化湿;淫羊藿、仙茅、肉苁蓉、菟丝子、锁阳补肾阳,填肾精;鹿角霜、紫河车填精血,养冲任;丹参、桃仁、红花、鸡血藤、皂角刺、王不留行、菝葜、鬼箭羽、三七、泽兰活血通经散结;沙苑子、枸杞子调补肝肾;青皮、玫瑰花、郁金疏肝清火;白花蛇舌草、红藤清热活血。于大堆益气养血、补肾健脾药中加用散结破血通经药物,是治疗多囊卵巢综合征的用药特色。全方攻补兼施,以充经源,散痰瘀,则羔平经调。

本患者去年服用一料后,一年经水能 2～3 月一行,不用其他药。今年症情尚稳。

(杨慰整理)

案 4　经行头痛(气虚血瘀证)

余某,女,38 岁。

初诊　2024 年 1 月 29 日。

【主诉】反复头痛 1 年余。

【病史】患者近一年来,头痛隐隐,月经来前加重,头部两侧胀痛,月经量少,色暗瘀,有血块,经行 6～7 日,周期正常,平素思虑过度,易感疲劳,面色少华,胃纳可,夜卧欠安,多梦易醒,大便干结,2～3 日一行,小便正常,舌红,少苔,脉弦细。既往史:否认高血压、糖尿病、冠心病等内科慢性疾病。中医诊断:经行头痛。证属气虚血瘀。治拟补气活血,化瘀止痛,益肾填精。

【处方】八珍汤合丹栀逍遥丸加减。生牡丹皮 100 g,生栀子 100 g,生黄芩 100 g,柴胡 100 g,醋延胡索 100 g,茯苓 100 g,生白术 100 g,当归 100 g,麸枳实 100 g,生赤芍 100 g,生地 100 g,生川芎 100 g,燀桃仁 100 g,红花 100 g,干艾叶 100 g,醋香附 100 g,紫苏叶 100 g,郁金 100 g,玫瑰花 100 g,徐长卿 100 g,鬼箭羽 100 g,鸡血藤 100 g,生大黄 100 g,阿胶(烊化)100 g,刺五加 100 g,炒蒺藜 100 g,茯神 100 g,珍珠粉 60 g,生龙骨 100 g,生牡蛎 100 g,首乌藤 100 g,合欢花 60 g,百合 100 g,生知母 100 g,炒酸枣仁 100 g,百令孢子粉 30 g,肉桂 20 g,钩藤 100 g,炒蔓荆子 100 g,龟甲胶(烊化)100 g,细辛 30 g,全蝎 60 g,陈皮 100 g,破壁灵芝孢子粉 60 g,景天三七 100 g,丹参 100 g,酒女贞子 100 g,黑芝麻(打碎)50 g,枸杞子 100 g,菟丝子 100 g,沙苑子 100 g,肉苁蓉 100 g,生巴戟天 100 g,生甘草 60 g,大枣 100 g,西洋参 50 g,人参片 50 g,黄酒 250 g,蜂蜜

262

200 g,鹿角胶(烊化)100 g,黄连 60 g,龙眼 50 g,生梨 100 g,黄明胶(烊化)100 g,藁本 100 g,桑椹 100 g,核桃肉(打碎)50 g。

按 患者经行头痛,属本虚标实,肝肾阴血不足,气虚血瘀所致。《素问·五脏生成》曰:"头痛巅疾,下虚上实,过在足少阴、巨阳,甚则入肾。"以酒女贞子、桑椹、枸杞子、菟丝子、沙苑子、肉苁蓉片、生巴戟天补益肝肾,故以八珍汤加减补益气血,女子以肝为本,以血为用,以丹栀逍遥丸疏肝解郁、清热调经治其本,生牡丹皮、生栀子、生黄芩、柴胡、醋延胡索、茯苓、生白术、当归、麸枳实、生赤芍、生地、生川芎、燀桃仁、红花、干艾叶、醋香附、紫苏叶、郁金、玫瑰花,《临证指南医案·头痛》曰:"如阳虚浊邪阻塞,气血瘀痹而为头痛者,用虫蚁搜逐血络,宣通阳气为主。如火风变动,与暑风邪气上郁而为头痛者,用鲜荷叶、苦丁茶、蔓荆子、栀子等辛散轻清为主。"故用钩藤、炒蔓荆子、藁本片、细辛、全蝎、陈皮、破壁灵芝孢子粉、景天三七、丹参以通经活络止痛治其标。叶氏分析患者雌激素水平有所降低,月经来前容易水钠潴留,中医认为"女子五七,阳明脉衰,面始焦,发始堕",平素思虑过度,肝郁气滞,精血虚衰,应标本同治,以茯神、珍珠粉、生龙骨、生牡蛎、首乌藤、合欢花、百令孢子粉、百合、生知母、炒酸枣仁、肉桂等镇静安神调整睡眠;西洋参、人参片、阿胶、鹿角胶、龟甲胶、黄明胶等血肉有情之品补益肝肾,提高免疫力;蜂蜜、黄酒、核桃肉、黑芝麻、龙眼调和口感,形成膏方。

(乔丽杰整理)

案5 产后身痛(气血亏虚,肝肾不足)

史某,女,32岁。

初诊 2013年11月13日。

【主诉】产后全身关节疼痛1年余。

【病史】2012 年 10 月 28 日剖宫产,出血量少。产后至今,周身关节疼痛,尤以下肢足跟为甚,遇寒加重,畏风,腰背酸软,头晕乏力,神疲心悸,寐差尿频,面色少华。舌质偏暗,苔薄腻,脉细缓。既往史:无。中医诊断:产后身痛。证属气血亏虚,肾阳不足证。治拟益气养血,温补肾阳,通络止痛。

【处方】潞党参 250 g,炙黄芪 250 g,当归 150 g,川芎 90 g,熟地 250 g,炒白芍 200 g,茯苓 150 g,炒白术 150 g,肉桂 30 g,仙茅 150 g,淫羊藿 150 g,紫石英 150 g,肉苁蓉 150 g,菟丝子 150 g,巴戟天 150 g,覆盆子 150 g,续断 150 g,狗脊 150 g,杜仲 150 g,槲寄生 150 g,山茱萸 120 g,枸杞子 150 g,桑螵蛸 150 g,金樱子 150 g,鸡血藤 150 g,远志 100 g,柏子仁 120 g,莲子肉 150 g,龙眼 120 g,山茱萸 100 g,片姜黄 100 g,炒白术 100 g,陈皮 90 g,焦山楂 150 g,砂仁 60 g,鸡内金 150 g,红参 50 g,阿胶 200 g,鹿角胶 150 g,龟甲胶 50 g,胡桃肉 150 g,饴糖 250 g,黄酒 500 mL。服用方法:每次 15 g,1 日 2 次,冲服。

按 产后气血两亏,百节空虚,经脉失养,不荣则痛,故周身痛;风寒之邪趁虚而入,则疼痛加重;产伤肾气,腰为肾府,肾之经脉过足跟,肾虚,府失所养,经络失濡,故腰背酸软,足跟痛;气血亏虚,形体失养,故神疲乏力;血虚,无以上荣头目,则头晕;心主血脉,血虚则心无所养,故心悸寐差,肾气亏虚,封藏失职,则尿频。《沈氏女科辑要笺正》云:"此证多血虚,宜滋养,或有风、寒、湿三气杂至之痹,则养血为主,稍参宣络,不可峻投风药。"故予十全大补汤补益气血,仙茅、淫羊藿、肉苁蓉、菟丝子、覆盆子、巴戟天、川续断、杜仲、狗脊、桑螵蛸、紫石英、胡桃肉补肾壮阳;片姜黄、鸡血藤祛风除湿,养血止痛;枸杞子滋补肝肾,益肾填精;柏子仁、莲子肉、远志、龙眼养心安神;炒白术、陈皮、焦山楂、砂仁、鸡内金健脾消食,理气消滞。诸药益气养血,补益肝肾,温经通络,红参温阳补气;鹿角胶、阿胶、龟甲胶为血肉有情之品,填精血,补督脉,养冲任;山茱萸、枸杞子、龟甲胶滋补肝肾,于一众温补肾阳药物之中,取其"壮水之主,以制阳光"之意。诸药凝练成膏,共奏益气养血、温补肾阳、通络止痛之功。

(杨慰整理)

案6　不孕症(脾肾两虚)

徐某,女,23 岁。

初诊　2013 年 11 月 15 日。

【主诉】结婚 2 年不孕。

【病史】女子结婚 2 年,夫妻同居一地未避孕无子,四肢不温,月经尚调,LMP 2013 年 10 月 27 日,胃纳尚可,夜寐亦安,苔薄白,脉细。中医诊断:不孕症。证属脾肾两虚,冲任失调。治拟健脾补肾,调理冲任。

【处方】当归 200 g,赤芍 100 g,炒白芍 100 g,生地 100 g,熟地 100 g,川芎 60 g,党参 300 g,丹参 300 g,生黄芪 300 g,淫羊藿 100 g,仙茅 100 g,肉苁蓉 100 g,菟丝子 100 g,沙苑子 100 g,枸杞子 100 g,锁阳 100 g,石楠叶 100 g,石菖蒲 100 g,制首乌 100 g,制黄精 300 g,生白术 300 g,茯苓 300 g,山药 300 g,青皮 100 g,陈皮 100 g,砂仁 50 g,大枣 100 g,生甘草 60 g,玫瑰花 60 g,制香附 100 g,川桂枝 100 g,淡干姜 60 g,北虫草 50 g,生晒参 100 g,西洋参 50 g,阿胶 200 g,鹿角霜 200 g,龙眼 50 g,核桃肉 100 g,莲肉 100 g,芝麻 100 g,蜂蜜 500 g,黄酒 500 mL。服用方法:每次 15 g,1 日 2 次,冲服。

按《备急千金要方》云:"凡人无子,当为夫妻具有五劳七伤、虚羸百病所致,故有绝嗣之殃。"女子经水来自冲任,源于脏腑,气充血沛,乃能有子。该女子无子,虽责之男方精子活力下降,但男精壮,女经调,有子之道也,故夫妻共同服用膏方,以培补真元,调补气血为主。全方用八珍汤补益气血;石楠叶、锁阳、桂枝等温肾助孕;淫羊藿、仙茅、肉苁蓉、鹿角霜等益精填肾;菟丝子、沙苑子、枸杞子、黄精、何首乌、冬虫夏草平补肝肾;茯苓、山药、干姜健脾温阳;时有思虑,易致肝气郁结,肝火易旺,故用青皮、香附、玫瑰花疏肝理气;莲肉清心除烦安神,另加砂仁、陈皮开胃行滞。服此膏后数月,顺利受孕。

（杨慰整理）

案7 不育症（肾精不足,脾胃虚弱）

周某,男,26 岁。

初诊 2012 年 11 月 15 日。

【主诉】结婚 2 年不育。

【病史】结婚 2 年,夫妻同居一地未避孕无子,夜寐尚可,腰酸不适,胃纳不佳,精子活力下降,苔薄,脉细。中医诊断:不育症。证属肾精不足,脾胃虚弱。治拟健脾补肾,养血促精。

【处方】生黄芪 200 g,炙黄芪 100 g,生地 100 g,熟地 100 g,白芍 300 g,当归 100 g,制首乌 100 g,黄精 300 g,益母草 300 g,茯苓 300 g,牡丹皮 300 g,丹参 300 g,枸杞子 100 g,杜仲 100 g,沙苑子 150 g,续断 150 g,党参 300 g,生白术 300 g,山药 300 g,生山楂 100 g,鸡内金 100 g,刺猬皮 100 g,炒麦芽 300 g,炒稻芽 300 g,知母 100 g,黄柏 100 g,车前子 300 g,菟丝子 100 g,女贞子 100 g,淫羊藿 100 g,青皮 100 g,陈皮 100 g,生甘草 60 g,大枣 150 g,西洋参 100 g,生晒参 50 g,阿胶 100 g,鹿角霜 200 g,龟胶 50 g,鳖甲胶 50 g,北虫草 50 g,枫斗 50 g,核桃仁 100 g,芝麻 100 g,蜂蜜 500 g,黄酒 500 mL。服用方法:每次 15 g,1 日 2 次,冲服。

按《素问·上古天真论》云:"丈夫二八,肾气盛,天癸至,精气溢泻,故能有子。"肾藏精,主生殖,为先天之本,生命之源。《脉经》:"男子脉微弱而涩无子,精气冷也。"在治疗上薛立斋云:"更当察男子形气虚实如何。有肾虚精弱,不能融育成胎者;有禀赋微弱,气血虚损者;有嗜欲无度,阳精衰者;各当求其源而治之。"男子不育,多责之肾精不足,后天化生乏源。该男子肾精不足,则精子活力下降,腰酸不适;脾气虚弱则胃纳不佳,无以化生精气。膏方重用黄芪补气;四君子汤、谷麦芽、山楂、鸡内金、山药健脾开胃,以开精源;四物汤补血;龟甲胶、鳖甲胶等血肉有情之品,滋补肾阴;何首乌、黄精、枸杞子、杜仲、沙苑子、续断、菟丝子、女贞子补益肝肾,填补肾精;于大量滋补肾精药中加用淫羊藿、鹿角霜等温补肾阳药物,则"阴得阳生而源泉不竭"。青陈皮、刺猬皮理气和胃;知母、黄柏清虚火。诸药合用,既补脾肾,又调阴阳,使先天肾精充,后天气血健,则生机化育旺也。服药后数月,其妻顺利受孕。

(杨慰整理)

案8 腹痛病(湿热下注)

余某,女,45岁。

初诊 2022年12月14日。

【主诉】反复腹痛1年,加重3日。

【病史】患者近1年来无明显诱因下出现下腹疼痛,伴腰酸,小腹坠胀,白带量较平素增多,色黄,味重,月经周期正常,时有经行腹痛,有血块,平素易感疲劳,感冒1年患4~5次,夜卧欠安,纳食不宣,时有脘腹胀满,大便不甚成形,小便调,舌红,苔黄腻,脉沉细。既往史:有慢性盆腔炎、慢性咽炎病史,否认高血压、糖尿病、冠心病等内科慢性疾病。中医诊断:腹痛病。证属湿热下注证。治拟清热利湿,活血止痛。

【**处方**】桃红四物汤合慢盆方加减。当归 100 g,生赤芍 100 g,熟地 100 g,生川芎 100 g,桃仁(打碎)100 g,西红花 5 g,干艾叶100 g,醋香附 100 g,柴胡 100 g,醋延胡索 100 g,玫瑰花 100 g,郁金100 g,大血藤 150 g,败酱草 100 g,金钱草 100 g,白花蛇舌草 100 g,半枝莲 100 g,虎杖 100 g,土茯苓 100 g,生牡丹皮 100 g,生栀子100 g,生黄芩 100 g,黄连 60 g,生黄柏 100 g,生党参 100 g,茯苓100 g,生白术 100 g,薏苡仁 100 g,制吴茱萸 20 g,陈皮 100 g,炒鸡内金 100 g,阳春砂(后下)60 g,徐长卿 100 g,降香 60 g,煅牡蛎100 g,制黄精 150 g,丹参 150 g,红景天 150 g,木蝴蝶 60 g,核桃肉(打碎)100 g,桑寄生 100 g,桑椹 100 g,百合 150 g,百令孢子粉30 g,天麻 100 g,枸杞子 100 g,菊花 100 g,沙苑子 100 g,沙棘100 g,炒蒺藜 100 g,菟丝子 100 g,野生灵芝 50 g,紫苏叶 100 g,石斛 100 g,凤凰衣 60 g,景天三七 150 g,生甘草 60 g,大枣 100 g,西洋参 50 g,生黄芪 100 g,防风 100 g,龟甲胶 100 g,鹿角胶 100 g,黄明胶 200 g,杜仲 100 g,黄酒 250 g,龙眼 100 g,黑芝麻(打碎)100 g,冰糖 300 g。

按 患者工作久坐,气血运行不畅,湿热之邪与血搏结,瘀阻冲任,故小腹疼痛拒按,经行有血块,腹痛。瘀停胞脉,胞脉系于肾,故腰骶酸痛。湿热之邪伤及任带、胞宫,故见带下量多,黄稠,有异味。《傅青主女科》曰:"夫带下俱是湿症",带下过多的主要病因是湿邪,湿邪有内生与外感之别。外湿指外感之湿邪逢经期,产后乘虚内侵胞宫,以致任脉损伤,带脉失约,引起带下病。内湿的产生与脏腑气血功能失调有密切关系,患者脾虚运化失职,水湿内停,下注任带;肾阳不足,气化失常,水湿内停;素体阴虚,感受湿热之邪,伤及任带。治疗上应注重"夫带下俱是湿症,诸湿肿满皆属于脾"的思想,充分体现"治带必先祛湿,祛湿必先理脾,佐以温肾固涩"之法。

以当归、生赤芍、熟地、生川芎、燀桃仁、西红花、干艾叶、醋香附、柴胡、醋延胡索、玫瑰花、郁金等活血通经止痛;以白花蛇舌草、大血藤、败酱草、广金钱草、半枝莲、虎杖、土茯苓、生牡丹皮、生栀子、生黄芩、黄连、生黄柏、慢盆方以清热解毒化湿止痛;生党参、茯苓、生白术、薏苡仁、制吴茱萸、陈皮、阳春砂、炒鸡内金、徐长卿、降香健脾化湿;制黄精、煅牡蛎、丹参、红景天、景天三七、生杜仲、桑寄生、桑椹、百合、百令孢子粉、天麻、枸杞子、菊花、沙苑子、沙棘、炒蒺藜、菟丝子、野生灵芝补益肝肾,温阳化湿;紫苏叶、石斛、凤凰衣、木蝴蝶、生甘草、大枣兼顾患者慢性咽炎;西洋参、生黄芪、防风、龟甲胶、鹿角胶、黄明胶等血肉有情之品、增强患者抵抗力;黄酒、核桃肉、龙眼、黑芝麻调和口感,形成膏方。

(乔丽杰整理)

案9 腹痛(湿热证)

何某,女,34 岁。

初诊 2024 年 1 月 17 日。

【主诉】腹痛 3 年余。

【病史】反复腹痛 3 年,0-1-2-0,LMP 2024 年 1 月 6 日,9 日净,HPV 阳性,有慢性盆腔炎,小腹疼痛,疼痛拒按,痛有定处,腰酸不适,白带色黄,偶有痛经,纳食不宣,夜卧欠安,小便频,大便尚调。舌质红,苔薄黄腻,脉细弦。既往史:否认高血压、糖尿病、冠心病病史。辅助检查:无。中医诊断:腹痛。证属湿热证。治拟清利湿热,清热解毒。

【处方】党参 100 g,茯苓 100 g,土茯苓 100 g,生白术 100 g,薏苡仁 100 g,当归 100 g,生赤芍 100 g,白花蛇舌草 100 g,生地 100 g,生川芎 60 g,桃仁(打碎)100 g,西红花 6 g,干艾叶 100 g,醋香附

60 g,大血藤 100 g,败酱草 100 g,蒲公英 100 g,忍冬藤 100 g,苦参
60 g,半边莲 100 g,生黄柏 100 g,生黄芪 100 g,防风 100 g,制黄精
100 g,生黄芩 100 g,菝葜 100 g,炒王不留行 100 g,百令孢子粉
30 g,百合 100 g,生知母 100 g,金樱子 100 g,炒酸枣仁(打碎)
100 g,葛根 100 g,石斛 50 g,景天三七 100 g,破壁灵芝孢子粉 50 g,
红景天 100 g,玫瑰花 100 g,紫河车粉 30 g,龟甲胶(烊化)100 g,生
杜仲 100 g,桑寄生 100 g,沙棘 100 g,酒女贞子 100 g,桑椹 100 g,黄
连 60 g,肉桂(后下)20 g,陈皮 100 g,乌药 100 g,生甘草 60 g,大枣
100 g,阿胶(烊化)100 g,龙眼 50 g,枸杞子 100 g,蜂蜜 200 g,黄明
胶(烊化)100 g,黄酒 250 g,黑芝麻(打碎)50 g,鹿角胶 100 g,核桃
肉(打碎)50 g,人参片 50 g,西洋参 50 g。

按《温病条辨》曰:"热入血室,为邪热陷入,搏结而不行,胸
腹少腹必有牵引作痛拒按者。"皆与慢性盆腔炎的描述相近。盆腔
炎常源于邪犯冲任,引起冲任损伤,致使湿热和热毒客于冲任和胞
宫,故有腹痛、痛经之症状。故应根据"冲任以通畅为贵"的理论,
以清利湿热、清热解毒为治则。叶氏认为盆腔炎性疾病的基本病
机是日久耗伤气血,虚实夹杂。妇女在行经、妊娠、产后,胞脉开放
空虚之时,感受外邪,或外阴不洁,或不禁房事,导致湿、热、瘀与冲
任气血相互搏结,凝聚难愈。慢性盆腔炎病程长,容易反复,临床
上出现虚虚实实、虚实夹杂的证候特点,叶氏以"攻补结合"为治疗
原则,采用祛邪为主,兼以扶正的治疗方法。从痰瘀立论,拟慢盆
方(败酱草、大血藤、土茯苓、菝葜、王不留行)治疗。方中败酱草清
热解毒排脓,活血消痈;大血藤败毒消痈,活血通络;土茯苓解毒除
湿,治淋浊;菝葜祛风湿,利小便,消肿毒;王不留行镇痛,消炎。五
药组方相得益彰,桴鼓即应,以达解毒活血通络之效。患者热象明
显,加用土茯苓、白花蛇舌草、蒲公英、忍冬藤、苦参、半边莲、生黄

柏等诸药,加强清热利湿解毒之效。患者腹痛日久,久病则瘀,久病必虚,故以桃红四物汤加艾叶、红景天、玫瑰花、沙棘,加强祛瘀生新、行气活血之力。以四君子汤、玉屏风散、龙眼、西洋参、葛根、石斛等益气养阴健脾。患者腰酸不适,小便频数,久病及肾,以生杜仲、桑寄生、紫河车粉、乌药、枸杞子、核桃肉、黑芝麻等补肾填精,金樱子固精缩尿。患者夜卧欠安,盖因心神失养,以叶氏失眠方(黄连、肉桂、酸枣仁、灵芝、女贞子、桑椹、黄精、香附、景天三七、百合)治疗:方中运用桑椹、女贞子等滋补肝肾之阴,兼顾肝阳偏亢;黄精补肾填精,以对肾虚之本;景天三七、酸枣仁、灵芝养心安神,清心除烦;黄连、肉桂交通心肾;香附疏肝理气;龙骨、牡蛎、珍珠粉重镇安神;百合清心安神;以阿胶、鹿角胶、龟甲胶、黄明胶收膏,滋补阴阳,益精养血;蜂蜜润脏腑,调脾胃,黄酒为引。膏方多滋腻,加入陈皮,使其补而不滞。全方攻补兼施,标本兼治,腹痛诸症迎刃而解。

(黄晓瑾整理)

案10　脏躁(肝肾阴虚)

田某,女,51岁。

初诊　2024年1月20日。

【主诉】烘热出汗2年余。

【病史】烘热出汗,已绝经,口干,心烦易怒,腰膝酸软,夜寐欠安,偶有头晕胸闷,夜尿频,纳可,大便调,舌质红,苔薄,脉细。既往史:否认高血压、糖尿病、冠心病病史。辅助检查:无。中医诊断:脏躁。证属肝肾阴虚。治拟滋补肝肾。

【处方】制黄精300 g,煅牡蛎300 g,淫羊藿100 g,巴戟天100 g,生黄芪100 g,熟地100 g,酒女贞子100 g,桑椹100 g,百合100 g,茯苓100 g,生白术100 g,山药100 g,当归100 g,野生灵芝

60 g,刺五加 60 g,山茱萸 100 g,蒸五味子 60 g,大枣 100 g,陈皮 100 g,丹参 100 g,沙棘 100 g,蜂蜜 200 g,枸杞子 100 g,首乌藤 100 g,菊花 60 g,景天三七 100 g,生麦冬 60 g,黄连 60 g,肉桂(后下)20 g,乌梅 100 g,净山楂 100 g,生玉竹 100 g,防风 100 g,红花 100 g,阿胶(烊化)100 g,龟甲胶(烊化)100 g,紫苏叶 100 g,郁金 100 g,生牡丹皮 100 g,薏苡仁 100 g,西洋参 50 g,阳春砂(后下)100 g,百令孢子粉 30 g,人参片 50 g,沙苑子 100 g,蒲公英 100 g,黄酒 200 g,核桃肉(打碎)50 g,黑芝麻(打碎)50 g,生赤芍 100 g,红景天 100 g,三七粉(兑入)50 g,葛根 100 g,石斛 60 g,人参片 50 g,黄明胶(烊化)200 g,龙眼 100 g,覆盆子 100 g,莲子 100 g,炒酸枣仁(打碎)100 g,炒芡实 100 g,金樱子 100 g,生甘草 60 g。服用方法:每次 1 包,1 日 2 次,冲服。

按 本患者素体阴虚,日久耗伤阴津,故见口干,烘热出汗,阴虚日久及肾,故见腰膝酸软,夜尿频,肾水不能济心火,故见夜寐欠安。《素问·上古天真论》曰:"七七,任脉虚,太冲脉衰少,天癸竭,地道不通,故形坏而无子也。"叶氏从多年的临床观察中得出,本病虽以肾虚为主,但在疾病的发展过程中亦会影响其他脏腑功能。肾虚,肾水不能上交于心,不能资助心阴以涵养心阳,使心火偏亢,耗伤气血,出现心肾不交;肝肾同源主要表现于精血同源、精血互生的关系,阴精亏虚,肝阴不足,肝藏血不足,导致肝阳偏亢。因此,叶氏认为本病以本虚肾亏为主,也有心肝火旺之实,属本虚标实之症。根据围绝经期综合征临床症状多样、病机虚实夹杂的特点,叶氏提出了补肾水、清心、降肝火的治疗原则,以精牡止汗方加宁神方加减治疗(黄精、龟甲、牡蛎、淫羊藿、巴戟天、首乌藤、女贞子、桑椹、石斛、丹参、黄连、肉桂、酸枣仁、紫苏叶、郁金、百合、灵芝、景天三七)。方中运用了一系列性味甘寒且入肝、肾二经的药物,如龟甲、桑椹、女贞子、石斛,在滋补肝肾之阴的同时,兼顾肝阳偏亢,起到清热潜阳之功。同时以淫羊藿、巴戟天温补肾阳,黄精补肾填精,以对肾虚之本。景天三七、酸枣仁、丹参、百合、灵芝养心安神,清心除烦;牡蛎重镇安神;首乌藤、黄连、肉桂交通心肾;郁金、紫苏叶疏肝理气;患者久病必虚,夜尿频数,加入杞菊地黄丸及刺五加、五味子、沙苑子、核桃肉、黑芝麻、金樱子、覆盆子等补肾填精,固涩收敛;烘热汗出,故予玉屏风散、人参及麦冬、生玉竹、西洋参、葛根等固护卫气,益气养阴,乌梅敛肺止汗,共同增强止汗之力;久病必瘀,故加入当归、沙棘、生赤芍、红景天、三七粉、红花、大枣等祛瘀生新,活血化瘀;以阿胶、龟甲胶、黄明胶收膏,滋阴益精养血,蜂蜜润脏腑,调脾胃,黄酒为引;膏方多滋腻,加入陈皮、阳春砂,使其补而不滞;薏苡仁、莲子、炒芡实健脾利湿。诸药合用,使阴血得充,冲任得养,水火既济,虚热得清,诸症自平。

(黄晓瑾整理)

案11 不寐(肝肾阴虚,心失所养)

黄某,女,85岁。

初诊 2023年12月6日。

【主诉】夜寐不安2年。

【病史】近2年来夜寐不安,易醒多梦,梦话,健忘,神疲乏力。平素时感眩晕,头空脑鸣,腰背酸痛,胸闷喜叹息,胃纳可,大便偏干,小便正常。舌质偏红,苔薄黄,脉弦细。既往史:有高血压病和冠心病病史,血压冬季易波动;慢性盆腔炎病史,劳累后易少腹坠胀隐痛;脂肪肝病史。辅助检查:无。中医诊断:不寐。证属肝肾阴虚,心失所养。治拟滋补肝肾,养心安神。

【处方】女贞子100g,桑椹100g,首乌藤150g,景天三七300g,香橼100g,丹参100g,百合100g,莲子100g,茯苓100g,酸枣仁100 g,大枣100 g,红景天300 g,三七粉50 g,西红花5 g,甘松100 g,降香30 g,灵芝100 g,天麻100 g,白菊花60 g,钩藤150 g,白蒺藜100 g,山茱萸100 g,山药100 g,牡丹皮100 g,杜仲100 g,槲寄生150 g,党参100 g,葛根100 g,鸡血藤150 g,桑叶100 g,桑枝100 g,败酱草100 g,石斛100 g,鬼箭羽150 g,菝葜150 g,生蒲黄100 g,决明子100 g,防风100 g,连钱草150 g,薏苡仁100 g,白花蛇舌草100 g,鸡内金100 g,砂仁50 g,陈皮60 g,泽兰100 g,威灵仙100 g,西洋参50 g,人参50 g,黄明胶300 g,龟甲胶100 g,阿胶100 g,鳖甲胶100 g,黄酒500 mL,蜂蜜300 g。服用方法:每次1包,1日2次,冲服。

按 患者老年女性,五脏脏腑功能衰退,精血不足,脏腑失于濡养,阴阳平衡失调。《难经》云:"血气衰,阳不得入阴,夜不得寐也。"肾水不足,不能上济于心,心火独亢,心肾不交,故不寐、早醒、多梦;肾精不足,髓海失养则健忘,头空脑鸣;肝肾不足,虚火旺盛,上扰清窍,故眩晕;肾主骨,肾精不足则腰背酸痛;罹患慢性疾患,久病入络,阻滞经络,不通则痛,故胸闷少腹疼痛。取叶氏宁神方、六味地黄丸、天麻钩藤饮、叶氏冠心方、叶氏慢盆方等为基本方加减使用。叶氏宁神方由女贞子、桑椹、夜交藤、丹参、香橼等组成,具有滋补肝肾作用、养心安神、疏肝和胃之功,合酸枣仁、百合、莲子、灵芝、大枣等养阴安神药物,脑为髓海,在补肾养心同时,脑海也得到充养;遵虚者补之的治疗原则,给予六味地黄丸合阿胶、龟甲胶、鳖甲胶、黄明胶等血肉有情之品,滋补肾阴,填补肾精。予天麻钩藤饮平肝潜阳,镇静定眩,加桑叶、菊花清肝泄火。景丹活血方为叶氏治疗冠心病的协定方,由红景天、丹参、降香、赤芍、徐长卿、三七粉、甘松组成,配合泽兰活血宽胸,理气养心;叶氏慢盆方:败酱草、皂角刺、鬼箭羽、菝葜,去王不留行,行活血清热利湿止痛之功；生蒲黄、决明子、白花蛇舌草、鸡内金等活血祛瘀，清热保肝；合石斛、西洋参益气养阴，配合薏苡仁、砂仁、陈皮醒脾和胃。众药合蜂蜜凝炼成膏，共奏滋补肝肾、养心安神之功。

（杨慰整理）

案12 不寐（心肾不交）

顾某，女，53岁。

初诊 2024年1月31日。

【主诉】夜寐欠安2月余。

【病史】夜寐欠安，烘热出汗，头痛，宫颈癌子宫切除10余年，卵巢保留，大便稀薄，1日3～4次，小便可，纳可。舌质红，苔薄，脉细。既往史：否认高血压、糖尿病、冠心病病史。辅助检查：无。中医诊断：不寐。证属心肾不交。治拟交通心肾，补肾助眠。

【处方】淫羊藿100 g，生巴戟天100 g，生黄柏100 g，生知母100 g，当归100 g，制黄精100 g，煅牡蛎100 g，生麦冬100 g，醋五味子60 g，酒女贞子100 g，桑椹100 g，丹参100 g，景天三七100 g，首乌藤100 g，醋香附60 g，香橼60 g，菊花100 g，石斛50 g，生黄芪100 g，炒酸枣仁（打碎）100 g，生黄芩100 g，防风100 g，生白术100 g，羚羊角粉1.5瓶，珍珠粉50 g，沙棘100 g，刺五加100 g，百令孢子粉50 g，百合100 g，生地100 g，生川芎100 g，生白芍100 g，全蝎30 g，醋延胡索100 g，生栀子100 g，大枣100 g，细辛30 g，蒲公英100 g，薏苡仁100 g，生泽泻100 g，炒蔓荆子100 g，天麻100 g，生甘草60 g，生牡丹皮100 g，龙眼50 g，西洋参50 g，阿胶（烊化）100 g，鹿角胶（烊化）100 g，龟甲（烊化）100 g，黄明胶（烊化）100 g，饴糖200 g，黄酒250 g，核桃肉（打碎）50 g，阳春砂（后下）60 g，陈皮60 g，枸杞子100 g，煅龙骨100 g，生党参100 g，破壁灵芝孢子粉50 g。

按 中医认为，女子"七七"之年，肾气渐衰，冲任亏虚，天癸渐竭，由于肝肾同源，水不涵木，肝血不足，必致心脉空虚，血不养心，心神不宁，而病失眠。围绝经期失眠病位在心，由于心失所养或心神不安所致，其发病与肝、脾、肾及冲任二脉有着密切的联系。叶氏提出了以滋补肝肾、交通心肾的治疗原则，以宁神方与失眠方（女贞子、桑椹、首乌藤、丹参、香附、景天三七、炒酸枣仁、灵芝、延胡索、珍珠粉、龙骨、牡蛎、黄精）为主化裁治疗。方中运用桑椹、女贞子、石斛、西洋参等滋补肝肾之阴，兼顾肝阳偏亢；黄精补肾填精，以对肾虚之本；景天三七、首乌藤、酸枣仁、丹参、灵芝、百令孢子粉养心安神，清心除烦；香附、香橼、延胡索疏肝理气；龙骨、牡蛎、珍珠粉重镇安神；刺五加益气健脾，补肾安神；百合清心安神。此外，针对肝血不足，取丹栀逍遥散之意，以牡丹皮、当归、生栀子、生甘草、生白芍、生白术等养血健脾，疏肝清热；患者头痛日久，以生川芎祛风活血而止头痛，细辛散寒止痛，防风辛散上部风邪，配合羚羊角粉平肝息风，全蝎息风镇痉，通络止痛，蔓荆子清利头目，天麻息风止痉，共奏疏风止痛之效。患者久病术后，心脾两虚，以归脾汤之意，取生党参、生黄芪、大枣、龙眼等益气补血，健脾养心，生麦冬、醋五味子益气养阴生津。患者肾精不足，烘热汗出，以二仙汤加减，淫羊藿、巴戟天、生黄柏、生知母、黄芩等温肾阳，补肾精，泻肾火，核桃肉补肾固精。枸杞子、菊花、生地、泽泻等滋养肝肾。患者既往有宫颈癌病史，予蒲公英清热解毒，沙棘活血散瘀。以阿胶、鹿角胶、龟甲胶、黄明胶收膏，滋补阴阳，益精养血，饴糖和中，黄酒为引。膏方多滋腻，加入薏苡仁、陈皮、阳春砂等，使其补而不滞。诸药合用，使阴血得充，冲任得养，水火既济，虚热得清，诸症自平。

（黄晓瑾整理）

案13 不寐（心脾两虚）

赵某,女,68 岁。

初诊 2024 年 2 月 24 日。

【主诉】夜寐欠安 3 月余。

【病史】夜寐欠安,大便不成形,乏力,血脂偏高,口服他汀药物后出现不适,目前瑞百安每月 1 针降脂治疗,平素喜叹息,无胸闷压榨感,无头昏黑蒙,纳可,二便调。舌质淡,苔薄,脉细。既往史:既往早搏史,无高血压、冠心病、糖尿病病史。辅助检查:无。中医诊断:不寐。证属心脾两虚。治拟补益心脾,养血安神。

【处方】生党参 100 g,生白术 100 g,茯神 100 g,灵芝孢子粉 50 g,生山茱萸 100 g,当归 100 g,生地 100 g,生川芎 100 g,干艾叶 100 g,醋香附 60 g,酒女贞子 100 g,覆盆子 100 g,枸杞子 100 g,醋五味子 60 g,山药 100 g,炒酸枣仁(打碎)100 g,紫河车粉 50 g,玫瑰花 100 g,百合 100 g,丹参 100 g,景天三七 100 g,百令孢子粉 30 g,羚羊角粉 3 g,刺五加 100 g,沙棘 100 g,升麻 100 g,柴胡 60 g,醋延胡索 100 g,生枳壳 60 g,黄连 60 g,肉桂(后下)20 g,紫苏叶 100 g,郁金 100 g,制黄精 100 g,煅牡蛎 100 g,煅龙骨 100 g,生甘草 60 g,大枣 100 g,净山楂 100 g,陈皮 60 g,红花 100 g,三七粉(兑入)50 g,阿胶(烊化)100 g,阳春砂(后下)60 g,莲子 100 g,鹿角胶 100 g,炒芡实 100 g,黄明胶(烊化)200 g,金樱子 100 g,生黄芪 100 g,生栀子 100 g,生牡丹皮 100 g,生黄芩 100 g,蜂蜜 200 g,黄酒 200 g,龙眼 50 g,人参叶 100 g,红参须 50 g。

按《景岳全书》云:"无邪而不寐者,必营气不足也,营主血,血虚则无以养心,心虚则神不守舍。"叶氏积多年临床经验,立补益心脾,养血安神,滋阴补肾组方宁神失眠方(黄连、肉桂、酸枣仁、灵芝、柴胡、延胡索、茯神、女贞子、丹参、香附、景天三七、紫苏叶、郁金、制黄精、莲子),方中女贞子在滋补肝肾之阴的同时,兼顾肝阳偏亢,起到清热潜阳之功。黄精补肾填精,以对肾虚之本。景天三七、酸枣仁、丹参、莲子、茯神、灵芝养心安神,清心除烦;百合清心安神;黄连、肉桂交通心肾;郁金、香附、柴胡、延胡索、紫苏叶疏肝理气;龙骨、牡蛎重镇安神。诸药合用,使阴血得充,冲任得养,水火既济,虚热得清,诸症自平。患者脾气虚陷,大便溏稀,以黄芪补中益气,配伍红参、甘草、白术补气健脾,当归养血和营,陈皮理气和胃,使诸药补而不滞。升麻、柴胡升阳举陷,炒芡实、莲子健脾利湿,共奏补中益气之功。配合金樱子固涩止泻。脾虚气血不足,予山药、生党参、人参叶、川芎、地黄、茯神、龙眼、大枣益气补血,健脾养心;年老肾精亏虚,予山茱萸、枸杞子、覆盆子、紫河车、刺五加补肾填精。气虚日久,气不行血,气虚血瘀,予艾叶、玫瑰花、沙棘、红花、三七粉理气活血化瘀。患者善太息,肝气不舒,取生栀子、牡丹皮、生枳壳、羚羊角粉,配合当归、柴胡等疏肝解郁。以阿胶、鹿角胶、黄明胶收膏,滋补阴阳,益精养血,蜂蜜润脏腑,调脾胃。黄酒为引。膏方多滋腻,以山楂、陈皮、阳春砂等使其补而不滞。叶氏治疗本病以本虚气血不足为主,在肾亏基础上,也有标实气滞血瘀,故补益脾肾,气血双补,同时活血化瘀,疏肝解郁,标本兼治,达到调和阴阳之功。

(黄晓瑾整理)

案14　虚劳(气血亏虚)

王某,女,47岁。

初诊　2021年2月7日。

【主诉】神疲乏力半年。

【病史】患者近半年来无明显诱因下出现神疲乏力,烘热出汗,口腻不适,胃纳尚可,夜卧欠安。舌质淡,苔薄,脉细沉。既往史:无。个人史:已婚已育,1-0-0-1,LMP 2021 年 1 月 21 日,7日净。中医诊断:虚劳。证属气血亏虚。治拟补益气血。

【处方】淫羊藿 100 g,仙茅 100 g,巴戟天 100 g,当归 150 g,川芎 100 g,艾叶 100 g,香附 100 g,熟地 100 g,桑椹 100 g,桃仁 100 g,延胡索 100 g,柴胡 100 g,黄芪 150 g,防风 100 g,白术 100 g,西红花 5 g,刺五加 100 g,太子参 100 g,女贞子 100 g,丹参 300 g,枸杞子 150 g,龙眼 50 g,五味子 60 g,茯苓 300 g,党参 150 g,黄芩 100 g,制黄精 300 g,煅牡蛎 300 g,牡丹皮 100 g,栀子 100 g,砂仁 100 g,陈皮 100 g,佛手 100 g,石斛 50 g,鳖甲 100 g,沙苑子 100 g,阿胶 100 g,黄明胶 200 g,龟甲胶 100 g,紫河车粉 30 g,生晒参 100 g,西洋参 100 g,黄酒 200 g,核桃仁 100 g,黑芝麻 100 g。服用方法:每次 1 包,1 日 2 次,冲服。

按 本膏方用四君子汤健脾补气,玉屏风散扶正益气,丹栀逍遥散疏肝理气,桃红四物汤养血活血等加减。同时运用了一系列性味甘寒且入肝、肾二经的药物,如龟甲胶、桑椹、女贞子、墨旱莲、枸杞子、熟地,在滋补肝肾之阴的同时,兼顾肝阳偏亢,起到清热潜阳之功。同时以淫羊藿、巴戟天、沙苑子温补肾阳,黄精、紫河车补肾填精,以对肾虚之本。酸枣仁、丹参养心安神,清心除烦;刺五加、首乌藤、龙眼益气健脾,补肾养心安神,诸药合用,使气血调和,阴血得充,肝肾得养,虚热得清,诸症自平。

(黄晓瑾整理)

案 15　眩晕(肝肾亏虚证)

杨某,女,58 岁。

初诊 2010 年 11 月 14 日。

【主诉】反复头昏数年。

【病史】数年来头昏目眩,时作时缓,双目干涩,胃脘胀满,胃纳尚可,二便调,夜寐欠安,胸闷不畅,烘热无汗,苔白腻,质淡红,脉细。既往史:有慢性胃炎、高血压病史 10 余年。中医诊断:眩晕。证属肝肾亏虚。治拟滋肾平肝,养血安神。

【处方】生黄芪 100 g,党参 200 g,丹参 200 g,天麻 100 g,枸杞子 100 g,菊花 100 g,嫩钩藤 100 g,生白术 100 g,茯苓 100 g,景天三七 300 g,女贞子 100 g,桑椹 100 g,防风 100 g,制首乌 100 g,鸡血藤 100 g,夜交藤 100 g,酸枣仁 100 g,五味子 50 g,灵芝 300 g,制香附 100 g,香橼 50 g,百合 100 g,生地 100 g,山茱萸 100 g,怀山药 300 g,枳实 100 g,柴胡 100 g,延胡索 100 g,川连 30 g,肉桂 15 g,广木香 60 g,徐长卿 100 g,决明子 100 g,砂仁 50 g,青皮 100 g,陈皮 100 g,杜仲 100 g,桑寄生 100 g,西洋参 100 g,生晒参 50 g,核桃肉 200 g,龟甲胶 200 g,阿胶 100 g,鳖甲胶 200 g,元贞糖 300 g。

按 诊其病源,无非肾髓不足,肝阳有余,虚火上扰,心神不宁之故。肾为先天之本,主藏精,肾阴不足,水不涵木,则肝阳上扰,心火亦亢,故头晕、目眩、心烦失眠等症反复不愈。拟方以知柏地黄、二至丸等滋养肾阴为主,佐以决明子、钩藤、甘菊平肝潜阳,酸枣仁、夜交藤安神宁心,附以治疗慢性胃炎诸药。煎膏久服,必获良效。

(印敏勇整理)

案16 心悸(血虚肝郁)

陈某,女性,42 岁。

初诊 2010 年 11 月 14 日。

【主诉】心悸多年。

【病史】素体羸弱,形体瘦削,面色苍白,宿有心悸之患,兼之胃脘痞闷,食后作胀,得暖则舒,大便干结,四日一行,脉弦滑,舌苔薄腻。中医诊断:心悸。证属血虚肝郁。治拟补养气血,安神宁心,疏肝理气。

【处方】炙黄芪60g,潞党参60g,北沙参60g,生白术90g,淮山药90g,全当归90g,炒白芍60g,炒川芎60g,生地90g,熟地90g,炒杜仲90g,川断肉90g,茯神90g,炙远志45g,柏子仁90g,酸枣仁100g,沉香曲45g,火麻仁90g,生首乌90g,炒柴胡24g,代赭石90g,旋覆花90g,佛手片30g,青皮45g,陈皮45g,绿萼梅30g,广木香30g,春砂仁24g,白豆蔻24g,白蒺藜90g,炒谷芽120g,炙甘草30g,黄连15g,吴茱萸15g,胡桃肉90g,龙眼肉90g,大枣90g,龟甲胶120g,阿胶120g,蜂蜜300g,冰糖300g。

按　本例系因情志不舒,肝气郁结,横逆犯胃,以致胃脘痞闷,食下作胀,得嗳较舒。兼有心悸宿疾,乃心血不足,心失所养之故。处方以八珍汤补益气血,酸枣仁、远志、柏子仁、茯神安神宁心;柴胡、佛手、白蒺藜、砂仁、白豆蔻疏肝理气;旋覆花、代赭石和胃降气。气畅郁舒,则脘闷暖气自愈,心血得养,则心悸自安。

(印敏勇整理)

案17　健忘(肝肾不足)

黄某,女,68岁。

初诊　2023年11月14日。

【主诉】记忆进行性下降3年。

【病史】患者时有焦虑、抑郁,性格内向,近3年来记忆力进行性下降,平素有头晕目眩,胸闷心慌,神疲乏力,形寒怕冷。夜寐欠安,二便调。苔薄,舌瘦小质红,有瘀点,脉沉细,时有结代。既往病史:高血压,高脂血症。诊断:健忘症。证属其肝肾不足,脑失所养。治拟补益肝肾,养心安神。

【处方】枸杞子100g,菊花100g,山茱萸150g,山药100g,茯苓150g,生泽泻150g,生牡丹100g,生地100g,珍珠粉20g,珍珠母100g,降香60g,红景天150g,景天三七150g,炒酸枣仁150g,

制黄精150 g,破壁灵芝孢子粉20 g,生黄芩100 g,玫瑰花100 g,生麦冬150 g,醋五味50 g,刺五加100 g,百合150 g,生知母100 g,茯神100 g,酒女贞100 g,垂盆草300 g,荷叶100 g,炒山楂100 g,苦丁茶100 g,桑椹100 g,丹参300 g,西红花5 g,三七粉60 g,紫苏叶100 g,郁金100 g,炒牡丹皮100 g,生龙骨150 g,生牡蛎150 g,生龙齿150 g,生栀子100 g,生地150 g,铁皮石斛100 g,生黄柏100 g,生杜仲100 g,沙苑子100 g,菟丝子100 g,西洋参50 g,龟甲100 g,防风100 g,阳春砂100 g,陈皮100 g,龙眼60 g,阿胶100 g,龟甲胶100 g,鹿角胶100 g,黄明胶100 g,黄酒250 g,黑芝麻100 g,核桃肉100 g,木糖醇300 g。

按 健忘,中医称为"喜忘"或"善忘"。《医方集解补养之剂》中指出:"人之精志皆藏于肾,肾精不足则志气衰,不能上通于心,故迷惑善忘也。"陈士铎对健忘的见解较为详尽,认为健忘病机主要由于心肾亏虚,且心肾不交,提出因人而异、辨证论治的治法。对年老而健忘者,陈士铎认为主因肾精虚衰,无以转化生成气血,脑髓渐空,神明无主引发。该患者为68岁女性,从围绝经期开始有睡眠障碍,焦虑抑郁,近年来记忆力明显下降,原因辨证为肝肾不足,脑失所养,叶氏予杞菊地黄丸为底方,合桑椹、黄精补益肝肾,养心安神。寐差,予以珍珠、珍珠母、生龙骨、生牡蛎、生龙齿重镇安神,予以景天三七、破壁灵芝孢子粉、炒酸枣仁、龙眼、茯神养心安神;患者胸闷心慌予降香、红景天宽胸理气,生黄芩、牡丹皮、地骨皮、生黄柏清热泻火除烦。患者有高脂血症,加荷叶、炒山楂、苦丁茶泄浊活血降脂。患者时有焦虑、抑郁,性格内向,故予以紫苏叶、广郁金疏肝理气。患者兼有瘀血内阻,予以丹参、西红花、三七粉活血化瘀。麦冬、百合、五味子养阴生津,清心安神。生杜仲、菟丝子、沙苑子补肾阳益精血,阴中求阳。五加皮、石斛益气养阴;陈皮、砂仁理气健脾和胃;垂盆草利湿保肝;防风祛风解表,胜湿止痛,止痉;龟甲、阿胶、龟甲胶、鹿角胶、黄明胶为血肉有情之品,平补阴阳。

（张丹整理）

附

宁神合剂研究

宁神合剂是上海市名老中医叶景华经验方,并于 1978 年申请批准为上海市第七人民医院院内制剂,有数十年运用历史,约有 4 万余患者受益,同时又在上海市浦东新区区域内推广应用,有 20 余家社区和二级医院申请应用。该合剂组方严密,药性平和,长期反复运用于临床,疗效明显,无明显副作用。叶氏及其团队对宁神合剂进行了多项临床研究和实验研究,通过临床和动物实验,提示宁神合剂对围绝经期综合征妇女可以改善症状,特别能改善失眠,提高记忆对早老痴呆干预,降低血脂等;并有提高雌激素、IL-2 水平,对人体多靶点、多融合点起作用。

临床研究

(一) 宁神合剂治疗妇女围绝经期失眠症临床观察

围绝经期妇女由于卵巢功能逐渐衰退,产生一系列临床症候群,称为围绝经期综合征,严重影响着围绝经期妇女的身心健康。采用随机对照临床研究进一步观察宁神合剂对妇女围绝经期失眠症的疗效及安全性现报道如下。

1. 资料与方法

（1）病例选择

1）西医诊断标准：符合《中国精神障碍分类与诊断标准
（CCMD－3）》有关失眠症的诊断标准和以失眠为主要症状的围绝
经期综合征诊断标准；采用国际通用的 SPIEGEL 量表评分≥12
分；内分泌测定：雌二醇（E_2），降低促卵泡激素（FSH），促黄体生成
素（LH）增高。

2）中医证候诊断标准：阴虚内热型，心肾不交型诊断标准按
照《中医病证诊断疗效标准》中相关标准。

3）纳入标准：符合上述西医诊断标准、中医证候诊断标准；
SPIEGEL 量表总分≥12 分（轻度失眠症：总分≥12 分；中度失眠
症：总分≥18 分；重度失眠症：总分≥24 分）。

4）排除标准：原发性高血压病及慢性贫血患者；双侧卵巢切
除，卵巢肿瘤和卵巢功能早衰者；年龄在 40 岁以下或 60 岁以上
者；过敏体质或对本药过敏者；合并有心血管和脑血管、肝、肾和造
血系统等严重原发性疾病的精神病患者；未按规定用药，无法判定
疗效或资料不全影响疗效或安全性判断者。

（2）一般资料：所有观察对象均来自于 2006 年 6 月至 2008 年
12 月上海市第七人民医院住院及门诊患者共 64 例，采用随机数
字表法分为治疗组和对照组。其中治疗组 33 例，平均年龄
（49.5±3.60）岁，中位病程 5.3 个月；轻度失眠 8 例，中度失眠 19
例，重度失眠 6 例。对照组 31 例，平均年龄（48.5±3.83）岁，中位
病程 5.1 个月；轻度失眠 6 例，中度失眠 20 例，重度失眠 5 例。两
组年龄、病程等基线资料比较，差异无统计学意义（$P>0.05$）具有
可比性。

（3）治疗方法：治疗组给予宁神合剂（由丹参、女贞子、桑椹、
夜交藤等组成，上海市第七人民医院制剂室提供内含生药

1 g/mL)口服,每次 30 mL,每日 3 次。对照组口服地西泮片(上海医药有限公司信谊制药总厂生产,规格为每片 2.5 mg)每次 5 mg,每晚 1 次。所有进入研究的患者均治疗 2 个月。

(4)观察指标及方法

1)失眠量表:治疗前及治疗后 2 周、4 周、8 周分别采用 SPIEGEL 量表进行评分。SPIEGEL 量表由 6 项内容(入睡时间,睡眠时间,睡眠质量,睡眠深度,夜梦情况,醒后感觉)组成。每项按病情轻重分别计 0 分、1 分、3 分、5 分,得分越高,失眠程度越重。

2)不良反应:采用治疗药物副反应量表(TESS)在治疗第 2 周、4 周、8 周末各评定 1 次并于治疗前,治疗 4 周、8 周末检查血常规、尿常规、肝肾功能及心电图各 1 次。

(5)疗效标准:根据中华人民共和国中医行业标准《中医病证诊断标准》不寐疗效标准和 SPIEGEL 量表评分,采用减分率进行疗效评价。痊愈:症状完全或基本消失,SPIEGEL 量表减分率≥80%;显效:症状基本消失,SPIEGEL 量表减分率≥50%;有效:症状有所改善或部分症状改善,SPIEGEL 量表减分率≥30%;无效:症状无明显变化,或反而加重 SPIEGEL 量表减分率<30%。

(6)统计学方法:采用 SPSS13.0 统计软件包进行统计分析,计量资料组内,组间比较用 t 检验,等级资料采用 RIDIT 分析。

2. 结果

(1)临床疗效比较:治疗组,对照组本组治疗 2 周、4 周、8 周疗效比较,差异无统计学意义($P>0.05$);治疗组治疗 2 周、4 周、8 周疗效与对照组同期比较,差异均无统计学意义($P>0.05$)(表 6-1)。

表 6-1　两组临床疗效比较(例)

组别	治疗时间	痊愈	显效	有效	无效	总有效[n(%)]
治疗组 ($n=33$)	2 周	2	9	14	8	25(75.76)
	4 周	7	13	9	4	29(87.88)
	8 周	10	13	7	3	30(90.91)
对照组 ($n=31$)	2 周	4	10	12	5	26(83.87)
	4 周	6	10	10	5	26(83.87)
	8 周	5	11	11	4	27(87.10)

(2) SPIEGEL 量表评分比较:治疗组治疗 2 周后除入睡时间,做梦情况,醒后感觉外,其余分项积分和总分差异均有统计学意义($P<0.01$);治疗 4 周及 8 周后各项积分均较治疗前差异有统计学意义($P<0.01$),除入睡时间外各项积分均较前 1 个疗程差异有统计学意义($P<0.01$,$P<0.05$)。对照组各项积分均较治疗前差异有统计学意义($P<0.01$)。治疗 8 周后醒后感觉较第 4 周差异有统计学意义($P<0.05$)。与对照组同期比较,治疗组治疗 2 周后各项积分差异均有统计学意义($P<0.05$),治疗 4 周后除睡眠时间,醒后感觉外各项积分差异均有统计学意义($P<0.05$),至治疗 8 周后仅醒后感觉 1 项积分差异有统计学意义($P<0.05$)(表 6-2)。

(3) TESS 评分及不良反应比较治疗 2 周、4 周、8 周组间 TESS 评分比较,差异均无统计学意义($P>0.05$)(表 6-3)。治疗组出现的不良反应为腹泻(3 例),食欲减退(1 例);对照组出现嗜睡(6 例),口干(12 例),头晕(3 例),心悸(1 例),未影响治疗,未采取任何处理,无不良结果。两组治疗前后血常规、尿常规、肝肾功能等实验室检查结果均正常。

表 6-2 两组 SPIEGEL 量表评分比较（$\bar{x} \pm s$ 分）

组别	治疗时间	入睡时间	睡眠时间	夜醒次数	睡眠深度	做梦情况	醒后感觉	总分
治疗组	治疗前	2.87±0.90	3.43±1.38	3.33±1.06	3.73±1.10	3.13±1.01	3.73±1.36	20.27±4.059
(n=33)	2周	2.40±1.07△	2.53±1.58**△	1.97±0.63**△	2.20±1.11**△	1.90±0.51△	2.33±1.59△	13.33±6.645**△
	4周	2.22±0.78**△	1.40±0.81**#	0.82±0.37**△#	1.27±0.84**△#	0.71±0.51**##	1.34±0.75***##	7.73±2.791***△
	8周	1.93±1.00**	1.53±0.90**#	0.97±0.31***#	1.53±0.98**#	0.97±0.48**#	1.20±0.61**△##	7.67±2.463***##
对照组	治疗前	2.80±0.96	3.21±1.32	3.31±0.99	3.67±1.09	3.08±0.98	3.63±1.21	20.13±3.963
(n=31)	2周	1.43±0.86**	1.27±0.69**	1.03±0.89**	1.53±1.01**	0.97±0.44**	1.27±0.69**	8.67±2.881**
	4周	1.27±0.41**	1.47±0.86**	1.30±0.37**	1.80±0.95**	1.23±0.78**	1.84±0.63**	9.33±2.783**
	8周	1.57±0.93**	1.53±0.90**	1.23±0.87**	1.77±0.99**	1.13±0.87**	1.96±0.98**	8.73±2.586**

注：与本组治疗前比较，** $P<0.01$；与本组2周前比较，# $P<0.05$，## $P<0.01$；与对照组同期比较，△ $P<0.05$。

表6-3 两组 TESS 评分总分比较($\bar{x}\pm s$分)

组别	n	2周	4周	8周
治疗组	33	1.30±0.47	0.93±0.25	0.63±0.24
对照组	31	1.33±0.48	1.00±0.35	0.87±0.32

3. 讨论 我们认为,围绝经期失眠症以阴虚阳亢、心肾不交为主要病机。《素问·上古天真论》云:"女子七七,任脉虚,太冲脉衰少,天癸竭,地道不通,故形坏而无子。"围绝经期妇女精血亏少,阴虚而阳无所藏则阳气浮越,水亏而无心上承则心火不降,故多有失眠之症。遵循中医学理论,针对此型失眠症当以调理为主,务使心火下降,肾水上升,水火既济,得以维持人体正常水火,阴阳之平衡。即通过滋补营养神经系统,增强神经系统的调节功能使神经系统的异常兴奋性得以恢复正常,改善内分泌系统功能。

宁神合剂来源于上海市名老中医叶景华主任的经验方,立益肾养心之法,以达到阴平阳秘、精神乃治的目的。方中女贞子、桑椹滋补肝肾,充养髓海脑海;夜交藤滋补肝肾,安神;丹参活血补血;景天三七镇静安神,兼以化瘀;制香附行气解郁,为气病之总司,女科之主帅,香橼疏肝和胃。诸药配合获益肾柔肝、养心宁神之效。研究表明,宁神合剂具有提高女性雌激素水平,增强机体免疫力的作用。

本研究结果显示,治疗2周后,对照组 SPIEGEL 量表各分项积分及总积分低于同期治疗组($P<0.05$),提示地西泮治疗早期疗效优于宁神合剂;治疗2周和4周后,对照组在入睡时间分项积分低于治疗组($P<0.05$),而在治疗8周后两组入睡时间分项积分差异无统计学意义,提示地西泮能在治疗时更快减少入睡时间;治疗4周后,治疗组在夜醒次数、睡眠深度、做梦次数分项积分低于对照组($P<0.05$),而在治疗8周后,两组上述3项分项积分差

异无统计学意义,提示宁神合剂在中期即能改善睡眠质量,疗效优于地西泮。治疗8周后,对照组醒后感觉分项积分高于同组治疗2周后及同期治疗组($P<0.01$)提示较长时间服用地西泮后可影响其醒后感觉;治疗组除入睡时间分项外,治疗4周和8周后在睡眠时间,夜醒次数,睡眠深度,醒后感觉与治疗2周后比较,积分均降低($P<0.01$,$P<0.05$)。提示随着疗程延长,宁神合剂对睡眠的改善作用加强。两组不良反应发生率低,且症状轻微,无须特殊处理,提示宁神合剂有较好的安全性。

(二)宁神合剂对改善围绝经期妇女记忆能力的临床观察

由于卵巢功能减退,女性进入围绝经期后出现一系列的心理、生理变化,其中就包括记忆力下降。近年来,我们用宁神合剂治疗围绝经期妇女,着重观察其对记忆力的调节作用,发现其对提高围绝经期妇女的记忆力作用明显。现报道如下。

1. 资料与方法

(1)一般资料:收集上海市第七人民医院中医科和妇科2006年6月至2008年12月门诊收治的患者100例,均为主诉是记忆力下降的围绝经期妇女患者,随机分成两组,治疗组50例,年龄为44~56岁,平均48.5岁;其中大学文化3例,高中20例,初中27例;病程4~12个月,平均6.5个月。对照组50例,年龄为45~55岁,平均49.5岁;其中大学文化2例,高中23例,初中25例;病程3~11个月,平均6.2个月。各组间年龄、文化程度、病程差异无显著性($P>0.05$)。

(2)纳入病例标准:①年龄在40~60岁的妇女,除月经失调外,记忆力减退是典型的特异性症状,可伴有烘热汗出,烦躁易怒,心悸失眠,胸闷头痛,情志异常,血压波动,腰腿酸痛等;②内分泌测定:雌二醇(E_2)降低,促卵泡激素(FSH)、促黄体生成素(LH)增高。

（3）排除病例标准：①原发性高血压病及慢性贫血患者；②双侧卵巢切除，卵巢肿瘤和卵巢功能早衰者；③年龄在 40 岁以下或 60 岁以上者，过敏体质或对本药过敏者；④合并有心血管和脑血管、肝、肾和造血系统等严重原发性疾病的精神病患者；⑤不符合纳入标准；未按规定用药，无法判定疗效；或资料不全影响疗效或安全性判断。

（4）治疗方法：治疗组予宁神合剂 30 mL，每日 3 次，口服，每 3 个月为 1 个疗程。对照组予尼尔雌醇片 2 mg，每月 1 次，口服，每 3 个月为 1 个疗程，第 3 个月结束前 5 日加服安宫黄体酮，每日 20 mg，连服 5 日。

（5）治疗疗程：3 个月为 1 个疗程。

（6）测试方法

1）采用湖南大学修订的韦氏记忆量表（WMS）由专人对患者治疗前后用甲乙两套量表进行记忆力测试（共 10 个亚项），该测验包括：长时记忆（计数 1～100，100～1，累加），短时记忆（记图，再认，再生，联想，触摸，理解，瞬间记忆，背数）。测验完成后把测试所得的原始分换算成量表分及记忆商（MQ）。

2）治疗前后测定血清雌二醇。

（7）统计学处理：将所有数据用 Excel 建立数据库，用 SPSS 12.0 统计软件包进行统计分析 WMS 量表得分以 $\bar{x}\pm s$ 表示，组内，组间比较采用 t 检验。

2. 结果

（1）不良反应：在治疗过程中，两组均未出现严重的不良反应，其中治疗组有 1 例患者出现腹胀、恶心，未进行特殊处理，自行缓解。

（2）两组治疗前后 MQ 各项分测验评分，量表总分和 MQ 分值，比较见表 6-4。两组治疗前各条目得分比较无统计学显著性差异（$P>0.05$）；尼尔雌醇组治疗前后比较，累加，联想，理解，背数,量表总分,MQ 有显著性差异($P<0.05$);宁神合剂组治疗前后比较,记图,再认,联想,理解,背数,量表总分,MQ 有显著性差异($P<0.05$);两组治疗后各项比较,治疗组记图,再认,MQ 较对照组有显著性差异($P<0.05$)。

表 6-4　两组治疗前后各亚项分值,量表总分,MQ 的评分比较($\bar{x}\pm s$)

组别		1~100	100~1	累加	记图	再认	再生
治疗	治疗前	10.67±0.14	5.26±2.12	11.12±2.36	9.14±1.59	8.95±2.63	7.57±1.36
	治疗后	10.83±2.44	5.75±2.26	12.34±1.82	11.62±1.53*#	12.14±1.21*#	8.71±1.12
对照	治疗前	10.55±0.28	5.27±1.31	11.11±2.57	8.75±1.58	8.86±2.87	7.95±1.72
	治疗后	10.91±2.44	6.06±2.71	12.25±2.64*	8.48±1.21	9.81±2.53	8.78±1.48

组别		联想	触摸	理解	背数	量表总分	MQ
治疗	治疗前	7.66±1.73	8.53±2.01	9.78±1.34	6.01±2.02	84.91±7.25	91.55±1.56
	治疗后	9.90±1.85*	8.08±1.67	10.87±2.71*	7.89±2.64*	98.04±11.65*	105.6±1.99*#
对照	治疗前	7.56±1.23	8.78±1.39	6.90±1.57	5.98±2.50	82.06±9.83	89.35±1.91
	治疗后	9.55±1.34*	8.95±1.45	10.43±1.69*	7.48±2.18*	92.67±11.83*	99.75±2.94*

注:与同组治疗前比较,*$P<0.05$;与对照组比较,#$P<0.05$。

（3）两组治疗前后血清雌二醇数值比较见表 6-5。两组 E_2 治疗前后有显著差异($P<0.05$),两组治疗后比较对照组较治疗组有统计学显著性差异($P<0.05$)。

表 6-5　两组治疗前后 E_2 数值比较($\bar{x}\pm s$)pg/mL

组别	治疗前	治疗后
对照	70.97±12.22*	70.97±12.22*
治疗	38.26±8.40	54.41±11.45*#

注:与同组治疗前比较,*$P<0.05$;与对照组比较,#$P<0.05$。

3. 讨论　中年以后,记忆随年龄增加而减退。李静然等对北

京市石景山区 1 428 位 40～59 岁围绝经期妇女调查发现,有不同
程度记忆下降症状者占 58.90%,而且 45 岁开始记忆能力明显下
降。因此记忆力减退的原因,除了与衰老有关外,可能与雌激素的
缺乏有关。雌激素对中枢神经系统具有广泛和重要的作用,它不
仅作用于脑内与生殖相关的神经回路,影响生殖过程而且还作用
于与认知功能相关的神经回路,产生神经保护效应,提高学习和记
忆能力。影响学习和记忆能力。记忆功能的减退,是大多数阿尔
茨海默病(AD)患者最早出现的认知功能变化。流行病学,研究发
现绝经后女性比同龄男性 AD 的患病率明显高,而且早期多数临
床研究发现雌激素替代治疗可降低或延缓 AD 的发生。因此多数
学者认为雌激素水平降低是 AD 的发病原因之一。因而对绝经期
妇女进行提高记忆力等预防性治疗,对减少 AD 发病,显得尤其
重要。

　　中国医学认为脑主神明,脑为元神之腑,一切记忆力,认知能
力,智能活动都与脑的正常功能紧密相关。《医林改错》曰:"灵机
记性在脑。"《灵枢·海论》曰:"髓海有余,则轻劲多力,自过其度;
髓海不足,则脑转耳鸣,胫酸眩冒,目无所见,懈怠安卧。"脑与五脏
的关系密切,尤其是心、肾,"心藏神",故心被认为是"五脏六腑之
大主,精神之所舍也"。肾为先天之本,肾主藏精,精生髓,髓又上
通于脑,脑为髓海。"肾藏志",故精足则令人体魄坚强,智慧聪颖。
唐容川《内经精义》曰:"事物之所以不忘,赖此记性,记在何处,则
在肾经。益肾生精,化为髓,而藏之于脑中。"

　　《素问·上古天真论》云:"女子七岁,肾气盛,齿更发长;二七
而天癸至,任脉通,太冲脉盛,月事以时,故有子;七七任脉虚,太冲
脉衰少,天癸绝,地道不通,故无子。"女子年届七七,肾精渐亏,天
癸将竭,冲任二脉虚损,精血不足,脏腑失于濡养,阴阳平衡失调。
肾水不足,不能上济于心,心火独亢,心肾不交。李中梓《医家必

读》认为："《内经》之论健忘,俱责之心肾不交。心不下交于肾,浊火乱其神明;肾不上交于心,精气伏于不用……故补肾而使之时上,养心而使之善下,则神气清明,志意常治,而何健忘之有。"《临证备要》则指出:"治健忘者必交其心肾,使之神明下通于肾,肾之精华上升于脑,精能生气,气能生神,神定气清,自鲜遗忘之失。"

我们采用益肾养心法之宁神合剂,反复使用于围绝经期综合征的患者,临床效果明显。此方是上海市名老中医叶景华主任的经验方,结合其对围绝经期综合征的临床和动物实验研究,发现有提高围绝经期综合征妇女雌激素水平,提高机体免疫功能,有改善围绝经期综合征临床症状等作用。宁神合剂由女贞子、桑椹、夜交藤、丹参、景天三七、制香附及香橼组成。女贞子、桑椹、夜交藤有滋补肝肾作用,又有安神功能,脑为髓海,所以在补肾同时,脑海也得到充养;丹参益气活血,补血安神;景天三七养心安神;香附行气解郁;香橼疏肝和胃;诸药配合,同奏益肾养心宁神之功。我们通过此研究发现,宁神合剂组和尼尔雌醇组在治疗前后,在联想、理解、背数、量表总分及 MQ 上有显著性提高,提示两组均能改善短时记忆和瞬时记忆;而宁神合剂组在提高记图、再认、MQ 上与尼尔雌醇组比较差异有显著性,提示宁神合剂组在改善短时记忆及总的记忆能力方面较对照组效果更好。但是从治疗后雌激素提高水平来看,尼尔雌醇组较宁神合剂组有显著性差异,提示尼尔雌醇组在改善雌激素方面优于中药治疗组。因此,我们认为宁神合剂改善记忆能力并不单纯是由于雌激素的提高所致,而是具有多靶点、多融合点提高记忆功能的作用,这是否与宁神合剂有提高围绝经期综合征妇女机体免疫功能有关,有待进一步研究。

总之,宁神合剂对围绝经期综合征妇女的记忆力有一定的改善作用,以记忆力下降为切入点,从中医治未病的角度,来预防

AD 的发生,有一定的临床意义。

(三)宁神合剂治疗失眠症临床观察

宁神合剂是上海市名老中医叶景华主任据多年临床经验制成的协定处方,并于 1978 年申请批准为院内制剂,有 30 余年运用历史。该合剂组方严密,药性平和,长期反复运用于临床,疗效明显,无明显副作用,且费用不高,服用十分便捷。在长期临床应用中,宁神合剂在防治失眠症、围绝经期综合征及对早老痴呆中,中医药防治特色鲜明,疗效突出,临床需求量大。在上海市浦东新区内对宁神合剂开展多点临床研究,重点观察该制剂的安全性和有效性,开展有关临床疗效作用机制的探索研究。笔者从本次对宁神合剂临床研究中,收集了上海市第七人民医院病例,进行总结,现报道如下。

1. 临床资料

(1)一般资料:收集上海市第七人民医院 2010 年 6 月至 2012 年 5 月西医、中医、住院、门诊患者 200 例。均为主诉有失眠的患者,采用随机、阳性药对照试验设计:宁神合剂 100 例;对照组复方五味子糖浆 100 例。宁神合剂 100 例,病程平均 6.5 个月;文化程度:大学文化 43 例,高中 48 例,初中 9 例;轻度失眠 35 例,中度失眠 53 例,重度失眠 12 例。复方五味子糖浆 100 例,病程平均 7.1 个月;文化程度:大学文化 34 例,高中 52 例,初中 14 例;轻度失眠 26 例,中度失眠 61 例,重度失眠 13 例。各组间文化程度,失眠程度差异无统计学意义($P>0.05$),具有可比性。

(2)诊断、纳入及排除标准

1)诊断标准:①西医诊断标准:符合《中国精神障碍分类与诊断标准(CCMD - 3)》第 3 版有关失眠症的诊断标准和以失眠为主要症状的围绝经期综合征诊断标准;②中医辨证标准:阴虚内热

型,心肾不交型诊断标准按照《中医临床诊疗术语疾病部分》中相关标准。

2)纳入标准:①符合西医失眠症临床诊断标准;②符合西医失眠为主要症状的围绝经期综合征诊断标准;③符合中医阴虚内热型、心肾不交型诊断标准;④年龄不限,性别不限。

3)排除标准:①妊娠以及哺乳期妇女;②过敏体质或对多种药物过敏者或已知对两种试验药品组成成分过敏者;③合并精神病患者、糖尿病患者;④4周内使用过已知对主要脏器有损害的药物者;⑤患者不能合作或正在参加其他药物试验者。

2. 方法

(1) 治疗方法:将 200 例阴虚内热型失眠症患者分为,宁神合剂治疗组 100 例;对照组复方五味子糖浆 100 例。治疗组:宁神合剂 30 mL,每日 3 次口服。宁神合剂药物组成:丹参、女贞子、桑椹、夜交藤等(上海市第七人民医院委托上海上联药业有限公司生产,沪药制字 Z05131092 内含生药 1 g/mL,每瓶 500 mL)。对照组:复方五味子糖浆(上海美优制药有限公司),每次 15 mL,每日 2 次,口服。治疗期两组均停用其他对病情有影响的药物。4 周为 1 个疗程。

(2) 安全性检测:①一般体检项目;②肝功能(ALT),肾功能(Cr,BUN)及心电图。治疗前后各检查 1 次。

(3) 疗效性观测:①临床症状与体征;②药物起效时间的判定;③症状消失时间的判定;④中医证候的变化。

(4) 统计学处理:治疗 4 周,疗程结束统计疗效。将所有数据用 Excel 建立数据库,用 SPSS 13.0 统计软件包进行统计分析,SPIEGEL 量表分值以均数±标准差($\bar{x}\pm s$)表示组内,组间比较采用 t 检验。

3. 结果

(1) 疗效评定标准:综合参照《中药新药临床研究指导原则》相关诊断标准和《中医临床诊疗术语疾病部分》中不寐的诊断标准和 SPIEGEL 量表评分。①采用减分率进行疗效评价。临床痊愈:症状完全或基本消失,SPIEGEL 量表减分率≥80%;显效:症状基本消失,SPIEGEL 量表减分率≥50%;有效:症状有所改善,或部分症状改善,SPIEGEL 量表减分率≥30%;无效:症状无明显变化,或反而加重,SPIEGEL 量表减分率<30%。②起效时间的判定:在观察的症状、体征中,某一症状或体征改善一个等级的时间即定为该病例用药后的起效时间,以日计算。③安全性评价标准。1 级:安全,无任何不良反应;2 级:比较安全,如有不良反应,不需要做任何处理,可继续给药;3 级:有安全性问题,有中等程度的不良反应,做处理后可继续给药;4 级:因不良反应中止试验。

(2) 治疗前后 SPIEGEL 量表评分比较:治疗后 SPIEGEL 量表评分宁神合剂各分项分值及总分值显著低于同期复方五味子糖浆($P<0.01$),治疗组治疗 2 周、4 周各分项分值及总分均显著低于本组治疗前($P<0.01$),其中睡眠时间、醒后感觉两个分项,治疗 4 周分值显著低于治疗 2 周($P<0.01$),治疗 4 周总分亦显著低于治疗 2 周($P<0.01$)。对照组治疗 2 周后入睡时间、睡眠时间、醒后感觉分项及总分分值均显著低于本组治疗前($P<0.01$),对照组治疗 4 周后各分项分值及总分均显著低于本组治疗前($P<0.01$)。在睡眠深度、醒后感觉两个分项,治疗组治疗 4 周后分值显著低于对照组($P<0.01$)。提示宁神合剂组疗效优于复方五味子糖浆。见表 6 - 6。

(3) 两组治疗 4 周后疗效比较:治疗 4 周后,宁神合剂与复方五味子糖浆比较,宁神合剂治愈率优于复方五味子糖浆,总有效率95.0%,见表 6 - 7。

表 6 - 6 治疗前后 SPIEGEL 量表评分比较（$\bar{x} \pm s$）

组别	例数	治疗时间	入睡时间	睡眠时间	夜醒次数	睡眠深度	做梦情况	醒后感觉	总分
治疗组	100	治疗前	3.38±1.38	4.08±1.12	3.53±1.01	3.73±1.10	3.13±1.01	3.78±1.36	21.86±4.35
		2周	2.54±0.89**	2.62±1.01**	2.01±0.51**	2.45±1.23**	1.95±0.64**	2.54±1.61**	14.21±6.74**
		4周	1.48±0.99***##	1.67±1.04***##	0.98±0.47**	1.53±0.84**	0.81±0.49**	1.24±0.76***##	7.73±2.79***##
对照组	100	治疗前	3.10±1.38	3.77±1.28	3.39±0.84	3.64±1.01	3.12±0.78	3.76±1.21	20.83±3.96
		2周	2.14±1.21**	2.09±1.22**	2.89±0.62	2.93±1.17	2.67±0.44	2.27±0.69**	14.97±4.74**
		4周	1.48±1.07**	1.45±0.99**	1.30±0.37**	2.03±0.91**△	1.27±0.48**	1.84±0.34**△	9.37±3.19**

注：与本组治疗前比较，** $P<0.01$；与本组 2 周前比较，## $P<0.01$；与对照组同期比较，△ $P<0.05$。

表6-7　两组治疗4周后疗效比较

组别	例数	临床痊愈	显效	有效	无效	总有效率(%)
宁神合剂治疗组	100	15	72	8	5	95.0
复方五味子糖浆对照组	100	5	49	34	12	88.0

4. 讨论　失眠症是指睡眠不足或睡眠质量不好的表现,表现一种或多种症状,比如:入睡困难,夜间多次觉醒,不能再入睡,清晨早醒,睡醒后不能恢复精力。中医诊断为不寐,是指脏腑功能紊乱,气血亏虚,阴阳失调,导致不能获得正常睡眠的病证。常伴有头痛、头昏、心悸、健忘、多梦等症。经各系统和实验室检查,一般未发现异常。现代人正面临失眠症越来越严重的侵袭。上海市民中有多少人晚上睡不着或睡不好? 上海市已达35%左右。由于经济和生活竞争造成的精神压力增大和使用药物不当等影响,市民中患失眠症的人群正在增加,其中由精神心理因素导致的失眠者,占70%以上。失眠症患者人数多,危害大,目前这一发病率还在急剧上升。

对失眠症的治疗,安眠药的应用极为广泛,80%以上的失眠症患者服过地西泮等镇静类催眠药,其中近70%的患者已产生明显的依赖性,50%以上患者往往会产生对药物的耐受性、依赖性、易成瘾等副作用,反而加重了失眠的症状。长期大量服用,影响生活质量,尤其对神经系统、肝肾功能会产生不良影响,甚至出现中毒反应。服用镇静类催眠药的患者中,50%以上在服药数周或数月后,都出现了睡不安稳、头昏脑胀、头痛、心烦意乱、口干、口苦、白天昏昏沉沉、心慌胸闷、出虚汗等各种反应,但由于近70%患者已形成药物依赖,一停用镇静催眠药,他们就会整夜睡不着,想摆脱又摆脱不了,继续吃,副作用更明显,患者痛苦万分。肝病或肾病患者会反应激烈,而另一些患者则可能反应较麻木,但可以肯定的是,服用这类药物后,患者的症状开始变得更复杂,治疗难度加大,而且其催眠效果也不够稳定。

综观目前形势,失眠症增多,而能解决问题的药物又那么缺乏。这给中医药治疗带来契机,中医界一直在探讨本病治疗发病机制,但较为复杂。叶景华主任医师积多年临床经验,立养血安神、滋阴补肾组方宁神合剂。在宁神合剂中女贞子、桑椹滋补肝肾,为君药;夜交藤滋补肝肾安神,丹参益气活血、补血安神,景天三七镇静安神、止血化瘀,为臣药;制香附行气解郁,为佐药;香橼疏肝和胃,为使药。药物组方严密,君臣佐使分明;药味简练,药性平和,适于长期服用;临床制定成协定方,并于近年指导临床和科研,应用宁神合剂对偏阴虚内热型的围绝经期综合征进行临床和动物实验研究,取得成功。为了对叶景华经验方宁神合剂进行深入研究,从多靶点、多融合点研究中药复方宁神合剂对失眠证的效果。根据中医"心藏神,肾藏志"理论,对"心不藏神,肾不藏志"而出现的阴虚内热、心肾不交的失眠症观察,采用具有养血安神、滋阴补肾作用的宁神合剂。通过临床试验研究,采用随机、阳性对照药复方五味子糖浆,考察宁神合剂的临床疗效和安全性目的,本研究提示宁神合剂治疗失眠症安全有效,这是失眠患者的福音,亦是社会和家庭的福音,如成果以产业化并投入上市,必将具有一定的社会和经济效益。

(四)宁神合剂治疗绝经期妇女血脂异常临床观察

女性绝经后由于雌激素保护作用逐渐消失,激素相关的代谢紊乱性疾病的发病率迅速上升,出现脂代谢紊乱、高血压、高尿酸血症、骨质疏松等病症。流行病学研究表明,血脂与心脑血管疾病关系密切,胆固醇为冠心病的独立危险因素,故而调脂治疗尤为重要。临床研究证实,绝经期女性血脂水平的变化及心血管疾病发病率的升高与低雌激素水平有关,补充雌激素可以改善脂代谢,降低心血管疾病的发病率。但雌激素替代疗法在改善女性绝经后生活质量的同时,也可能诱发乳腺癌、宫颈癌及阴道大出血等严重副作用。中医药在本病的治疗方面优势独特。近年来,我们采用宁神合剂治疗绝经期妇女血脂异常,取得良好疗效,现总结报道如下。

1. 资料与方法

(1) 病例选择

1) 诊断标准:参照《中国成人血脂异常防治指南》中的相关标准诊断。在血脂水平分层标准中属于边缘升高或升高者,即 TC≥5.18 mmol/L,LDL-C≥3.37 mmol/L,HDL-C<1.04 mmol/L,TG≥1.70 mmol/L,其中任意 1 项或 1 项以上达标即可诊断。

2) 纳入标准:①符合上述疾病诊断标准;②自然绝经 1 年以上;③属原发性血脂异常;④年龄 50~70 岁;⑤签署知情同意书。

3) 排除标准:①存在引起继发性血脂异常的基础疾病者,如甲状腺功能减退、糖尿病、慢性肾病和肾病综合征等;②近半年内曾患急性心脑血管意外、急性胰腺炎、严重创伤或行重大手术后,或合并肝肾及造血系统等严重原发性疾病者;③近 3 个月内使用过性激素或对性激素水平有影响药物的患者;④正在接受其他降脂药物治疗的血脂异常者;⑤过敏体质或对本药成分过敏者。

(2) 一般情况:70 例病例均为 2013 年 1 月至 2014 年 12 月上海市第七人民医院中医内科门诊收治的绝经期血脂异常妇女,按照随机数字表法分为治疗组与对照组,每组 35 例。试验期间脱落病例 2 例(均为难以合作,主动退出),其中治疗组 1 例,对照组 1 例;最终完成试验者 68 例。治疗组平均年龄(58.47±7.05)岁;平均绝经时间(5.10±4.30)年;合并高血压者 22 例,冠心病者 16

例,曾有脑梗死病史者 7 例。对照组平均年龄(58.01±6.9)岁;平均绝经时间(5.90±3.90)年;合并高血压者 24 例,冠心病者 15 例,曾有脑梗死病史者 5 例。两组年龄、绝经时间、合并疾病等一般情况比较,差异无统计学意义($P>0.05$),具有可比性。

(3) 治疗方法:治疗期间保持与服药前相似的饮食和生活方式。合并有高血压、冠心病者,所用药物不影响血脂代谢可维持原治疗方案,如影响血脂代谢则改用其他类药物代替。

1) 治疗组:予宁神合剂口服。药物组成为女贞子、桑椹、丹参、夜交藤、景天三七、香附、香橼。每瓶 500 mL,含生药 500 g,由上海市第七人民医院制剂室制成合剂(沪药制字 Z05131092)。每次 30 mL(含生药 30 g),每日 3 次。疗程为 2 个月。

2) 对照组:予辛伐他汀片(杭州默沙东公司;批号:H19990366)口服。每次 20 mg,每日 1 次。疗程为 2 个月。

(4) 观察项目与方法

1) 血脂水平:治疗前后,检测受试者血脂指标,包括总胆固醇(TC),三酰甘油(TG),低密度脂蛋白胆固醇(LDL-C),高密度脂蛋白胆固醇(HDL-C)。

2) 性激素水平:治疗前后,检测受试者性激素指标,包括雌二醇(E_2),睾酮(T),促卵泡生成素(FSH),促黄体生成素(LH)。

3) 高脂血症患者膳食评价积分及体质量指数(BMI)治疗前后,通过填写《中国成人血脂异常防治指南》中的"高脂血症患者膳食评价"表并计算评分,观察受试者膳食结构的变化情况。同时,检测受试者的身高、体质量,计算 BMI 指数计算公式:体质量(kg)÷身高$(m)^2$。

(5) 统计学方法:试验数据采用 SPSS 19.0 软件进行统计分析。计量资料以 $\bar{x}±s$ 表示,数据服从正态分布,方差齐性时,采用 t 检验;方差不齐时,采用 t 检验。以 $P<0.05$ 为差异有统计学

意义。

2. 结果

(1) 血脂水平变化情况:治疗前后组内比较,两组血脂各指标差异均有统计学意义($P<0.05$);组间治疗后比较,TG、LDL - C水平差异有统计学意义($P<0.05$)。见表 6 - 8。

表6-8　两组血脂指标变化情况比较($\overline{x}\pm s$,mmol/L)

组别	时间	TC	TG	HDL - C	LDL - C
治疗组	治疗前	6.09 ± 0.78	2.21 ± 0.95	1.24 ± 0.41	3.29 ± 0.78
($n=34$)	治疗后	$5.32\pm0.52^*$	$1.66\pm0.63^{*\#}$	$1.37\pm0.36^*$	$2.49\pm0.57^{*\#}$
对照组	治疗前	6.11 ± 0.95	2.15 ± 1.19	1.25 ± 0.28	3.36 ± 0.65
($n=34$)	治疗后	41.02 ± 28.28	0.49 ± 0.23	36.11 ± 14.63	32.12 ± 9.97

注:与本组治疗前比较,$^*P<0.05$;与对照组治疗后比较,$^{\#}P<0.05$。下同。

(2) 性激素水平变化情况:治疗前后组内比较,两组 E_2、T 水平差异均有统计学意义($P<0.05$);组间治疗后比较,E_2、T 水平差异有统计学意义($P<0.05$)。见表 6 - 9。

表6-9　两组性激素指标变化情况比较($\overline{x}\pm s$)

组别	时间	E_2(pmol/L)	T(nmol/L)	FSH(mIU/mL)	LH(mIU/mL)
治疗组	治疗前	41.92 ± 33.70	0.49 ± 0.25	59.50 ± 13.25	28.28 ± 10.19
($n=34$)	治疗后	$71.51\pm44.45^{*\#}$	$0.35\pm0.14^{*\#}$	59.33 ± 15.41	27.49 ± 8.00
对照组	治疗前	41.92 ± 29.34	0.52 ± 0.27	36.76 ± 14.25	32.65 ± 10.72
($n=34$)	治疗后	41.02 ± 28.28	0.49 ± 0.23	36.11 ± 14.63	32.12 ± 9.97

(3) 高脂血症患者膳食评价积分及 BMI 变化情况:治疗前后组内比较,两组膳食评分差异无统计学意义($P>0.05$),治疗组BMI 水平差异有统计学意义($P<0.05$)。组间治疗后比较,膳食评分差异无统计学意义($P>0.05$),BMI 水平差异有统计学意义

（$P<0.05$）。见表 6 - 10。

表 6 - 10　两组膳食评分及 BMI 变化情况比较（$\bar{x} \pm s$）

组别	时间	膳食评分（分）	BMI
治疗组（$n=34$）	治疗前	4.98±0.75	23.62±3.11
	治疗后	4.77±0.43	22.15±3.23*#
对照组（$n=34$）	治疗前	5.01±0.52	23.31±2.46
	治疗后	4.86±0.56	23.22±3.01

3. 讨论　血脂异常是指血清中总胆固醇、低密度脂蛋白胆固醇、三酰甘油升高以及高密度脂蛋白胆固醇降低。内源性雌激素对雌激素受体 α（ERα）和雌激素受体 β（ERβ）的亲和力没有亚型选择性，这也是长期服用雌激素会导致副作用的原因之一；而研究发现多数植物，雌激素对雌激素受体具有选择性，往往对 ERβ 的亲和力大于 ERα，故而副作用的发生率相对较低。我国拥有丰富的雌激素样作用中药资源，因而从雌激素样效应着手，从中寻找安全有效的调脂药物，具有较大的社会与经济效益。

中医学认为，血脂异常的病位在血脉与肝肾，为痰、瘀、虚交杂的本虚标实之证。故而血脂异常的治疗，应以补肾疏肝、活血化痰为主要治则。《素问·上古天真论》曰："七七任脉虚，太冲脉衰少，天癸竭，地道不通，故形坏而无子也。"《灵枢·天年》谓："五十岁，肝气始衰。"绝经期妇女因其所处围绝经期这一特殊生理阶段，故肝肾亏虚、阴阳失衡是绝经后妇女合并血脂异常的发病基础。宁神合剂为上海市名中医叶景华主任的临床经验方，该方经本科室多年临床应用及动物试验证明，对肝肾亏虚型妇女围绝经期综合征具有显著疗效。

宁神合剂中女贞子与桑椹合用，为君药，有滋补肝肾、益阴养血之功；丹参、景天三七、夜交藤为臣药，除宁心安神外，更有活血化瘀通络之功;香附、香橼为佐使之药,可疏肝理气,宽中化痰。全方以补益肝肾为本,兼有活血化痰之效,契合绝经后合并血脂异常妇女肝肾阴虚、痰瘀内生的病因病机。

本研究中,治疗组可显著升高 E_2 水平,而对照组则对性激素水平无明显影响。由此推测,宁神合剂可能通过提高雌激素水平以改善血脂代谢。但有研究认为,雌激素会导致三酰甘油水平升高,也有临床及动物实验报道,雌激素治疗或植物雌激素治疗对三酰甘油水平无显著影响。睾酮作为卵巢来源雄激素的标志,其水平变化与女性绝经期有较强的相关性。相关研究表明,具有生物活性的睾酮与胰岛素抵抗、高胰岛素血症、低高密度脂蛋白水平及高三酰甘油存在相关性。

本研究结果显示,治疗组治疗后三酰甘油、睾酮水平均显著下降,由此推测升高雌激素作用可能仅为宁神合剂改善绝经后血脂异常的机制之一,另外还可能通过降低血中雄激素水平来调节血脂代谢。本研究结果表明,在血脂水平(TG,LDL-C)、性激素水平(E_2,T)及 BMI 的改善方面,治疗组均优于对照组($P<0.05$),而治疗前后患者膳食结构未见显著变化($P>0.05$)。本观察结果提示,在患者饮食结构不变的前提下,宁神合剂治疗绝经期妇女血脂异常的疗效满意,具有多途径调节血脂谱成分紊乱及减轻体质量的优势。其机制可能为通过调节体内性激素水平,干预血脂代谢紊乱。

实验研究

(一)宁神合剂对围绝经期雌性大鼠的免疫系统的实验研究

实验目的:从围绝经期发病相关因素角度,探索中药复方宁神合剂治疗围绝经期综合征的作用机制,以免疫系统为重点,为以后进一步研究提供良好基础。

1. 实验材料

(1) 实验动物:雌性清洁级 SD 大鼠(200±20)g,60 只,由上海中医药大学实验动物中心提供。

(2) 药物组成及来源。宁神合剂:丹参、女贞子、桑椹、夜交藤等,由上海市第七人民医院制剂室制成合剂,内含生药 1 g/mL。更年安:地黄、何首乌、麦冬、泽泻、牡丹皮、仙茅、五味子、磁石、钩藤、珍珠母、浮小麦等,由南昌桑海制药厂(批准文号:ZZ - 0197)生产。

(3) 实验仪器。光学显微镜:德国(Carl Zeiss)911372。离心沉淀机 LXJ - 11 型:上海医用分析仪器厂制造。

(4) 检测试剂:FSH 放射免疫试剂盒,LH 放射免疫试剂盒,E_2 放射免疫试剂盒,IL - 2 ELISA 试剂盒,由上海中医药大学附属曙光医院同位素室提供。

2. 实验方法

(1) 造模方法:取 10 只大鼠采用假手术法,即切开腹腔就缝合。余 50 只进行卵巢切除术。术后 10 日左右,进行阴道涂片观察 4 日,如阴道涂片显示性周期紊乱即造模成功。

(2) 动物分组:10 只为蒸馏水对照组,余 50 只按照随机原则分为围绝经期模型组,更年安组,宁神合剂大剂量组,宁神合剂中剂量组,宁神合剂小剂量组,共 5 组。

(3) 给药方法:宁神合剂中剂量组及更年安组给药剂量参照文献中,人和大鼠间按体表面积折算的等效计量比率为 1∶0.018 而计算出的。大剂量组按中剂量的 2 倍,小剂量组按中剂量的 1/2 算出。蒸馏水对照组,灌以 1 mL 蒸馏水;围绝经期模型组,灌以 1 mL 蒸馏水;更年安组,灌以 2.5 mL 更年安溶液(含生药

0.1 mg/mL）；宁神合剂大剂量组，灌以 2 mL 宁神合剂；宁神合剂中剂量组，灌以 1 mL 宁神合剂；宁神合剂小剂量组，灌以 0.5 mL 宁神合剂。共持续 31 日。

观察指标和测定方法　IL-2 放射免疫测定；腹腔取血后 2 h 内分离血清，−20℃保存待测。放射免疫测定按各说明书操作。

统计学处理：本实验数据结果均采用各组实验结果平均值±标准差，采用 SPSS 10.0 软件进行处理统计，组间差异比较用单因素方差分析，采用 $P < 0.05$ 为统计学显著意义。

3. 结果　见表 6-11。

表 6-11　IL-2 变化

分组	例数	IL-2
蒸馏水对照组	10	157.00±2.26△#
围绝经期模型组	10	137.50±2.24*#
更年安组	10	155.80±9.58#
宁神合剂大剂量组	9	157.67±7.29△#
宁神合剂中剂量组	10	156.10±6.69#
宁神合剂小剂量组	10	180.70±9.12*△

注：* $P < 0.05$，显示与蒸馏水对照组差别有统计学意义；△ $P < 0.05$，显示与围绝经期模型组差别有统计学意义；# $P < 0.05$，显示与宁神合剂小剂量组差别有统计学意义。

4. 讨论　围绝经期综合征是妇科常见疾病，也是多发病，据国内统计其发病率为 85%。随着社会老龄化，此病的发病率有上升趋势。此病长期困扰患者，严重者甚至影响患者生活和家庭。目前西医均采用激素替代疗法（HRT）治疗本病，但由于其有禁忌证，而且有副作用，又有潜在致癌危险，特别近来美国大样本调查提示 HRT 弊端较多，这给 HRT 治疗围绝经期综合征蒙上阴影。而中医药治疗本病具有疗效显著、副作用小等优点，因而探索中医药治疗本病具有深刻意义。

围绝经期是人体自然走向衰老所经历的过程,免疫系统的衰老比较典型地反映了大多数哺乳动物的老化过程。围绝经期综合征是围绝经期妇女一种常见临床症候。近年研究发现免疫功能衰退参与了这一疾患的发生与发展。围绝经期妇女淋巴细胞亚 11 $IL-2$ 主要由 TH 细胞产生,是重要的细胞免疫因子。有研究表明淋巴细胞产生的 $IL-2$ 的水平随年龄增加而下降,老龄动物体内的 $IL-2$ 仅为年轻动物的 5%。所以我们可通过研究 $IL-2$ 来反映围绝经期大鼠免疫功能状况,动物老龄化的趋势。

分析宁神合剂中女贞子、桑椹有滋补肝肾作用,现代医学研究表明其具有提高女性激素,提高机体免疫功能;夜交藤有滋补肝肾、安神功效;丹参有益气活血、补血安神功效。"一味丹参功同四物",历代广泛用来治疗妇科疾病;景天三七有镇静安神、止血化瘀的作用,现代药理提示可能有黄酮类成分存在;制香附有行气解郁作用,有"气病之总司,妇科之主帅"之云;香橼有疏肝和胃作用。诸药同奏益肾柔肝、养心宁神之效。

本次实验结果显示,宁神合剂大、小剂量组均能提高 $IL-2$ 水平($P<0.05$),而更年安等提高 $IL-2$ 水平弱($P>0.05$)。其中宁神合剂小剂量组最明显。这说明宁神合剂可增强去卵巢大鼠细胞免疫能力,从而更有力地说明,本实验采用益肾柔肝养心的宁神合剂进行治疗,有提高细胞免疫能力,可能为宁神合剂临床疗效作用的机制之一。

(二) 宁神合剂对实验性围绝经期雌性大鼠性激素的影响

实验目的:探索复方宁神合剂对实验性围绝经期雌性大鼠生殖内分泌系统的影响。宁神合剂是多年应用于临床的经验方,反复使用于妇女围绝经期综合征的患者,经过长期观察临床效果明显但作用机制不明确。我们采用去卵巢手术制作大鼠围绝经期综合征模型,观察宁神合剂对实验性围绝经期雌性大鼠的 FSH、LH、E_2 的影响,并以更年安为对照,旨在探讨宁神合剂可能的作用机制。

1. 材料与方法

(1) 动物:SD 大鼠 60 只♀体重(200±20)g(上海中医药大学实验动物中心清洁级)。

(2) 试药:宁神合剂(上海市第七人民医院制剂室,由丹参、女贞子、桑椹、夜交藤等组成内含生药 1 g/mL);更年安片(南昌桑海制药厂批号 ZZ0197,由地黄、何首乌、麦冬、泽泻、牡丹皮、仙茅、五味子、磁石、钩藤、珍珠母、浮小麦等组成)。

(3) 仪器:(Carl Zeiss)911372 型光学显微镜(德国);LXJ - 11 型离心沉淀机(上海医用分析仪器厂)。

(4) 检测试剂:FSH、LH、E_2 放射免疫试剂盒(上海中医药大学附属曙光医院核素室)。

(5) 方法

1) 大鼠围绝经期模型:取♀50 只大鼠腹腔内注射 10% 氯胺明 1.5 mL 麻醉,行卵巢切除术。术后 10 日左右进行阴道涂片观察 4 日,如阴道涂片显示性周期紊乱即造模成功。另取 10 只大鼠做假手术,即切开腹腔就缝合。

2) 动物分组:10 只假手术组大鼠为蒸馏水空白对照组;50 只大鼠随机分成 5 组:模型组更年安组,宁神合剂大、中、小剂量组。

3) 给药方法:宁神合剂中剂量组及更年安组给药剂量参照文献方法,人和大鼠间按体表面积折算的等效剂量比率为 1∶0.018 而计算出。大剂量组按中剂量的 2 倍,小剂量组按中剂量的 1/2 算出。空白对照组与模型对照组每次均予蒸馏水灌胃;更年安组每次灌含更年安生药 0.25 mg;宁神合剂组:大、中、小剂量组分别灌以含生药 0.2 mg、0.1 mg、0.05 mg；空白对照组，模型对照组，更年安组，宁神合剂大、中、小剂量组均以等体积给药共持续 31 日。

4) 观察指标与测定方法：大鼠灌药 31 日，剖腹从主动脉取血后 2 h 内分离血清－20 ℃保存待测。E_2、FSH、LH 的放免测定按各说明书操作。

(6) 统计学处理：本实验数据均以 $\bar{x} \pm s$ 表示，采用 SPSS 10.0 软件包进行处理统计，组间差异比较用单因素方差分析。

2. 结果　性激素变化（表 6-12）。

表 6-12　性激素变化

组别	例数	FSH/mIU · mL^{-1}	LH/mIU · mL^{-1}	E/pMol · L^{-1}
空白对照组	10	1.93±0.13	1.98±0.01	3.51±10.64
模型对照组	10	2.62±0.18[b]	1.98±0.01	1'1.31±1.96[b]
更年安组	10	2.91±0.25[b]	2.02±0.11	21.40±3.78[b,c]
宁神合剂大剂量组	9[#]	3.26±0.37[b]	2.37±0.50	21.76±3.92[b,c]
宁神合剂中剂量组	10	2.81±0.261[b]	2.07±0.01	13.87±1.76[b,c]
宁神合剂小剂量组	10	2.91±0.22[b]	1.76±0.011[b]	26.75±1.57[b,c]

注：与空白对照线比较，[b]$P<0.05$；与模型对照组比较，[c]$P<0.05$；与宁神合剂大剂量组比较，[b]$P<0.05$。[#] 1 只大鼠灌药窒息死亡。

3. 讨论　围绝经期综合征是女性在围绝经期和绝经期因卵巢功能衰退至消失而产生一系列临床症候群，中医称为绝经前后诸症。宁神合剂是上海市名老中医叶景华主任的经验方，反复使用于围绝经期综合征的患者，临床效果明显。本实验结果显示，宁神合剂组具有提高去卵巢大鼠 E_2 的含量以小剂量组最为明显；更年安组，在对大鼠 FSH、LH、E_2 含量的影响与宁神合剂各组相当（$P>0.05$）。提示宁神合剂组对实验性围绝经期综合征大鼠的作用与更年安相似。

宁神合剂能显著提高实验性围绝经期大鼠模型 E_2 的含量,而对降低 FSH、LH 的作用较弱。说明宁神合剂并未通过改变下丘脑弓状核和室旁核脉冲式分泌促性腺激素释放激素至门脉循环进而抑制垂体释放 FSH 和 LH 来达到提高 E_2 的含量。这可能是通过其他途径来实现的。

另外,宁神合剂以小剂量组提高雌激素水平最为明显,在临床用药时,剂量应有适度掌握好分寸,才能够达到如鼓桴应之效。

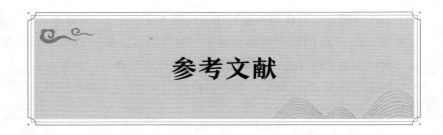

参考文献

[1] 方药中,邓铁涛,李克光,等.实用中医内科学[M].上海:上海科学技术
出版社,1985.

[2] 邱立新.浅析《辨证录》对健忘证的论治[J].内蒙古中医药,2006,
4(4):3.

[3] 王平,马作峰,刘萍.中老年记忆力减退的中医病机探析[J].中国中医
基础医学杂志,2003,9(5):11-13.

[4] 叶玉妹.宁神合剂治疗更年期综合征临床观察[J].中华实用中西医杂
志,2003,16(5):683.

[5] 沈映君.中药药理学[M].2版.北京:人民卫生出版社,2011.

[6] 刘娟,李建伟,乔玉峰,等.红花临床应用研究进展[J].医学研究与教
育,2015,32(3):91-94.

[7] 王佐梅,肖洪彬,李雪莹,等.中药红花的药理作用及临床应用研究进展
[J].中华中医药杂志,2021,36(11):6608-6611.

[8] 陈名道.绝经妇女激素替代治疗的困境与中医药治疗更年期综合征的
前景[J].中西医结合学报,2003(1):9-11.

[9] 王滨,刘宏艳,王红.更年乐对更年期综合征网络机制影响的实验研究
[J].江苏中医药,2002(10):56-57.

[10] 叶玉妹.中医药治疗更年期综合征摄要[J].中医药学刊,2003,
21(8):1239.

[11] 王彦恒.实用精神病学[M].北京:人民卫生出版社,2000.

[12] 中华人民共和国卫生部.中药新药治疗女性更年期综合征的临床研究
指导原则[S].1997:3-4.

[13] 俞瑾,李超荆.更年春治疗更年期综合征的临床和药理研究[J].生殖医
学杂志,2000,9(5):266-271.

[14] 李大金,李超荆.中药复方对更年期综合征妇女生殖内分泌-免疫功能的调节[J].上海免疫学杂志,1995,15(5):257-260.

[15] 叶玉妹,倪晓容.宁神合剂对更年期雌性大鼠的免疫系统的实验研究[J].中国中医药学刊,2004,22(7):1211-1212.

[16] 俞瑾.肾主生殖与生命网络研究中的启示[J].中西医结合杂志,2000,20(6):409.

[17] 中华医学会精神科分会.中国精神障碍分类与诊断标准[M].济南:山东科学技术出版社,2001.

[18] 国家中医药管理局.中医病证诊断疗效标准[M].南京:南京大学出版社,1994.

[19] 叶玉妹,倪晓容,杨慰,等.宁神合剂对实验性更年期雌性大鼠性激素的影响[J].中国临床药学杂志,2005,14(1):56-57.

[20] 叶玉妹,杨慰.宁神合剂对更年期综合征患者性激素,白介素-2及临床疗效的影响[J].中医杂志,2005,46(7):510-512.

[21] 龚耀先,江达成,邓君林,等.修订韦氏记忆量表[M].长沙:湖南科学技术出版社,1989.

[22] 李静然,林和风,张玉珍,等.围绝经期妇女记忆和计算能力及影响因素[J].中国妇幼保健,2004,19(7):108-110.

[23] Albert M S. Cognitive and neurobiologic markers of early Alzheimer disease [J]. Proc Natl Acad Sci USA, 1996, 93:13547-13551.

[24] 中国成人血脂异常防治指南制订联合委员会.中国成人血脂异常防治指南[J].中华心血管病杂志,2007,35(5):390-409.

[25] 中华医学会心血管病学分会循证医学评论专家组,中国老年学学会心脑血管病专业委员会.甘油三酯增高的血脂异常防治中国专家共识[J].中华心血管病杂志,2011,39(9):793-796.

[26] 王莲莲,魏军,蒋宏颉.绝经后血脂异常妇女血清雌激素浓度变化观察[J].中国老年保健医学,2010,8(1):10-11.

[27] Folsom AR, Mink PJ, Sellens TA, et al. Homonal replacement therapy and morbidity and mortality in a prospective study of postmenopausal women [J]. Am J Public Health, 1995, 85(6):1128-1132.

[28] Gutendorf B, Westendorf J. Comparison of an array of in vitro assays for the assessment of the estrogenic potential of natural and synthetic estrogens, phytoestrogens and xenoestrogens [J]. Toxicology, 2001, 166(1-2):79-89.

[29] Cvoro A, Paruthiyil S, Jones JO, et al. Selective activation of estrogen

receptor-beta transcriptional pathways by an herbal extract ［J］. Endocrinology, 2007,148(2):538 - 547.

［30］朱迪娜,王磊,王思彤,等. 植物雌激素的研究进展[J]. 中草药,2012, 43(7):1422 - 1429.

［31］杨慰,叶玉妹,吴文雯,等. 宁神合剂对改善更年期妇女记忆能力的临床观察[J]. 时珍国医国药,2010,21(2):426 - 427.

［32］张巧利,吕淑兰,周杨. 激素补充治疗与代谢综合征[J]. 中国计划生育和妇产科,2012,4(5):26 - 29.

［33］刘克敏,马国栋,吕国枫. 中等强度运动和植物雌激素对大鼠血脂浓度的影响[J]. 中国康复,2009,24(5):307.

［34］李心欣,李成浩. 雌激素替代治疗前后血清 ApoA - Ⅰ,B 及其他血脂的变化分析[J]. 辽宁医学杂志,2006,20(4):230 - 231.

［35］Haffner SM, Valdez RA. Endogenous sex hormones: impact on lipids, lipoproteins, and insulin ［J］. Am J Med, 1995,98(1A):40S - 47S.

［36］董光富,叶任高. 尿路感染的流行病学与病理改变[J]. 中国社区医师, 2003,19(4):8.

［37］齐乐辉,杨连荣,尹蕊,等. 忍冬藤成分分析及在抗菌消炎等方面的研究进展[J]. 黑龙江科技信息,2010(3):207.

［38］徐文芳,李孝常,董杰德,等. 鹿蹄草素的体外药效学研究[J]. 山东医科大学学报,1996,34(3):252.

［39］刘蕾,陈玉平,万喆,等. 鹿蹄草化学成分研究[J]. 中国中药杂志,2007, 32(17):1762.

［40］段径云,兰文瑰,刘小勇. 鹿蹄草的抗炎作用[J]. 陕西中医,1992,13 (9):424.

［41］中华人民共和国卫生部. 中药新药临床研究指导原则[S]. 北京:中国医药科技出版社,1997.

［42］中华人民共和国国家标准. 中医临床诊疗术语疾病部分［S］. GB/T 16751.1 - 1997:64.

［43］叶玉妹. 叶景华运用宁神合剂治疗失眠症的经验[J]. 中医文献杂志, 2005(1):33 - 34.